早期胃癌内镜诊断的
方法与策略

（日）小山恒男　编著

王亚雷　王　川　金仁德　译

许建明　审校

辽宁科学技术出版社

·沈阳·

图书在版编目（CIP）数据

早期胃癌内镜诊断的方法与策略 / (日)小山恒男编著; 王亚雷，王川，金仁德译. —沈阳 : 辽宁科学技术出版社, 2017.1

ISBN 978-7-5381-9781-5

Ⅰ.①早… Ⅱ.①小… ②王… ③王… ④金… Ⅲ.①肿瘤 – 内窥镜检 Ⅳ.①R735.204

中国版本图书馆CIP数据核字(2016)第078947号

出版发行：辽宁科学技术出版社
　　　　　（地址：沈阳市和平区十一纬路25号 邮编：110003）
印 刷 者：辽宁新华印务有限公司
经 销 者：各地新华书店
幅面尺寸：184mm×260mm
印　　张：21.5
插　　页：4
字　　数：400千字
出版时间：2017年1月第1版
印刷时间：2017年1月第1次印刷
责任编辑：寿亚荷
封面设计：袁　舒
版式设计：袁　舒
责任校对：周　文

书　　号：ISBN 978-7-5381-9781-5
定　　价：180.00元

联系电话：024-23284370
邮购热线：024-23284502
邮箱：syh324115@126.com

■ 編　集

小山　恒男　佐久総合病院胃腸科部長

■ 執　筆 （執筆順）

江頭由太郎　大阪医科大学病理学教室准教授

芥川　　寛　大阪医科大学病理学教室

藤井　基嗣　大阪医科大学病理学教室

西倉　　健　新潟大学大学院医歯学総合研究科分子・病態病理学分野准教授

九嶋　亮治　国立がん研究センター中央病院病理科医長

吉永　繁高　国立がん研究センター中央病院消化管内視鏡科

矢田　智之　国立国際医療研究センター国府台病院消化器科

上村　直実　国立国際医療研究センター理事/国府台病院長

三宅　直人　仙台厚生病院消化器内視鏡センター医長

長南　明道　仙台厚生病院消化器内視鏡センターセンター長/副院長

河合　　隆　東京医科大学病院内視鏡センター教授

羽山　弥毅　東京医科大学病院内視鏡センター

福澤　麻理　東京医科大学病院内視鏡センター

北村　陽子　佐久総合病院胃腸科

小山　恒男　佐久総合病院胃腸科部長

平澤　　大　仙台市医療センター仙台オープン病院消化器内科副部長

長浜　　孝　福岡大学筑紫病院消化器内科講師

槙　信一朗　福岡大学筑紫病院消化器内科

八尾　建史　福岡大学筑紫病院内視鏡部准教授

中原　慶太　久留米大学医学部内科学講座消化器内科部門講師

友利　彰寿　佐久総合病院胃腸科医長

河俣　浩之　国立がん研究センター中央病院消化管内視鏡科

小田　一郎　国立がん研究センター中央病院消化管内視鏡科

谷口　浩和　国立がん研究センター中央病院病理科

石井　英治　佐久総合病院胃腸科

竹内　　学　新潟大学医歯学総合研究科消化器内科学分野

小林　正明　新潟大学医歯学総合病院光学医療診療部准教授

橋本　　哲　新潟大学医歯学総合研究科消化器内科学分野

高橋亜紀子　佐久総合病院胃腸科医長

八坂　太親　福岡大学筑紫病院消化器内科

松井　敏幸　福岡大学筑紫病院消化器内科教授

八木　一芳　新潟県立吉田病院内科部長

中村　厚夫　新潟県立吉田病院内科部長

関根　厚雄　新潟県立吉田病院内科副院長

上堂　文也　大阪府立成人病センター消化管内科副部長

阿治部弘成　自治医科大学消化器内科

山本　博徳　自治医科大学消化器内科教授

小田島慎也　東京大学医学部附属病院消化器内科

藤城　光弘　東京大学医学部附属病院光学医療診療部准教授

小池　和彦　東京大学医学部附属病院消化器内科教授

三島　利之　仙台厚生病院消化器内視鏡センター部長

藤崎　順子　がん研有明病院内視鏡診療部副部長

味岡　洋一　新潟大学大学院医歯学総合研究科分子・診断病理学分野教授

岸埜　高明　佐久総合病院胃腸科

篠原　知明　佐久総合病院胃腸科医長

春間　　賢　川崎医科大学消化管内科教授

鎌田　智有　川崎医科大学消化管内科講師

井上　和彦　川崎医科大学総合診療科

中村昌太郎　九州大学大学院病態機能内科学講師

松本　主之　九州大学病院消化管内科診療准教授

佐藤　祐一　新潟大学医歯学総合研究科消化器内科学分野

長屋　匡信　長野市民病院消化器内科医長

赤松　泰次　地方独立行政法人長野県立病院機構須坂病院内視鏡センターセンター長

萩原　朋子　静岡県立静岡がんセンター内視鏡科

滝沢　耕平　静岡県立静岡がんセンター内視鏡科副医長

小野　裕之　静岡県立静岡がんセンター内視鏡科部長

井上　晴洋　昭和大学横浜市北部病院消化器センター教授

小鷹　紀子　昭和大学横浜市北部病院消化器センター

工藤　進英　昭和大学横浜市北部病院消化器センター教授

序一

我国是胃癌高发国家，每年新发病例和死亡病例均占全世界胃癌病例的40%。因此，降低我国胃癌的发病率和死亡率是亟待解决的重大公共卫生问题。早期发现、早期诊断和早期治疗目前被认为是解决这一问题的关键。

内镜是发现和治疗早期胃癌的"利器"，消化内镜医生是胃癌早诊早治的主力军。近年来，随着我国经济水平的迅猛发展，许多医院的内镜设备也迅速更新换代，购进了高清内镜、放大内镜、各种电子染色内镜、共聚焦内镜等各种先进"武器"，和国际先进水平保持同步。然而，我们的早期胃癌诊断水平提高得并不迅速，并没有能完全和国际先进水平保持同步。这其中很重要的原因在于我们对早期胃癌的内镜下表现认识不够。同时，我们对于手中的武器——内镜的各种先进功能不够熟悉，不能采用合理的检查策略，进行灵活的运用。所以我们虽然有先进"武器"，但并不能发挥其最大功效。

日本在消化道早期癌的诊治方面积累了大量的经验。这本《早期胃癌内镜诊断的方法与策略》由日本有代表性的病理医生和内镜医生共同编写，由安徽医科大学第一附属医院王亚雷主任等将其翻译成中文，介绍给中国的各位同道。我有幸先睹为快，觉得本书理论性与实践性兼备，内容全面、翔实，内镜图片精美，文字流畅，是一本很好的早期胃癌内镜诊断的参考书，值得我国广大消化内镜医生认真研读学习。也希望中国消化内镜医生很快能编写出版我们自己的早期胃癌内镜诊治方面的专著。

2016年7月

序二

　　近年来，随着国家肿瘤防治方面的"重心下移，关口前移"，同时内镜诊断技术的发展和内镜治疗技术的进步，消化科医生对于消化道早期癌的关注度与日俱增，其中胃癌作为在中国发病率和死亡率都居于前列的消化道肿瘤更是备受关注。

　　然而，目前我国早期胃癌的诊治率仍然较低。近日，我们调查了近5年来安徽省10家三级甲等医院早期胃癌的检出率。经过努力，我省的早期胃癌发现率从2011年的4.8%上升至2015年的14.7%。虽然取得了显著的进步，但我们的早期胃癌发现率仍然远远低于日本（70%）和韩国（50%）。

　　如何尽快提高我国早期胃癌的诊治水平？"他山之石，可以攻玉"，学习和借鉴国际先进经验是快速提高我国早期胃癌诊治水平的好方法。近几年，国内翻译出版了许多由日本专家撰写的消化内镜方面的专著，但在早期胃癌内镜诊断方面的专著较少。我科王亚雷医生等翻译了这本《早期胃癌内镜诊断的方法与策略》，填补了这方面的一个空白。我浏览全书并精读了部分章节，特诚意向大家推荐此书。这本书涵盖了早期胃癌从筛查、诊断，到活检、治疗、病理的各个环节，每一章节都配有大量的病例。认真阅读和学习这本书，可以提高广大内镜医生对于早期胃癌的认识水平，规范内镜操作。希望这本书的翻译和出版，能有助于提高我国早期胃癌的诊断水平，使得我们的内镜医生能真正做到"发现一例早癌，挽救一条生命，拯救一个家庭"。

许建明

安徽医科大学第一附属医院

2016年7月

译者前言

2012年底，我有机会赴日本进修学习消化内镜。在所到几家医院的医生案头，在医院旁边的医学书店里，我发现有大量的有关消化内镜方面、消化道早期癌方面的书籍。每一本书印刷都非常精美，内镜图片非常清晰。日本医生随时翻看阅读，和日常工作的内镜图片比较分析，非常实用。相比国内这方面的书籍就比较匮乏，尤其在早期胃癌内镜诊断方面的书籍就更少了。所以我想，如果能够把这样的书籍翻译引进到国内，一定会得到广大消化内镜医生的欢迎。

当我发现小山恒男先生编著的这本《早期胃癌内镜诊断的方法与策略》，立刻被它深深地吸引。我在国内曾数次聆听过小山先生的演讲，观看过小山先生的现场操作，对他的诊断能力、操作技巧极为佩服。而通读本书，它有如下特点：①理论性强：日本专家经过多年的研究和探索，对于早期胃癌内镜下表现的特点、形成机制、诊断方法和诊断技巧形成了一整套理论体系，他们在中国的讲课中限于时间往往各有侧重，介绍得不够系统。这本书有比较全面的介绍，使得我们能够真正做到"知其然"，也"知其所以然"。②实用性强：作者针对在内镜诊断过程中，从存在诊断、性质诊断，到侧方进展范围诊断、浸润深度诊断、组织类型诊断等每一个步骤可采用的检查方法和诊断策略都进行了详细的描述，同时辅以大量的病例和内镜图片，使得读者能够充分领会叙述的要点。

非常有幸最终能将这本书介绍给国内对早期胃癌诊治感兴趣的同道，希望这本书的翻译和出版能够为提高各位同道的诊治水平起到一定的作用。本书第1章、第2章第7~8节及第3章由我和王川合译，第2章第1~6节由我和金仁德合译。因译者水平所限，书中欠妥之处在所难免，敬请不吝赐教。

最后，对于引导我对早期胃癌诊治产生兴趣，并在本书翻译和出版过程中提供了许多帮助和指导的上海瑞金医院消化科陈佩璐老师致以诚挚的谢意；同时，也非常感谢辽宁科学技术出版社的寿亚荷老师，正是在她的帮助和推动下，这本译著才能得以顺利出版。

王亚雷

2016年8月

原书序

　　近年，内镜器械得到了显著的发展。内镜变得更细，图像质量更高，通过一个操纵杆就可以进行放大观察。但是内镜变细和高质量的图像又是对立的。细径内镜对患者来说较好，但图像质量稍差。而图像质量较高的放大内镜直径又超过了10mm。那么究竟该如何进行灵活运用呢？

　　在图像强调内镜（Image Enhanced Endoscopy，IEE）领域开发出了NBI、FICE和AFI等划时代的技术，但经典的靛胭脂和醋酸喷洒也可以给我们提供重要的信息。在这个胃癌诊断方法急速增加的年代，我们又该如何熟练运用这些方法呢？如果不能正确地使用这些搭载了众多功能且价格昂贵的内镜器械，我们就无法发挥其威力。要做出正确诊断，采用一定的策略是很有必要的。

　　为此，我们决定编写这本《早期胃癌内镜诊断的方法与策略》。首先在学习了病理诊断和流行病学的基础上，理解普通内镜、经鼻内镜、放大内镜3种检查方法的特点，学习早期胃癌的存在诊断，这也是本书的基础内容。然后，我们就图像强调内镜对早期胃癌进展范围诊断的各种方法进行阐述。对于组织类型诊断、鉴别诊断，分析了有效的方法及其使用策略。最后是诊断的关键步骤，即活检。我们就活检应采取的策略进行了阐述。

　　关于胃癌，迄今已经出版了诸多论著，但本书的视角（方法和策略）是独特的。执笔阵容为日本有代表性的病理医生和内镜医生。由于下了很多的功夫，所以执笔过程中也花费了极多的时间，最终篇幅也大大超出了预期。对在出版过程中常常给予温暖、时而又严格鼓励的日本医学中心黑添势津子女士致以谢意。本书为内镜诊断的理论性和实践性兼备的参考书，如对读者有一定的帮助，则不胜荣幸。

佐久综合医院胃肠科　　小山恒男

平成23年盛夏于佐久

目　录

第3章 治 疗

1.ESD的适应证 *313*

萩原朋子,滝沢耕平,小野裕之

2.腹腔镜下手术的适应证 *319*

井上晴洋,小鹰紀子,工藤進英

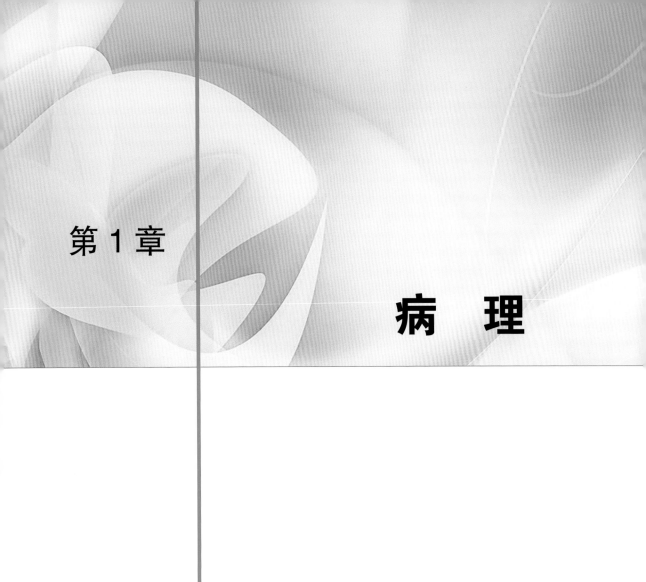

第 1 章

病　理

1 | 大体诊断

要点:

- 大体诊断的基本观察所见包括：①病变的高低；②表面性状（黏膜模样，病变边缘的性状）；③病变的色调、光泽度。
- 胃癌根据分化型和未分化型这两种组织类型的不同，在肉眼形态学上存在较多的差异。理解这种差异，对胃癌的大体诊断及图像诊断能够起到很大的作用。
- 大体诊断能够判断萎缩性胃炎（慢性胃炎）的范围（腺边界）和程度，根据大体的（内镜的）表现来评价背景黏膜中的萎缩性胃炎，有助于胃部病变的鉴别。

近年来，胃病患者的检查方法和治疗方法取得了显著的进步。伴随于此，针对胃病患者的图像诊断学的重要性也与日俱增。所谓消化道疾病患者的图像诊断学，是指通过病变的图像所见来推理判断病变的病理组织结果的过程。为了验证图像诊断正确与否，有必要把图像诊断与胃切除标本的显微病理诊断进行对比。然而，内镜图像诊断和显微病理诊断很难直接进行对比。大体诊断作为两者的桥梁，起到了重要的作用。而且，在胃癌切除材料进行标本制作时，为了切较少的刀数就能够获得必要且充分的胃癌病理学诊断结果，当然也应该以正确的大体诊断为基础来处理标本。

本文围绕胃癌来讨论有关胃部疾病的大体诊断学。

胃大体诊断的基本要点（图1）

胃的大体诊断，既要注意观察黏膜面，也要注意观察浆膜面。如果是诊断胃癌，那么对黏膜面的观察更重要。胃大体诊断分为"整体观察"与"局限性病变诊断"这两大不同的方面。"整体观察"包括外形的异常（变形、发育不良、巨大皱襞）、弥漫性病变的诊断、萎缩性胃炎的评价（范围与分布、程度、性质）等。"局限性病变诊断"又分为"存在诊断"与"性质诊断"。"性质诊断"与胃癌诊断相关，其中会涉及诸如肉眼型，和其他疾病（良性疾病、恶性淋巴瘤等）的鉴别，癌的进展范围（黏膜内、黏膜下），浸润深度诊断，组织类型的推测等。

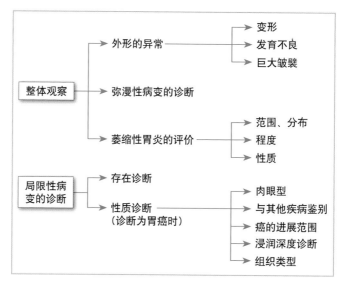

图1 胃大体诊断的基本要点

表1 分化型腺癌与未分化型腺癌生物学特性及大体形态的差异

	分化型腺癌	未分化型腺癌
增殖样式	膨胀性生长	弥漫性浸润
对周围组织的影响	挤压性增殖	破坏性增殖
增殖速度	缓慢	急速
黏膜内癌的肉眼形态	形成隆起 （以Ⅱa型、Ⅰ型为主，也有Ⅱc型）	形成凹陷 （大多数为Ⅱc型，极少呈隆起型癌）

　　大体诊断的基本观察所见包括下列3个要点：①病变的高低；②表面性状（黏膜模样，病变边缘的性状）；③病变的色调、光泽度。诊断时，要将这3个要点结合起来。这些要点与普通内镜的诊断没有不同。如果不包括色调，与胃X光造影检查诊断也是相同的。

胃癌组织学的基础知识（分化型腺癌与未分化型腺癌）

　　胃腺癌的组织类型，根据有无腺管的形成，分为两类：一类是形成腺管的分化型腺癌，另一类是缺乏或没有形成腺管的未分化型腺癌。这两类组织类型显示出不同的生物学特性和大体形态[1]。分化型腺癌由于腺管一边进行分裂、分支、融合，一边增殖，所以容易膨胀性生长，癌早期多呈隆起型（0-Ⅱa型和0-Ⅰ型）。未分化型腺癌的癌细胞分散，浸润性增殖，一边破坏周围组织一边进展。因此，未分化型腺癌在黏膜内增殖时，破坏黏膜，形成糜烂，大部分形成凹陷。表1展示了分化型腺癌与未分化型腺癌的生物学特性及大体形态的差异。

大体标本的观察方法及组织学分析

● 1. 高低差

1）隆起性病变

在胃癌处理规约中，根据隆起的高度把隆起性癌分为两大类：一类是隆起较低的0−Ⅱa型，另一类是隆起较高的0−Ⅰ型。二者高度的分界值为2~3mm[2]。**隆起型早期癌大多数为0−Ⅱa型，0−Ⅰ型比较少。腺瘤几乎都呈隆起型形态，大多数为0−Ⅱa型，比较少有0−Ⅰ型。**对于胃部发生的隆起型病变，从整体来看，呈0−Ⅰ型高度的病变多数是增生性息肉，特别是腺窝上皮型增生性息肉，多呈较大较高的隆起，发红明显，亚蒂−有蒂。

胃隆起性病变的山田分类法，根据起始部的形态可以分为四类，分别是：边界不清楚，起始部没有变细的山田Ⅰ型；边界清楚，起始部没有变细的山田Ⅱ型；起始部变细的山田Ⅲ型；有蒂的山田Ⅳ型。**这种山田分类法有助于隆起性病变的鉴别。**也就是说，山田Ⅰ型的隆起像黏膜下肿瘤一样，肿瘤在黏膜下生长。而山田Ⅳ型隆起，如前所述，大多数为腺窝上皮型增生性息肉。

2）凹陷性病变

所谓凹陷，是用来表述比周围低陷（凹下去）状态的用语，不是病的名称。消化道黏膜的厚度，胃黏膜约1.2mm(1200μm)，大肠黏膜约0.6mm（600μm）。到黏膜层厚度为止的凹陷被定义为"浅凹陷"，比黏膜层厚度深的凹陷被定义为"深凹陷"，这两种凹陷的分界值约为1mm。从图像上判断，**不到1mm深的凹陷为"浅凹陷"，比1mm深的凹陷为"深凹陷"。**

包括黏膜层在内的消化道壁组织的缺损称为溃疡（狭义上仅把超过黏膜层的缺损称为溃疡）。组织缺损仅限于黏膜层的浅溃疡称为糜烂。村上把溃疡按照深度（组织缺损达到消化道壁的哪一层）分为Ul Ⅰ−Ⅳ4型[Ul Ⅰ：限于黏膜层（糜烂）；Ul Ⅱ：达到黏膜下层；Ul Ⅲ：达到固有肌层；Ul Ⅳ：超过固有肌层]。溃疡底部完全被黏膜覆盖，处于愈合状态称为溃疡瘢痕。

缺损的黏膜能够再生愈合，但是缺损的平滑肌细胞几乎不能再生，需要由纤维组织来替换。由于纤维组织缺乏消化道壁的伸展性，易硬化，结果形成了"皱襞集中"。因为Ul Ⅱ型以上的溃疡都没有黏膜肌层，甚至伴有固有肌层平滑肌细胞的缺损，所以会在愈合过程中形成"皱襞集中"。而糜烂不伴有平滑肌细胞的缺损，所以在愈合之后不会看到"皱襞集中"。**伴有"皱襞集中"的早期癌，在癌巢内常存在消化性溃疡（瘢痕）。**狭义上讲，糜烂与溃疡指的是消化性病变。浸润到黏膜固有层的癌表面所形成的糜烂性变化，我们称之为**"癌性糜烂"**，浸润到深部的癌表面坏死而形成溃疡，我们称之为**"癌性溃疡"**，这与消化性糜烂、溃疡要区别对待。癌性糜烂的代表性病变是低分化腺癌的0−Ⅱc凹陷，癌性溃疡的代表性病变是2型和3型癌的火山口样改变。0−Ⅲ型癌存在于消化性溃疡的边缘，与癌性溃疡不同，溃疡底部没有癌浸润。

● 2. 表面性状

1）胃小区模样的变化

胃小区模样是由胃黏膜表面浅沟状的凹陷所形成的龟甲样或者石阶样的形态，**由龟甲样的形状所形成的一个单位叫作胃小区**[3]。如果增生性息肉和Peutz-Jeghers综合征息肉等非肿瘤性隆起性病变没有形成糜烂和溃疡，在隆起表面基本上可以看到胃小区模样。即使是肿瘤性隆起，**在黏膜内生长发育的分化型腺癌和腺瘤等上皮性肿瘤形成腺管并增殖**，在隆起表面也可以看见肿瘤腺管所形成的胃小区模样。另一方面，由于未分化型腺癌一边破坏已有的非肿瘤性黏膜，一边浸润黏膜层，**胃小区模样变得不清楚**，最后消失。非上皮性肿瘤隆起型肉眼一般呈黏膜下肿瘤的形态。因此，非上皮性肿瘤被非肿瘤性黏膜覆盖，当然伴有与隆起周围的非肿瘤性黏膜一样的胃小区模样。

非肿瘤性黏膜所形成的小区模样与分化型腺癌和腺瘤等腺管形成性上皮性肿瘤形成的小区模样在肉眼形态上有差异，后者形态不规整。所谓胃小区模样形态不规整，包含两个要素，一是每个小区的形状具有"不规则性""歪斜变形"，二是胃小区模样之间大小不一，呈现不均一性。**胃小区模样的不规整程度与腺管形成性上皮性肿瘤的异型程度呈正相关**。也就是说，从腺瘤到低异型度分化型腺癌，再到高异型度分化型腺癌，胃小区模样的不规整程度逐渐增高。由于癌组织类型的不同，胃小区模样变化的类型也有差异（表2）。

胃小区模样的表面性状构造有几种不同的类型，例如：脑回状、乳头状、绒毛样、针帽状等。这些表面性状构造与非肿瘤性病变还是肿瘤性病变无关。**在组织学上，上皮细胞都是以绒毛样或乳头状（绒毛样+管状）的构造来进行增殖活动的**。呈绒毛样或乳头状增殖的病变中，非肿瘤性的病变有腺窝上皮性增生性息肉、Peutz-Jeghers综合征的息肉、良性巨大皱襞症等，肿瘤性的病变有管状绒毛样腺瘤、绒毛样腺瘤、乳头状腺癌等。

2）凹陷的形态

如前所述，分化型腺癌和未分化型腺癌都可呈Ⅱc型。**胃0-Ⅱc型凹陷癌根据分化型和未分化型组织类型的不同，在肉眼形态上也有许多差异**。理解这一差异，对胃癌的图像诊断可以起到非常重要的作用。表3显示了分化型腺癌的Ⅱc与未分化型腺癌的Ⅱc形态的差别。

3）蚕食像

蚕食像是表示癌边缘细小不整的用语，是癌组织非常不规则地浸润到黏膜内所产生的肉眼所见。这种不规整不是像锯齿状、星芒状这样的词汇所表示的"巨大的"不规整，而是像

表2 胃癌组织类型与胃小区模样的变化

组织类型	胃小区模样的变化
分化型腺癌（高分化）	不规整，较粗大
分化型腺癌（中分化）	不规整，较微小~不清楚
未分化型腺癌	不清楚，消失

表3 分化型腺癌Ⅱc与未分化型腺癌Ⅱc形态的差别

	分化型腺癌	未分化型腺癌
凹陷面		
深度	浅	深
表面性状	有胃小凹纹理模样	糜烂状
剩余黏膜	较少见	较常见
凹陷的边缘		
性状	不清楚，平缓	清楚，断崖状
形状	锯齿状，星芒状	平滑（蚕食像明显）

里亚斯型海岸非常细小且错综复杂的分水岭线，我们把这比喻成蚕食桑叶后的印迹。**在癌中出现蚕食像，凹陷型癌比隆起型癌多见，未分化型腺癌比分化型腺癌多见。**而且，由于是黏膜内癌，在考虑癌的浸润深度时，在病变内确认蚕食像的部位处常常存在黏膜内的癌组织。由于蚕食像是癌所特有的，所以有助于鉴别Ⅱc型癌与溃疡瘢痕所致非肿瘤型凹陷，且蚕食像也有助于癌和淋巴瘤的鉴别。

胃恶性淋巴瘤是比较少见的疾病，但在胃部的恶性肿瘤中发生率仅次于癌症（腺癌）。因为恶性淋巴瘤在肉眼形态上与癌类似，所以在图像诊断上，与癌症的鉴别诊断是很常见的问题。以下列举了恶性淋巴瘤肉眼所见的基本形态。

①浸润深度较浅的病变（浅表型）与早期胃癌，较深的病变与进展期胃癌类似。
②部分呈黏膜下肿瘤样特点。
③浸润深度较浅的病变（浅表型）（与癌相比），病变的边界不清晰。
④伴有溃疡形成时，溃疡底部平坦，表面多被较厚且均一的白苔所覆盖（猪油状白苔）。
⑤溃疡边缘饱满，呈平滑圆弧状，没有蚕食像。
⑥（与差不多同样大小的浸润癌相比）胃壁仍有伸展性，较少发生变形。
⑦不少病变呈各种肉眼表现混合的复杂形态，例如糜烂、溃疡、Ⅱc形凹陷、颗粒状隆起、黏膜下肿瘤样隆起等。
⑧附近存在多发病变的情况并不罕见。

4）剩余黏膜

我们把Ⅱc凹陷内颗粒状隆起称为剩余黏膜。由于**剩余黏膜是癌比较特有的**，所以对其他疾病有鉴别作用。剩余黏膜具有以下所示的肉眼特征。Ⅱc凹陷内没有未分化型腺癌的浸润，或者浸润的黏膜较少，一般不形成糜烂。这些部位与浸润较多的糜烂部分相比，就会形成**相对隆起**的构造。如果这么考虑剩余黏膜的话，就很容易理解剩余黏膜的肉眼特征。

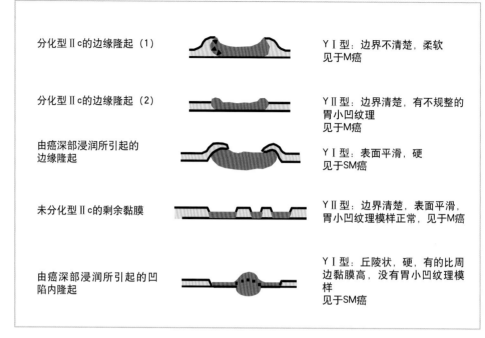

分化型Ⅱc的边缘隆起（1）　　　　　ＹⅠ型：边界不清楚，柔软
　　　　　　　　　　　　　　　　　　见于M癌

分化型Ⅱc的边缘隆起（2）　　　　　ＹⅡ型：边界清楚，有不规整的
　　　　　　　　　　　　　　　　　　胃小凹纹理
　　　　　　　　　　　　　　　　　　见于M癌

由癌深部浸润所引起的
边缘隆起　　　　　　　　　　　　　　ＹⅠ型：表面平滑，硬
　　　　　　　　　　　　　　　　　　见于SM癌

未分化型Ⅱc的剩余黏膜　　　　　　　ＹⅡ型：边界清楚，表面平滑，
　　　　　　　　　　　　　　　　　　胃小凹纹理模样正常，见于M癌

由癌深部浸润所引起的凹
陷内隆起　　　　　　　　　　　　　　ＹⅠ型：丘陵状，硬，有的比周
　　　　　　　　　　　　　　　　　　边黏膜高，没有胃小凹纹理模
　　　　　　　　　　　　　　　　　　样
　　　　　　　　　　　　　　　　　　见于SM癌

图2　Ⅱc型凹陷型胃癌伴有隆起的种类及其切面图

【剩余黏膜的肉眼特征】

· 高度与Ⅱc周围非肿瘤黏膜高度相同

· 有明确的边界

· 表面平坦

· 易多发

· 常见皱襞集中于一点

· 多见于未分化型Ⅱc

· 较少见于浸润深度较深的癌，可见于黏膜内癌

　　Ⅱc型凹陷型胃癌伴隆起的情况，除剩余黏膜之外，还有其他很多可能，有各自的肉眼所见特征。如果仔细考虑其构成的话，有助于癌的图像诊断（范围诊断、深度诊断、组织类型推测等，图2）。

　　5）色调

　　在胃癌的大体诊断中，色调包含各种颜色要素，其中最重要的是红（新鲜标本是红色，而固定标本是褐色）和白，也就是**发红和褪色**。组织的红色反映了红色的红细胞。一般来说血管密集存在的组织是红色的，血管稀疏或根本不存在的组织呈褐色。呈褐色的组织有：纤维化巢、伴有水肿的组织、富含黏液的组织、充实性的细胞团块等。胃黏膜内癌表面的色调，**分化型腺癌多发红，未分化型腺癌多褪色**。

　　胃黏膜内的毛细血管存在于腺管周围的黏膜固有层内。分化型腺癌在黏膜内置换性地

表4 胃癌的组织类型与色调

组织类型	色调
分化型腺癌（肠型）	发红
分化型腺癌（胃型）	正常颜色~褪色
未分化型腺癌	褪色

生长发育，其癌腺管周围的黏膜固有层内同样存在毛细血管。通常情况下，分化型腺癌比正常胃黏膜腺管密度高，腺管周围黏膜固有层内单位面积的毛细血管密度自然要增加。因此，分化型腺癌比正常胃黏膜相对发红。另一方面，由于未分化型腺癌一边破坏既有的组织构架，一边浸润性地进展到黏膜固有层表面，既有的黏膜固有层毛细血管减少导致褪色。另外，细胞质中含有丰富黏液的印戒细胞型癌细胞在黏膜固有层增多也是导致褪色的一个原因。

胃癌的组织类型与色调的关系如表4所示。胃型（胃腺窝上皮型）的分化型腺癌模拟非肿瘤性胃腺窝上皮，多为异型程度低的癌，常常发生活检诊断困难的情况。进行大体诊断时，也常表现为与周围非肿瘤性黏膜极其相似的色调和表面性状，边界不清楚。

6）光泽度

光泽度是描述物质表面"光泽"的用语。表面构造平滑，照射而来的光多呈正反射（镜面反射），因而具有光泽度。表面构造粗糙，不平滑，光会乱反射，光泽度就会消失。消化道的正常黏膜是由正常腺管以规则的方式排列形成的，所以表面平滑，有光泽度。与此相反，**由于癌组织常常无序地增殖生长**，不管是隆起性病变、凹陷性病变、平坦病变，**癌黏膜表面稍微变得粗糙，光泽度就会消失**。光泽度有助于非肿瘤病变与癌症的鉴别以及黏膜内进展范围的诊断。

胃癌在黏膜内进展范围的诊断

目前较流行的治疗胃癌的方法为包括内镜黏膜下剥离术(endoscopic submucosal dissection，ESD)在内的内镜切除术和腹腔镜下手术等微创治疗。因此，术前正确地诊断癌在黏膜内进展的范围变得更加重要。

肉眼观察胃癌在黏膜内的进展范围和其他肉眼诊断方法相同，需要从3个要素来评判，分别是：①病变的高低；②表面性状（黏膜模样、病变边缘的性状）；③病变的色调和光泽度。进行黏膜内进展范围追踪，范围不明确时，常按"由外到内"的顺序进行；病变较大（或认为较大）时，也可按"由内到外"的顺序进行。

隆起型癌（Ⅰ型、Ⅱa型）的黏膜内进展范围诊断时，癌黏膜明显高于周围黏膜，比较容易判定癌在黏膜内的进展范围。Ⅱa型边界不清楚的绝对原因是Ⅱa的高度较低，相对原因是肠上皮化生及腺窝上皮的增生，癌周围非肿瘤性黏膜隆起，癌的高度变得不明显。因为隆起型癌大部分是分化型腺癌，多数背景黏膜伴有慢性胃炎，所以不少病变由于相对原因导致Ⅱa的边界不清楚。

　　凹陷型（Ⅱc型）癌的癌黏膜比周围黏膜明显凹陷，癌在黏膜内的进展范围的判断比较容易。Ⅱc边界不清楚的绝对原因是Ⅱc的深度较浅，分化型腺癌容易呈浅凹陷，边界常常变得不清楚。相对原因是癌周围黏膜萎缩而变得菲薄，Ⅱc凹陷与周围非肿瘤性黏膜的高低差变得不明显。这时要以表面性状、病变色调和光泽度为基础进行黏膜内进展范围的诊断。当癌巢跨过腺边界而存在时，在胃底腺区域边缘出现清楚的Ⅱc，但在中间带到幽门腺区域，癌的边缘不清楚，病变常呈Ⅱb型（图3）。在这些病变中，癌在黏膜内进展的部分在没有萎缩且较高的胃底腺黏膜区域呈相对凹陷，而在中间带到幽门腺区域，黏膜萎缩较薄，由于没有明显的高低差而呈Ⅱb型。由于蚕食像存在于癌和非癌黏膜之间的边界处，所以，**Ⅱc型癌边界不清楚时，如没有蚕食像，诊断癌的范围要向外扩大，需怀疑伴有Ⅱb型癌存在。**

　　在胃癌规约[2]中Ⅱb型癌不伴有隆起和凹陷，与周围非肿瘤性黏膜之间没有高低差，病变较平坦。因此，进行黏膜内进展范围诊断时仅能依赖表面构造的变化（色调、胃小区的变化、剩余黏膜颗粒、光泽度）。不过，幸运的是，Ⅱb型癌极少作为单一肉眼型而存在，它常与Ⅱc型癌及Ⅱa型癌的周边相连而存在，也就是多以"伴随Ⅱb"的形态而被发现。因此，**判断在癌凹陷和隆起的外侧是否存在"伴随Ⅱb"，对于正确诊断癌在黏膜内进展范围很重要。**笔者剔除了直径5mm以下微小癌，以645个早期胃癌病变(M癌383个病变，SM癌262个病变)为对象进行研究，**下面对胃Ⅱb型癌的病理组织学特征进行论述[4]。**

　　纯粹Ⅱb型癌有10个病变（1.5%），伴随Ⅱb癌有41个病变（6.3%）。早期胃癌伴有伴随Ⅱb癌的风险较高，其特征为肉眼型呈凹陷型，组织类型为未分化型及混合型，癌巢周围黏膜位于贲门腺区域及中间带～幽门腺区域。约90%的伴随Ⅱb癌在主病灶的横轴方向

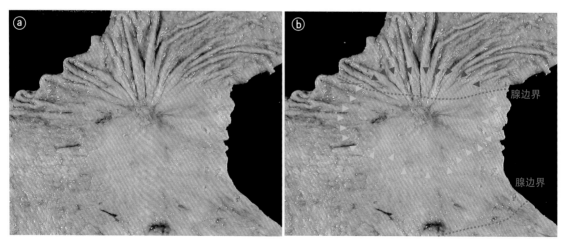

图3

a：跨过腺边界存在于胃底腺区域及中间带～幽门腺区域的0-Ⅱc+Ⅱb型未分化型腺癌

b：癌在黏膜内的进展范围及腺边界

（引自江頭由太郎，他：胃と腸，2010；45：23-47[4]）

（侧向方位）存在Ⅱb癌巢。构成Ⅱb的癌在组织学上可分为3类，即：①非全层性低分化腺癌–印戒细胞癌（non–transmucosal por–sig，NT–porsig）；②侧方进展型中分化型腺癌（laterally spreading tub2，LS–tub2）；③低异型度高分化型腺癌（low–grade tubl，LG–tubl）。肉眼观察Ⅱb面的特征是：NT–porsig型呈褪色改变，胃小区不清楚或者消失；LS–tub2型呈褪色或者发红改变，胃小区不清楚或者消失；LG–tubl型发红，胃小区清楚且变得粗大。不论何种组织类型常见，光泽度多消失。

　　临床上进行黏膜内进展范围诊断时，**脑子里要想着胃Ⅱb型癌的临床病理学特征，考虑癌的组织类型**，这样才能提高诊断能力。

胃癌浸润深度的诊断

　　所谓浸润深度，是指消化道癌浸润到消化道壁的哪一层。目前对胃癌的治疗中较流行的方法是以内镜切除为中心的局部治疗。在这种状况下，胃癌浸润深度判断最重要的是鉴别病变是罕有转移的M癌（包含SM微小浸润癌），还是有转移风险的SM深部浸润癌。大体所见诊断胃癌浸润深度（M癌–SM微小浸润癌与SM深部浸润癌的鉴别）的要点分为隆起型癌（表5）与凹陷型癌（表6）。

表5 大体所见隆起型癌的浸润深度诊断

M癌–SM微小浸润癌	胃壁变形	无
	肿瘤直径	0–Ⅰ型，2cm以内大多数是M癌 0–Ⅱa型癌大多数为M癌
	隆起表面所见	有胃小区模样
SM深部浸润癌	胃壁变形	有（弧形变形，隆起的基底部可见皱襞集中）
	肿瘤直径	0–Ⅰ型癌，超过5cm，SM癌的发生率增加 0–Ⅱa型癌，超过4cm，SM癌的发生率增加
	隆起表面所见	胃小区模样融合、粗大、消失 局部发红 形成糜烂和溃疡

表6　大体所见凹陷型癌的浸润深度诊断

		分化型腺癌	未分化型腺癌
M癌-SM微小浸润癌	胃壁变形	没有（溃疡合并癌时有轻度变形）	
	凹陷表面	有胃小区模样	有剩余黏膜
	凹陷边缘	有蚕食像	
	皱襞集中	伴有蚕食像的皱襞前端中断，形成落差 皱襞前端细瘦，逐渐变细 皱襞流入凹陷内部	
SM深部浸润癌	胃壁变形	有（弧形变形，凹陷面呈台状上举）	
	凹陷表面	胃小区模样融合，粗大 胃小区模样消失 形成糜烂、溃疡	剩余黏膜消失 凹陷表面无构造 出现丘状隆起
	凹陷边缘	蚕食像消失 形成黏膜下肿瘤样边缘隆起	
	皱襞集中	皱襞前端呈棍棒样肿大 皱襞融合 皱襞环状融合（固有肌层深部浸润，进展期癌可能性大）	

萎缩性胃炎（慢性胃炎）的大体诊断及胃癌大体诊断的应用

1. 腺边界

正常胃黏膜根据固有腺的种类可分为3类：幽门腺黏膜、胃底腺黏膜、贲门腺黏膜。这些黏膜在正常情况或轻度萎缩性胃炎时，在胃内分布如图4。幽门腺及胃底腺的边界线称为腺边界（萎缩腺边界）。

2. 萎缩性胃炎

组织学上，萎缩性胃炎是非萎缩性胃底腺黏膜及非萎缩性幽门腺黏膜向萎缩性幽门腺黏膜（或者是肠上皮化生黏膜）变化的现象。这种现象从肛侧开始向口侧发展。此时，腺边界随着萎缩性胃炎的进展向口侧移动（图5）。

3. 腺边界的形态学特征（图6）

以下是腺边界的形态学特征。以这些特征为指标，使得肉眼（内镜下）推断腺边界成为可能。

①向口侧凸出，呈山形。

②呈现以小弯为中心、前后壁对称的形状。

③根据萎缩的进展移动到口侧。小弯侧达贲门，呈八字形。

④肉眼上大弯皱襞终点间的连线与腺边界（F-边界线）一致。

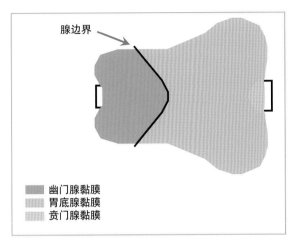

图4　胃固有腺的分布及腺边界
（正常或轻度萎缩性胃炎）

幽门腺黏膜
胃底腺黏膜
贲门腺黏膜

腺边界

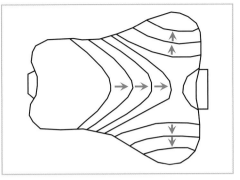

图5　腺边界随着萎缩性胃炎的进展而移动

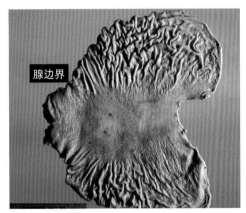

腺边界

图6　胃大体图像及腺边界

● 4. 萎缩性胃炎的程度与胃小区的变化

　　轻度到中等度萎缩性胃炎的黏膜胃小区模样变得粗大、清楚（胃小区之间的沟壑较深，范围较广）。一旦变成高度萎缩性胃炎，黏膜会变得菲薄，胃小区模样不清楚，甚至消失。

● 5. 萎缩性胃炎及胃病变

　　评价背景黏膜中萎缩性胃炎的范围（腺边界）和程度，有助于对胃的病变进行鉴别（图7，图8）。

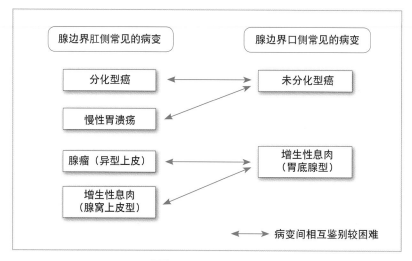

图7　腺边界和胃病变

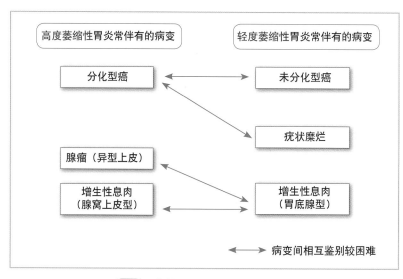

图8　萎缩性胃炎的程度与胃病变

结语

　　本文以胃癌的大体诊断为中心，对胃大体图像的解读方法进行了概述。这次所呈现的内容如能为提升胃癌图像诊断的精度做出哪怕一丝贡献，笔者也感到荣幸之至。

文　献

1）中村恭一：胃癌の構造（第 3 版）．2005，医学書院，東京
2）日本胃癌学会 編：胃癌取扱い規約（第 13 版）．1999，金原書店，東京
3）八尾恒良 監，「胃と腸」編集委員会 編：胃と腸

用語事典．2002，医学書院，東京
4）江頭由太郎，藤井基嗣，芥川　寬，他：胃 IIb 型癌の病理組織学的特徴—胃 IIb 型癌のマクロ像と組織像の対比．胃と腸　2010；45：23-37

（江頭由太郎，芥川　寬，藤井基嗣）

2 黏液性质

要点:

- 根据黏液性质的不同，胃腺癌可分为胃型、肠型、胃肠混合型及不能分类型。
- 与胃型或胃型为主性质的癌相比，肠型或肠型为主性质的癌倾向于发生在高度肠上皮化生的背景黏膜中。
- 与肠型或肠型为主性质的癌相比，胃型或胃型为主性质癌的颜色常呈较淡的褐色，易呈褪色改变，边界不清楚。
- 不同异型度癌中，黏液性质的种类及发生率没有差异。
- 低异型度癌与高异型度癌相比，颜色较淡，易呈褪色改变，病变边界不清楚的情况多见。胃型或胃型为主型性质的低异型度癌中这种倾向更明显，特别需要注意。

胃癌的黏液性质分类

在胃癌中，胃腺癌（以下简称胃癌）占大多数。在消化器官癌中，胃腺癌富于多样性，其主要原因是组织分化程度（高分化型、中分化型、低分化型）、黏液性质（胃型、混合型、肠型）、异型程度（低异型度、高异型度）等不同的构成要素混在一起所致。

以前我们将胃癌分为两类，一类是肠型（intestinal type），另一类是弥漫型（diffuse type）[1]。这大致相当于分化型癌和未分化型癌。分类的基础是前者为经过肠上皮化生而发生的肠型性质的癌，后者为没有经过肠上皮化生，由萎缩的胃固有黏膜发生的癌。然而，进入20世纪90年代，随着对黏液主要成分黏蛋白结构分析的进展，以及黏蛋白的核心蛋白单克隆抗体被广泛利用，使我们能够对胃癌的黏液性质进行详细的研究。研究发现，在分化型胃癌中[2]~[4]，胃型性质的癌较少，且有特征性的形态和发育模式。随着癌的进展，黏液性质发生变化，黏液性质与生物学的恶性程度相关[5]~[7]。在进行诊断时，推测胃癌的黏液性质，在内镜切除术适应证的判断和之后的随访观察过程中具有重要的意义。

◯ 1. 黏液性质以及黏液性质的标志物

胃癌的性质由癌组织产生的黏液性状所决定。黏液的主要成分是被称为黏蛋白（mucin）的高分子糖蛋白，黏蛋白根据其核心蛋白的不同种类进行分类。黏液性质种类不同，癌组织也不同。典型的病例从苏木精染色特征就能够大致推定其黏液性质，但正确地判定黏液性质需要使用如表1所示的标志物。即：

1）**胃腺窝上皮型标志物**：核蛋白抗体MUC5AC和Human gastric mucin(HGM)有价值。由于两者特性不同，建议酌情分别使用。

2）**胃幽门腺型标志物**：M-GGMC-1及核蛋白抗体MUC6染色有价值。M-GGMC-1与Paradoxical concanavalin AⅢ（ConAⅢ）的染色几乎相同，更幼稚的细胞倾向于MUC6染色阳性。

3）**肠杯状细胞标志物**：核蛋白抗体MUC2有价值且使用较多。在不完全型（大肠型）肠上皮化生和癌腺管内，MUC2及MUC5AC有时同时呈阳性（即：混合细胞），反映幼稚杯状细胞的状态。

4）**小肠型标志物**：小肠型性质标志物一定存在于有刷状缘的小肠型吸收上皮。CD10本来是出现在幼稚淋巴细胞表面的标志物，与肾小管和肠管的刷状缘也有免疫反应，因此可用于鉴定小肠型腺管的刷状缘。需要注意的是，其染色性有不稳定的倾向。

CDX2是肠道上皮细胞分化相关的转录因子，被认为可以诱导杯状细胞特异的MUC2遗传基因的出现，CDX2蛋白广泛分布于肠道内。在胃癌中先于形态学的发现观察到CDX2阳

表1 有助于判定胃癌黏液性质的标志物

黏液性质标志物	胃型（胃腺窝上皮型）		胃型（胃幽门腺型）			肠型（杯状细胞型）	肠型	肠型（小肠型）
标志物	MUC5AC	HGM	MUC6	M-GGMC1	CON AⅢ	MUC2	CDX2	CD10
抗体，克隆	CLH2	45M1	CLH5	HIK1083		Ccp 58	AMT28	56C6
特性	人源MUC5AC核蛋白	人源胃黏白糖蛋白	人源MUC6核蛋白	GlcNAc残基	GlcNAc残基	人源MUC2核蛋白	尾型同源框产物（转录因子）	CD10糖蛋白
阳性部位	胃腺窝上皮		胃幽门腺，贲门腺，副细胞，布鲁纳腺			杯状细胞（~前体细胞）	小肠~大肠上皮细胞	刷状缘
阳性模式	细胞质	细胞质多于细胞膜	细胞质	细胞质多于细胞膜		细胞质	核	细胞膜
稀释率	1∶100	1∶50	1∶100	1∶50		1∶500	1∶100	1∶200
制造者	Novocastra, UK	Novocastra, UK	Novocastra, UK	Kannto Chemical, Jpn		Novocastra, UK	Novocastra, UK	Novocastra, UK

（依据文献4改编引用）

性，提示肠型性质可能性大[8]。但CDX2与其他黏蛋白核心蛋白是否有同样的关系，尚无定论。

● 2. 黏液性质分类的实际情况

上述黏液性质标志物进行不同的组合，可以把胃癌大致分为：①胃型（仅仅是胃型性质标志物阳性）；②胃肠混合型（胃型性质标志物和肠型性质标志物两者都是阳性）；③肠型（仅仅是肠型性质标志物阳性）；④无法分类型（所有的标志物都是阴性）。研究者不同，建议的分类方法也不同。我们按照下列标准来进行分类，即**胃型性质**标志物有：①胃腺窝上皮型性质（MUC5AC，HGM呈阳性）；②幽门腺型性质（MUC6，M-GGMC-1，ConAⅢ呈阳性。通常，腺窝上皮型标志物也同时呈现阳性）。**胃肠混合型性质**标志物有：①胃型为主性质（胃型标志物的阳性率与肠型标志物的阳性率相比占优势）；②肠型为主性质（肠型标志物阳性率与胃型标志物阳性率相比占优势）。**肠型性质**标志物有：①大肠型性质（MUC2呈阳性，但CD10呈阴性）；②小肠型性质（刷状缘标志物CD10呈阳性）（表2）。

胃不同黏液性质的发生率因年代或报告者的不同而有差异，但存在差异的主要原因是所使用的黏液性质标志物的种类不同或阳性反应的截断值不同（包括作者在内多采用5%～10%）。迄今为止的报告中，胃型性质癌的发生率为15%～30%。通过分析659例分化型早期胃癌的结果可知，胃型占19.3%，胃肠混合型占36.9%（胃型为主型占17.5%，肠型为主型占19.4%），肠型占43.8%。胃型性质癌与胃型为主性质癌共占36.8%，说明在向来被视为与肠型性质癌同义词的分化型腺癌中含有较多的胃型性质癌。

表2 胃癌的黏液性质判定

黏液性质	免疫组织化学、黏液染色			
	HGM MUC5AC	MUC6 M-GGMC-1 Con A Ⅲ	MUC2 CDX2	CD10
胃型性质				
腺窝上皮型	+	-	-	-
幽门腺型	+	+	-	-
胃肠混合型				
胃型为主	+和/或	+ >	+ 和/或	+
肠型为主	+和/或	+ <	+ 和/或	+
肠型性质				
大肠型	-	-	+	-
小肠型	-	-	+	+
不能分类型	-	-	-	-

截断值≥5%

从不同黏液性质来看胃癌的病理学特征

● 1. 病理组织学的特征

1）肠型（为主）性质癌

典型的肠型性质癌表现为类似肠上皮化生腺管，呈比较直线型的结构。细胞质一般呈暗色调，嗜酸性较强，能看出向杯状细胞分化的种种迹象。在小肠型性质癌中，能观察到刷状缘构造。有的病例不太清楚，在进行CD10染色后变得较为清楚。另外，与腺瘤不同，极少出现大量的潘氏细胞（图1）。

在肠型为主性质癌中，有的呈分层结构，即癌组织上部是肠型性质，下部乃至深部是幽门腺型性质。也有的分层结构不明显，在肠型性质的癌组织中，阳性的胃型性质标志物呈马赛克状分布。

2）胃型（为主）性质癌

胃型性质癌包括腺窝上皮型性质癌和幽门腺型性质癌。典型的腺窝上皮型性质癌中有类似胃固有腺窝上皮的乳头状腺管增生。构成细胞的细胞质鲜亮透明，嗜酸性较弱。细胞质中MUC5AC乃至HGM均呈阳性（图2）。在幽门腺型中可以发现类似胃幽门腺的组织构造，细胞结构呈立体状，有明亮的细胞质，核肿大，排列较乱，多伴有明显的核小体。但在异型度较低的情况下，要注意与非肿瘤性幽门腺进行鉴别。通常在癌组织上部有腺窝上皮型性质癌，呈现与非癌黏膜相同的分层结构。与肠型性质癌不同，腺窝上皮型和幽门腺型都没有明显的直线型腺管结构。

胃型为主性质癌中，癌的下部乃至深部多是幽门腺型，上部多是肠型的分层结构。这与在慢性胃炎中所见类似，在组织深部可见残存（假）幽门腺的肠上皮化生腺管结构。另外，在胃型性质癌中，也可见MUC2阳性细胞呈马赛克状散乱分布的情况。

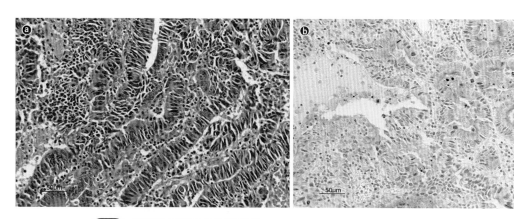

图1　肠型性质的高分化型腺癌

a：类似肠上皮的直线型结构，细胞质色调暗（HE染色）。

b：在癌腺管管腔侧可见清楚的CD10阳性的刷状缘构造（CD10免疫染色）。

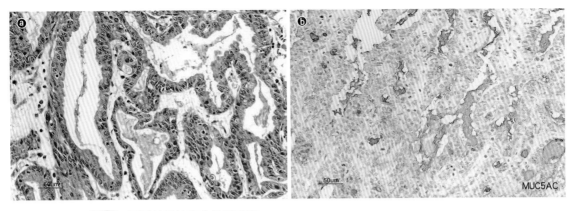

图2　胃型性质的高分化型腺癌

a：类似胃腺窝上皮的乳头状腺管，增生比较明显，细胞质色调明亮（HE染色）。

b：胃腺窝上皮型标志物MUC5AC弥漫可见（MUC5AC免疫染色）。

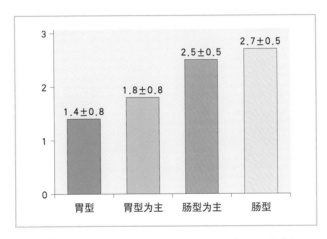

图3　不同黏液性质小胃癌及微小胃癌周围黏膜中
肠上皮化生指数

● 2. 背景黏膜

　　一般认为，胃癌发生初期表现为微小胃癌（最大直径5mm以下）和小胃癌（最大直径10mm以下）。在我们自己经治的484个病变中，肠型性质癌周围5mm以内的背景黏膜有97.0%存在中度至重度的肠上皮化生，但胃型性质癌周围黏膜一半以上为轻度肠上皮化生。另外，以悉尼系统为标准计算肠上皮化生指数：肠型性质癌为2.7±0.5，肠型为主性质癌为2.5±0.5，都比胃型性质癌的1.4±0.8及胃型为主性质癌的1.8±0.8要高（图3）。同时，肠型性质癌中有29.7%的病例在癌组织内部残存各种程度的肠上皮化生成分。与此相反，胃型性质癌中没有发现混杂肠上皮化生成分。虽说是间接的证据，但是说明背景黏膜中肠上皮化生的程度有助于判断癌的性质。

从不同黏液性质来看胃癌的肉眼特征

与通过黏液性质来判断病理组织图像不同，我们通过肉眼观察就可以了解不同黏液性质癌的特征。表3～表5以我们自己经治的早期胃癌病例为对象，分别统计了隆起型（0-Ⅰ，0-Ⅱa）、平坦型（0-Ⅱb）、凹陷型（0-Ⅱc，0-Ⅲ）的黏液性质和肉眼所见。像0-Ⅱc+Ⅱa那样存在多个肉眼型混合时，我们采用面积更大的肉眼型。通过肉眼观察，可以

表3 从不同的黏液性质来看胃癌的肉眼特征（隆起型）

黏液性质	n	色调		边缘界线	
		褐色	褪色	清楚	不清楚
胃型性质	26	13 (50.0)	13 (50.0) [a]	21 (80.8)	5 (19.2)
胃型为主性质	18	7 (38.9)	11 (61.1) [b]	15 (83.3)	3 (16.7)
肠型为主性质	19	16 (84.2)	3 (15.8) [c]	16 (84.2)	3 (15.8)
肠型性质	64	52 (81.3)	12 (18.8) [d]	55 (85.9)	9 (14.1)
合计	127	88 (69.3)	39 (30.7)	107 (84.3)	20 (15.7)

a vs. d，b vs. d：$P<0.01$；a vs. c，b vs. c：$P<0.05$；（　）:%

表4 从不同的黏液性质来看胃癌的肉眼特征（平坦型）

黏液性质	n	色调		边缘界线	
		褐色	褪色	清楚	不清楚
胃型性质	15	10 (66.7)	5 (33.3)	4 (26.7)	11 (73.3)
胃型为主性质	16	10 (62.5)	6 (37.5)	7 (43.8)	9 (56.3)
肠型为主性质	24	18 (75.0)	6 (25.0)	12 (50.0)	12 (50.0)
肠型性质	32	25 (78.1)	7 (21.9)	18 (56.3)	14 (43.8)
合计	87	63 (72.4)	24 (27.6)	41 (47.1)	46 (52.9)

（　）:%

表5 从不同的黏液性质来看胃癌的肉眼特征（凹陷型）

黏液性质	n	色调		边缘界线	
		褐色	褪色	清楚	不清楚
胃型性质	86	60 (69.8)	26 (30.2) [a]	60 (69.8)	26 (30.2)
胃型为主性质	81	59 (72.8)	22 (27.2)	61 (75.3)	20 (24.7)
肠型为主性质	85	64 (75.3)	21 (24.7)	63 (74.1)	22 (25.9)
肠型性质	193	158 (81.9)	35 (18.1) [b]	153 (79.3)	40 (20.7)
合计	445	341 (76.6)	104 (23.4)	337 (75.7)	108 (24.3)

a vs. b：$P<0.05$　（　）:%

把各病变的色调分为（颜色混杂时采用占优势的色调）：①褐色；②褪色（乃至黄白色）。病变的边缘界线可分为：①清楚（能容易地勾勒出病变半圈以上）；②不清楚。

●1. 色 调

分化型腺癌间质中毛细血管增生或瘀血甚至出血，所以常呈红色（福尔马林溶液固定后呈褐色）（图4）。但从肠型性质癌和胃型性质癌呈褐色的比例来看，隆起型81.3% vs 50.0%（$P<0.01$）（表3），平坦型78.1% vs 66.7%（表4），凹陷型81.9% vs 69.8%（$P<0.05$）（表5）。由此可见，在所有的肉眼形态中，**胃型性质癌的褐色比较容易变淡**，但在分化型癌出现**褪色的比例较高**（图5，图6）。另外，和肠型性质癌或肠型为主性质癌相比，胃型为主性质癌中有相当数量的病变颜色有变淡的倾向。

迄今为止，有许多报告发现，与其他性质癌相比，胃型性质癌缺乏色调变化[9]，[10]，在内镜下由于边界不清而难以识别病变[11]，[12]。通常用福尔马林固定的标本比新鲜内镜切除的标本能更好地显示病变的色调或者边缘界线，更容易识别病变。但福尔马林固定发现的病变，在实际内镜观察中可能识别起来非常困难。

胃型性质癌的特征为细胞色彩明亮、透明，含有丰富的弱嗜酸性胃型性质黏液。这些黏液性状及黏液含量肉眼即可观察到，但详细的机制仍不明了。总之，边界清楚，呈褐色的病

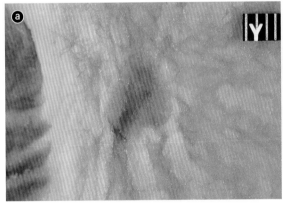
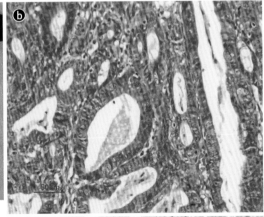
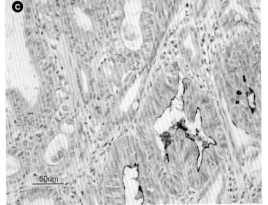

图4 肠型性质分化型腺癌

a：肉眼观察图像。可见边缘清楚的凹陷性病变，凹陷底部颗粒状，明显呈褐色。pT1a，0-Ⅱc+Ⅱa，10×8mm，胃下部，小弯侧。

b：同一病例的病理组织图像。癌细胞细胞质颜色暗，核大而异型，间质伴有毛细血管瘀血。tub1>tub2，高级别，完全小肠型（HE染色）。

c：可见刷状缘CD10阳性（CD10免疫染色）。

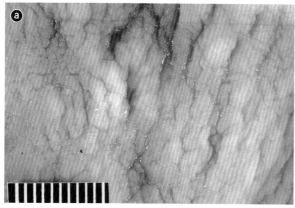

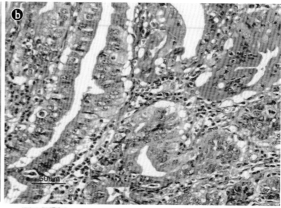

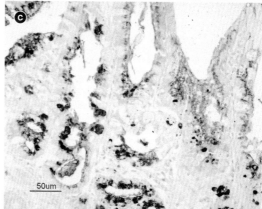

图5　胃型性质分化型腺癌

- a：肉眼观察图像。可见褐色的凹陷性病变，边缘界线不清楚。pT1a，0－Ⅱc＋Ⅱa，6mm×5mm，胃体下部，前壁。
- b：同一病例的病理组织图像。癌腺管呈蛇形，部分呈乳头状构造。癌细胞细胞质轻度嗜酸性，核呈圆形，较大。pap－tub1＞tub2，高级别，胃型（HE染色）。
- c：癌细胞的胃腺窝上皮型标志物HGM呈阳性（HGM免疫染色）。

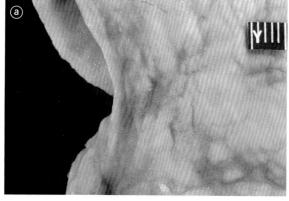

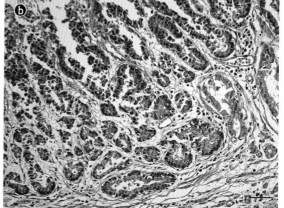

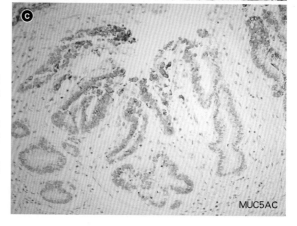

图6　胃型性质分化型腺癌

- a：肉眼观察图像。部分呈褐色，边缘界线稍不清楚的凹陷性病变。pT1a，0－Ⅱc，11mm×5mm，胃体下部，小弯侧。
- b：同一病例的病理组织图像。癌组织由嗜酸性立方状细胞构成，核呈类椭圆形，核浆比低。tub1，低级别，胃型（HE染色）。
- c：胃腺窝上皮型标志物MUC5AC阳性细胞分布于癌组织上部（MUC5AC免疫染色）。

变一般为分化型腺癌，而**胃型性质癌不论是哪种肉眼类型，如果颜色变淡，边缘界线模糊不清**，处理的时候要特别注意。

2. 边缘界线

一般来说，低分化型腺癌中癌组织持续破坏周围的腺管，会在周围黏膜之间形成碎片，比分化型癌更容易形成明显的高低差。另一方面，在分化型癌中，为了不断替换周围的腺管，容易形成比较平缓的边界线，从病变侧面观察，可见周围黏膜似乎覆盖在病变上，从病变上方观察，可见边缘界线多呈花瓣状甚至波浪状(图7)。

通过对我们自己经治的病例进行分析后发现，在各种肉眼型中，**胃型性质癌比肠型性质癌病变边缘不清楚的发生率较高**（表3~表5）（图5，图6）。尤其在平坦型胃型性质癌中，73.3%的病变都存在边界不清楚（表4，图8）。胃型性质癌中缺少颜色变化的病变比较多，这也是导致边界不明显的主要原因之一。另一方面，肠型性质癌中隆起型85.9%（表3），

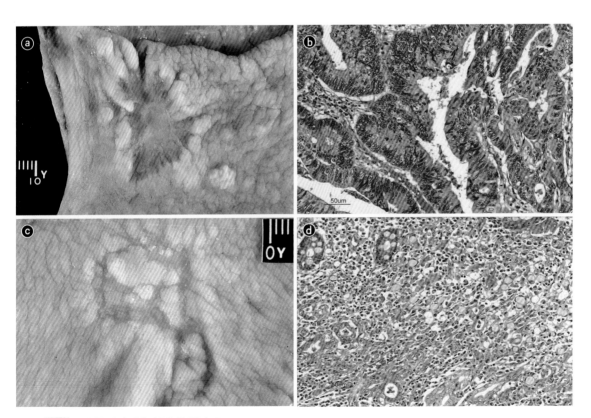

图7 **分化型腺癌与低分化型腺癌**

a：分化型腺癌的肉眼观察图像。边缘界线呈波浪状并伴有反应性隆起，凹陷面呈褐色，表面性状呈颗粒状。

b：同一病例的病理组织图像。可见轻度的腺管扭曲，如蛇行，构成的癌细胞胞质稍暗，核异型，大小不等。tub1，高级别，胃肠型（HE染色）。

c：低分化型腺癌的肉眼观察图像。凹陷性病变与周围黏膜形成明显的高低差。凹陷面褪色，无胃小区模样，形成大小不等的非癌黏膜岛。

d：同一病例的病理组织图像。低分化型腺癌形成小的腺腔结构，与印戒细胞混杂在一起，弥漫地在间质中浸润。间质中散见残存的非癌腺管。por2，sig，胃型（HE染色）。

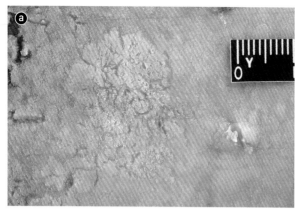
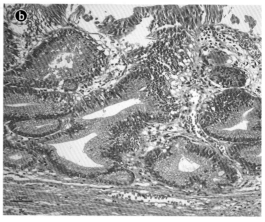

图8 胃型性质分化型腺癌（平坦型）

a：分化型腺癌的肉眼观察图像。边界稍不清楚的平坦病变，表面性状呈黄白色，有细小的乳头状构造。pT1a，0－Ⅱb，40mm×18mm，胃中部，小弯侧。

b：同一病例的病理组织图像。癌腺管轻度蛇行，可见轻度嗜酸性透明的细胞质和肿大的纺锤形细胞核。Pap－tub1，低级别，胃型（HE染色）。

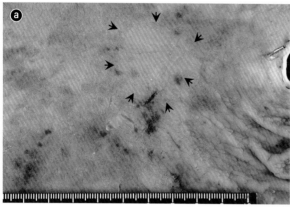
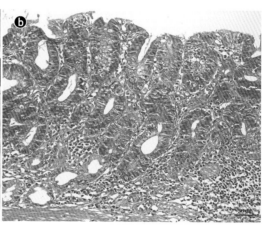

图9 肠型性质分化型腺癌（平坦型）

a：分化型腺癌的肉眼观察图像。勉强能识别出透明感消失的平坦病变，表面颗粒状（箭头部分）。pT1a，0－Ⅱb，35mm×34mm，胃上部，小弯侧。

b：同一病变的病理组织图像。核大小明显不等的癌腺管增生。tub1,低和高级别，小肠型（HE染色）。

凹陷型79.3%（表5）的病变边缘都是清楚的，但平坦型仅有56.3%（表4）。肠型为主性质癌也有这种改变的倾向（图9）。凹陷型病变周围形成反应性隆起时，我们可以以此入手，勾勒出病变的边界，但平坦型病变没有这些高低差，也没有像低分化型腺癌那样的碎片状改变，所以平坦型分化型癌的边界往往更容易出现不清楚的情况。尤其要注意的是，当周围黏膜高度萎缩时，这种情况会更加严重。

胃癌的黏液性质和异型程度

分化型腺癌根据异型的程度（特别是细胞的异型程度）可分为低异型度癌和高异型度

癌两种。一般来说，早期癌或比较小的癌中，分化型癌为主，低异型度癌和高异型度癌的数量几乎相等。但随着肿瘤增大，高异型度癌或低（未）分化型癌的比例就会上升[13]。以早期癌为研究对象时，可见低异型度癌或者含有低异型度癌成分的混合癌相当多见，这也是进行肉眼观察时我们不能忽视异型度的原因。在我们自己经治的不同黏液性质病例中，低异型度癌和高异型度癌的比例，肠型性质癌为1∶0.97，胃型性质癌为1∶1.38，胃肠混合型为1∶1.28，**异型度的发生率几乎不受黏液性质种类的影响**[13]。另外，早期分化型癌中凹陷型最多（69.3%），即使分为低异型度和高异型度，情况也是一样。另一方面，隆起型中低异型度癌所占比例是19.8%，高异型度癌占10.4%，两者相比，前者比例较高，这点应该特别注意[13]（图10）。

　　分化型癌中低异型度癌的褐色特别容易变淡，尤其是呈隆起型和平坦型时，这种倾向更加明显。另外，高异型度和低异型度癌混杂时，病变颜色呈花斑样。低异型度癌边缘不清楚的情况比高异型度癌更多见[13]。分析我们自己经治的病例，呈褐色改变的病变中，低异型度癌占30.8%，高异型度癌占18.9%，前者多见。在边界不清楚的病变中，低异型度癌占33.6%，高异型度癌占17.5%，同样是前者所占的比例更高（图11～图13）。

　　病变色调变化减弱或边界不清楚的情况多发生于低异型度癌的主要原因为，与高异型度癌相比，其细胞分化程度高，与周围起源的母组织（腺体）的类似性比较高。尤其在平坦型病变中，腺管长度比较短的低异型度癌以高度萎缩黏膜为背景，病变在黏膜内进展时，色调和边界都很难确定，由此可见异型度和黏液性质相互影响。同样，胃型性质或胃型为主性质的低异型度癌中呈褐色改变的比例为54.1%，边缘不清楚的比例为64.9%，这些病变往往用肉眼很难发现（图13）。

　　另外，异型程度极低的完全肠型性质癌主要发生在胃底腺区域，称为"小肠型超低异型度癌"。在组织学上，癌类似于完全型肠上皮化生，细胞异型程度非常低，但位于增殖带附

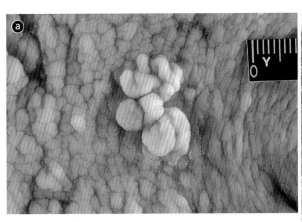
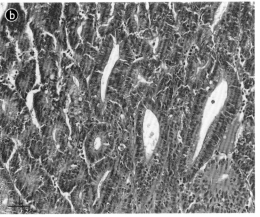

图10　低异型度分化型腺癌

a：肉眼观察图像。可见轻度褐色的结节性病变集中在一起。pT1a，0-Ⅱa，20mm×14mm×3mm，胃中部，小弯侧。

b：同一病例的病理组织图像。可见比较直的癌腺管，细胞质色调较暗，细胞核极性紊乱，轻度肿大，纺锤形。tub1，低级别，小肠型（HE染色）。

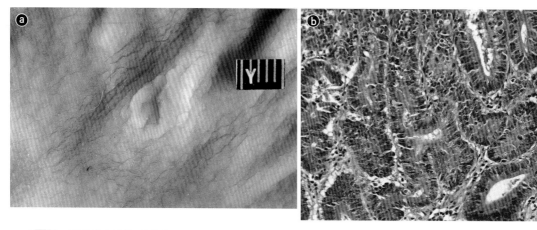

图11 低异型度分化型腺癌

a：肉眼图像。病变表面性状呈颗粒状－结节状，稍呈褐色。pT1a，0－Ⅱa＋Ⅱc，8mm×6mm，胃上部，前壁。

b：同一病例的病理组织图像。可见轻度蛇行的癌腺管，腺管深部有潘氏细胞。与腺瘤相比，核的肿大和假复层比
较明显。tub1,低级别，完全小肠型（HE染色）。

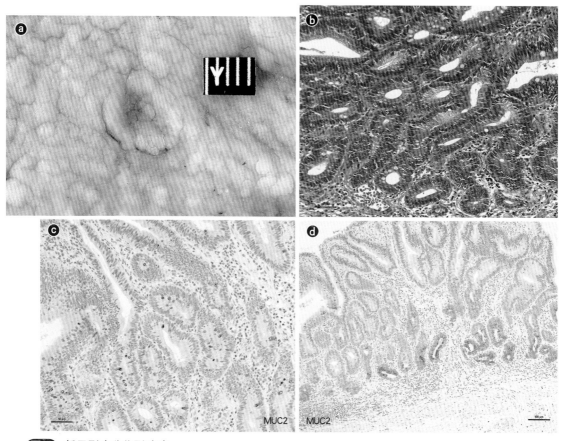

图12 低异型度分化型腺癌

a：肉眼观察图像。褪色病变中可见一处褐色区域轻度凹陷，表面性状为颗粒状。pT1a，0－Ⅱc＋Ⅱa，
7mm×7mm，胃下部，后壁。

b：同一病例的病理组织图像。可见癌组织的细胞质色调暗，嗜酸性，细胞核肿大呈纺锤形。tub1,低级别，胃肠型
（HE染色）。

c：约1/3癌腺管有MUC2阳性杯状细胞（MUC2免疫染色）。

d：癌腺管下方可见胃幽门腺型标志物MUC6呈阳性（MUC6免疫染色）。

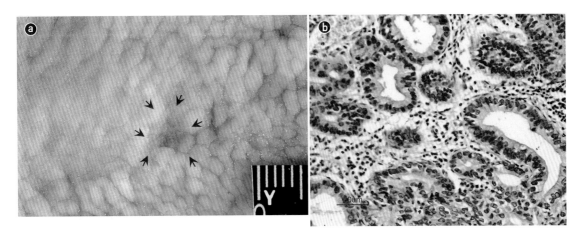

图13　胃型性质低异型度癌

a：肉眼观察图像。勉强可见边缘不明显的轻度凹陷性病变，凹陷面稍呈褐色（箭头所指）。pT1a，0-Ⅱc，5mm×5mm，胃中部，小弯侧。

b：同一病例的病理组织图像。癌腺管由透明-轻度嗜酸性的立方状细胞构成，核浆比低。tub1，低级别，胃型（HE染色）。

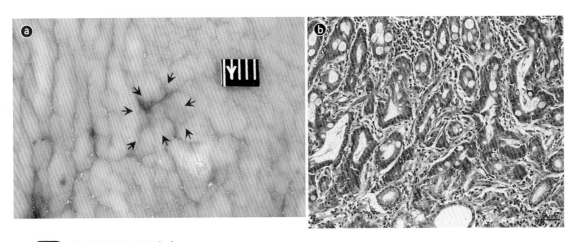

图14　完全肠型低异型度癌

a：肉眼观察图像。可见略凹陷的边缘不清的褪色的病变（箭头所指）。0-Ⅱc，9mm×5mm，胃中部，小弯侧。

b：同一病例的病理组织图像。可见与小肠型肠上皮化生类似的异型性很低的癌腺管，伴有不规则的分叉或吻合增生（HE染色）。

近，腺管吻合在一起，从构造异型情况来看，可能是癌。肉眼观察病变没有高低差及色调变化，难以确定癌的范围（图14）。我们需要记住，这类癌与胃型性质癌一样，都是难以确定边界的癌的代表。

文 献

1) Lauren P : The two histological main types of gastric carcinoma. Acta Pathol Microbiol Scand　1965 ; 64 : 31-45

2) Kushima R, Hattori T : Histogenesis and characteristics of gastric-type adenocarcinomas in the stomach. J Cancer Res Clin Oncol　1993 ; 120 : 103-111

3) 西倉 健, 渡辺英伸, 味岡洋一, 他 : 胃型分化型腺癌の判定基準と病理学的特徴. 胃と腸　1999 ; 34 : 495-506

4) Shiroshita H, Watanabe H, Ajioka Y, et al : Re-evaluation of mucin phenotype of gastric minute well-differentiated-type adenocarcinomas using a series of HGM, MUC5AC, MUC6, M-GGMC-1, MUC2 and CD10 stains. Pathol Int　2004 ; 54 : 311-321

5) 廣田映五, 落合敦志, 尾田 恭, 他 : 胃癌の組織型と予後. 胃と腸　1991 ; 26 : 1149-1157

6) Koseki K, Takizawa T, Koike M, et al : Distinction of differentiated type early gastric carcinoma with gastric type mucin expression. Cancer　2000 ; 89 : 724-732

7) 西倉 健, 渡辺英伸, 味岡洋一, 他 : 胃癌の病理分類と分子診断. 日本内科学会誌　2005 ; 94 : 16-24

8) Almeida R, Silva E, Santos-Silva F, et al : Expression of intestine-specific transcription factors, CDX1 and CDX2, in intestinal metaplasia and gastric carcinomas. J Pathol　2003 ; 199(1) : 36-40

9) 松田彰郎, 西俣嘉人, 大井秀久, 他 : 胃型分化型早期胃癌の画像診断 X 線を中心に. 胃と腸　2003 ; 38 (5) : 673-683

10) 下田忠和, 二村 聡, 関根茂樹, 他 : 胃癌の病理学的研究の進歩と臨床との接点. 胃と腸　2003 ; 38 : 43-56

11) 小田一郎, 後藤田卓志, 蓮池典明, 他 : 胃型分化型早期胃癌の内視鏡像. 胃と腸　2003 ; 38 (5) : 684-692

12) 吉野孝之, 下田忠和, 斎藤 敦, 他 : 早期胃癌における胃型分化型腺癌の肉眼的特徴とその臨床治療. 胃と腸　1999 ; 34 (4) : 513-525

13) 西倉 健, 味岡洋一, 渡邉 玄, 他 : 低異型度分化型胃癌の病理学的特徴―肉眼像を含めて. 胃と腸　2010 ; 45 : 1061-1072

（西倉　健）

3 活 检

要点：

- 从内镜医生的活检操作到技师的标本制作、病理医生在诊断书上签名，整个过程都叫作"活检"。
- 尽量取大的组织，立即采用福尔马林固定。不能在滤纸上风干，不要用生理盐水固定。
- 用内镜图像图示，标明活检部位。活检部位在内镜诊断的病变（＋），病变（±），病变（－），要明确填写在病理诊断申请单上。
- 理解《胃癌处理规约（第14版）》的Group分类法，但重要的是组织诊断和观察所见，希望避免只关注单纯的数字。
- 希望年轻的内镜医生到病理诊断科轮岗，旨在培养出更理解胃活检的临床检查技师和病理医师。

　　通过内镜发现早期胃癌的各种方法逐渐发展，从正确的范围诊断、浸润深度诊断到组织类型、黏液性质诊断都成为可能，因而不需要病理诊断这样的念头让人感到担心。正是在这样的时代，我们更加需要准确的病理诊断。即使有优秀的内镜医生和病理医生，但活检后的标本处理或者病理检查技师在标本制作过程的某一步骤出现了问题，那最终也会一无所获。因此，以正确诊断早期胃癌为目的，从胃活检材料的处理到病理诊断的整个过程，都应该特别注意。

活检的取材与固定

▷ 活检的取材："病变内""病变（±）""病变外"

　　早期胃癌的活检分为肿瘤的性质诊断和范围诊断，并且应围绕确定内镜或外科手术的切除范围为主要目的来进行活检。内镜医生根据不同的肉眼型来正确地活检取材方法在第2章第8（1）节中论述。从病理医生的角度来说，为了避免活检无效而再次活检，应在内镜下确实有病变和诊断比较确定的地方"病变内"取1～3块样本，在内镜很难判断是肿瘤还是非肿

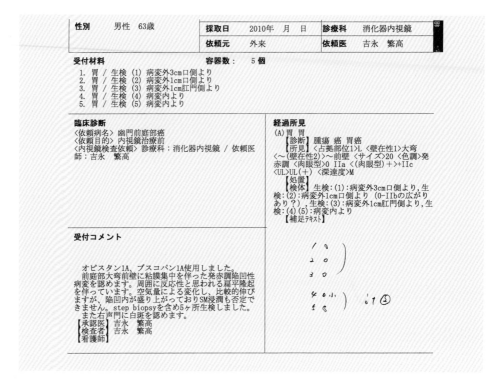

图 1   本院病理和细胞诊断申请单的一部分

手写的地方是病理技师确认标本时写的内容。

瘤的 "病变（±）" 部位和决定切除范围的"病变外"部位适当取材，将它们准确进行编号，同时和标本编号保持一致（图1的左上）。

▶ 尽量取得大的活检组织

在以内镜切除消化道肿瘤为目的来进行确定诊断活检时，因为可能给治疗带来障碍，应避免使用较大尺寸的活检钳，多采用小型的活检钳。另外，即使是同一型号的活检钳，由于内镜医生或助手技术的不同，获得的组织大小也会有差别。活检钳垂直于胃黏膜，希望获得尽可能大的标本，从而能够观察到黏膜深层。

图2和图3是诊断比较困难的胃型低异型度肿瘤。它们是在相同倍率显微镜下拍摄的照片，但大小不等。用图2的标本来进行诊断是极其危险的，在图3中我们能够将看到的肿瘤细胞和非肿瘤部位进行对比观察。搔刮表层那样的活检没有任何意义（图4），这样活检会遗漏掉黏膜固有层内爬行增殖的印戒细胞癌和手拉手型（横行型）中分化腺癌等。

▶ 从活检到福尔马林固定：动作要快，不能在滤纸上风干

活检的组织会发生自溶，遭到破坏，所以要在尽可能短的时间内进行福尔马林固定。在以前工作的医院，胃活检组织没有圆形的，所以经常看到被拉伸的组织和被风干的活检组织。在内镜室可以看到数个（最多5个）活检组织牢牢地贴在一片滤纸上，标本在取出一段

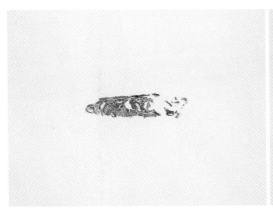

图2 过小的活检

与图3用相同放大倍数（原图×40）拍摄，很难进行病理诊断。

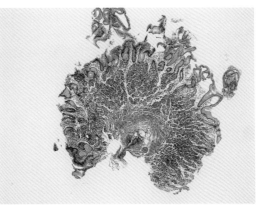

图3 理想形状的活检HE标本

与图2使用相同放大倍数（原图×40）拍摄，能诊断出有异型的腺窝上皮型细胞。

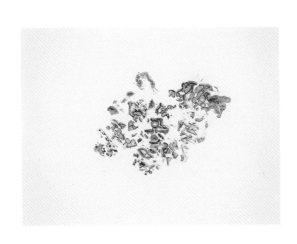

图4 黏膜表层切线方向搔刮活检的标本

时间后才放入福尔马林瓶中，达到"风干"状态。而且，有时候福尔马林瓶中的标本离开滤纸的顺序"从1号到4号"与病理检查技师的记录并不相同。有时滤纸纤维很丑陋地附着在HE标本上。在一片滤纸上粘着多个活检组织固定的方法可以节约福尔马林，但会增加误诊的可能性。图5显示的是受滤纸影响的HE切片。

图6是本院现在进行固定的方法。从同一"病变内"采集的活检组织，在每瓶福尔马林溶液中最多放入3块组织，但原则上规定每瓶放一块组织。活检标本不贴在滤纸上，把钳子直接伸入福尔马林瓶中漂洗放下标本。采用这种方法可以使从活检取样到固定的时间间隔几乎为零，标本的固定状态是目前胃活检组织中最好的。

希望再次确认福尔马林瓶子上写的患者姓名和ID编号，这是预防标本取错的第一个步骤。

半天（5小时左右）足以使胃活检标本得到固定。上午采集的活检组织，当天傍晚就可以进入下一个步骤。午后采集的话，可以放一晚上。周末采集的话，放2天左右问题不大。

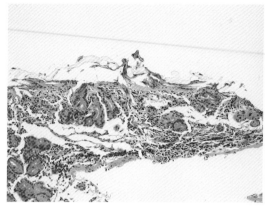

图5　滤纸上风干的标本

黏膜表层上缠绕着滤纸纤维。

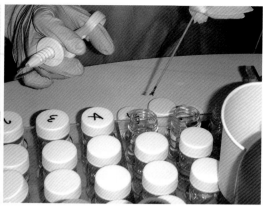

图6　本医院内镜检查室胃活检标本的固定方法

活检组织采集后直接放入福尔马林容器中。

> **固定仅限于用福尔马林，不应该用生理盐水！**

福尔马林属于特定化学物质等危险预防规定的第二类物质，要设立挥发源密闭装置或者局部排气装置等，把作业环境中气体的浓度控制在一定基准以下，需要防止对人体的慢性危害。关于福尔马林的对策在此不再论述，但可以说没有比福尔马林更好的固定液。从适宜进行免疫染色的角度来说，我们希望使用10%～20%的中性缓冲福尔马林溶液来固定标本。不准备好福尔马林容器是不能开始内镜检查活检的。虽说使用生理盐水比在滤纸上风干效果要好，但我们仍然希望不要用生理盐水代替福尔马林。临床上也确实发生过多次"生理盐水固定"这样严重的事情。

病理诊断申请单的填写

通过内镜观察、图片摄影和活检组织采集后，要在病理诊断申请单上填写所见的内容。申请单的格式根据医院的规模、电子化病历的有无和程度等有很大的不同，但需要简洁明了地记载必要的信息，图示活检的部位。过去有过连患者年龄也没有记录，只胡乱地填写了"R/OⅡc"之类的申请单。

● 1. 病理医生需要的必要信息

不管手写还是电子病历，希望按如下所示填写怀疑为早期胃癌的病理诊断申请单。

①内镜的诊断与鉴别诊断；

②内镜所见：病变在胃内的部位、在哪一侧胃壁、大小、颜色、肉眼型、有无溃疡、推测可能的浸润深度；

③取材部位（与标本编号一一对应）：病变内还是病变外？病变外的话距离口侧（肛侧）多少厘米？

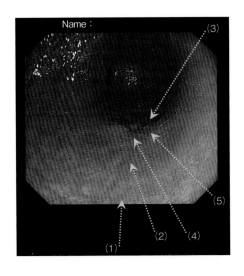

图7 明确标示了活检部位的内镜照片

与图1的申请单为同一个病例。单击病理诊断画面可见标示了活检部位的内镜照片。

④ 其他。

另外，虽然我院已经完全实行电子病历，但我们规定病理医生要把纸质的病理和细胞诊断申请单与标本一起上交保存（图1）。

● 2. 活检部位的图示

不仅上面说的那些内容，活检的部位也必须要图示出来。内镜图像不仅可以向病理医生传递信息，对内镜医生自己的锻炼也非常重要。虽然各家医院设备可能不同，但应在"内镜图像的手绘图"、"扫描手绘图的照片"或者"内镜图像"中尽可能正确地用箭头和标本编号把活检部位标示出来。或许会有病理医生对画像或者内镜照片不感兴趣，但是临床医生自己在参照病理诊断制定治疗方案时，与活检部位对应的图像或照片则是极其重要的。在我们医院单击电子病历上的病理诊断画面可以看到明确标示出活检部位的内镜照片（图7）。

福尔马林固定后的标本怎么处理？

用福尔马林固定的标本制作HE染色切片，然后交给病理医生。HE标本完成之前，需经过"脱水""脱脂""石蜡包埋"等过程，把石蜡块切成薄片，"脱蜡"后再被染色。这个过程通常是由临床检查技师完成，是技师最擅长的工作。石蜡包埋过程中有机溶媒（有害物质）的状态、包埋的方向、切薄的技术、染色的状态等决定了标本的好坏，直接影响病理的诊断。图8是石蜡包埋方向不好的标本。图9是借助某种设备技师手工在胃活检标本上涂了红色墨水，但这样就不能进行幽门螺旋杆菌的镜检了，标本的外观也不好看了。

这个过程是大多数患者进行检查时的常规流水作业，所以应该作为预防发生搞错标本事故的第二个步骤。

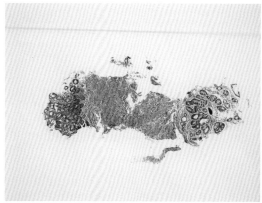

图8　石蜡包埋方向不好的标本

活检标本大小足够，标本包埋的方向不好，中央部可见黏膜肌层，左右两侧为分开的黏膜。

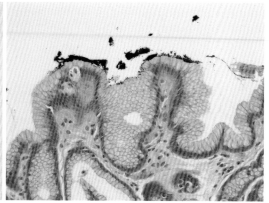

图9　包埋的标本被涂了红色墨水作记号

标本的外观不好看，很难进行幽门螺杆菌的观察。

胃活检组织诊断书的解读方法

● 1. 组织诊断书上的内容

在胃活检的病理诊断书上写的内容是病理组织诊断、Group分类以及病理所见，但不同的医院、不同的病理医生，其写法则多种多样[1]。多数医生被Group分类的数字吸引而直接判定结果，但我们还是希望医生尽可能地读一下病理所见部分，充分理解病理医生的意思。如果遇到不明白的地方，可以直接联系病理医生。如果在同一家医院，内镜医生直接到病理检查室进行交流是最理想的，即使是检查中心核查过的病理诊断也最好与直接经手诊断的病理医生进行交流。

● 2. 胃癌处理规约（第14版）的Group分类法[2]

1）Group分类法的初衷

2009年的大肠癌处理规约（第7版增补版）[3]中活检Group分类发生了变化。这次修订中，Group分类法从组织的异型度分类变更为病变的性质分类，其中融入了维也纳分类的想法[4]。新规约把胃癌与大肠癌的Group分类整合起来，这样用同样的方法能把胃活检与肠活检进行分类，标记方法也统一成数字。

但是，在实际进行活检诊断的时候，要时刻牢记胃癌与大肠癌各自有特征性的病理图像，这一点非常重要。

另外，在旧规约中写道"Group分类与组织诊断可以同时记入"，但这次则修改为"活检诊断时，在记录组织学诊断名称的同时，也要附记Group分类"。仅仅通过小的活检标本来判断胃的病变往往比较困难，而且过度诊断也是禁忌的，所以病理医生只能在已知的范围内进行性质诊断，希望避免仅仅通过Group分类的数字对临床病理进行过于武断的诊断。

2）Group分类修订的重点[5], [6]

a．修订的要点

诊断分为"正常或者非肿瘤性的良性病变（Group 1）"、"腺瘤（Group 3）"和"癌（Group 5）"，把"非肿瘤或肿瘤的判定比较困难的病变"分类为Group 2，把"被判定为肿瘤的病变中疑似为癌的病变"分类为Group 4。把不适合进行诊断的活检材料归为Group X。图10显示了胃活检Group分类法流程图。

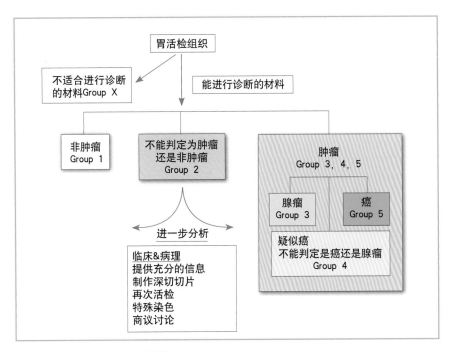

图10　胃活检Group分类的流程图

b．特别要注意的事项：Group 2（图11）

运用新的Group 分类时，尤其要注意的是Group 2。因为既往的印象中，2或者Ⅱ这个数字与细胞诊断的分类相同，可能会被忽略。在这次修订中，疑似肿瘤但不能确定为肿瘤性病变（腺瘤或者癌），或者肿瘤性及非肿瘤性判定比较困难的情况都归为Group 2，也就是说Group 2这个类型里面包含着可能为癌的病例。

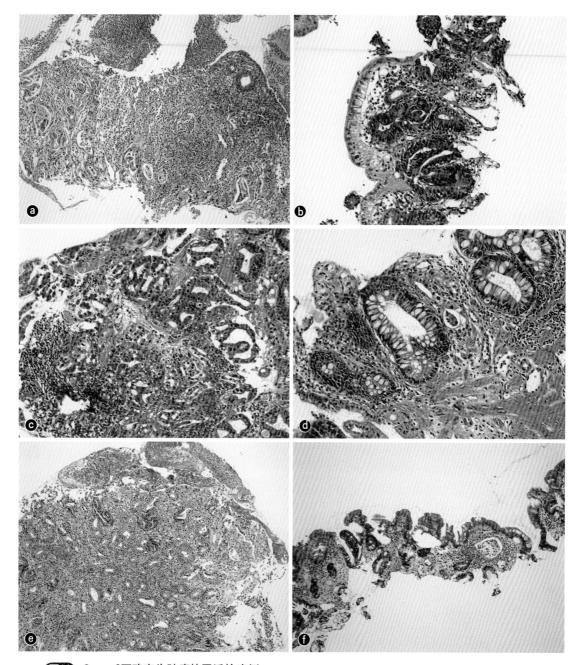

图11　Group 2不确定为肿瘤的胃活检病例

a：Ⅱc中糜烂部位的活检原先被归为Group 5的病例。如果没有自信的话，可以把它归为Group 2。结合临床资料，最终诊断为抗癌药物相关性胃炎，Group 1。

b：难以判断是再生异型还是溃疡。深切切片显示为再生异型，Group 1。

c：胃底腺区域的良性糜烂，容易造成过度诊断。

d：肠上皮化生腺管之间可见管腔内有坏死，可见核肿大的小腺管。制作深切切片，与内镜医生进行讨论后，随访观察中。

e：伴有糜烂的Ⅱc表面的活检。最终确定为癌，但炎症的渗出改变比较明显，难以判定是非肿瘤还是肿瘤。

f：可见某个腺管轻度异常。通过深切切片，判定为手拉手型（横行型）癌。

3) Group 分类的说明

Group X：不适合进行诊断的活检材料

Group 1：正常组织及非肿瘤性病变

包含化生、再生、增生等。再生过程出现的异型但能判定为非肿瘤的也包含在本类当中。

Group 2：难以判定是肿瘤性（腺瘤或癌）或者非肿瘤性的病变

判定为Group 2，即诊断为不确定为肿瘤（indefinite for neoplasia），对于临床医生来说，希望附带记录判定困难的理由。本组中包含如下病症：

（1）存在异型细胞，但组织量较少。

（2）存在异型细胞，但糜烂、炎症性改变比较严重。

（3）存在异型细胞，但组织的破坏、损伤比较严重。

作为病理方，首先要制作深切切片（图12），与其他病理医生仔细探讨，同时进行细胞增殖能力、p53免疫染色等追加检查。对同一病例再次活检被判定为Group 2的情况，应要求进行重新诊断。

Group 3：腺瘤

Group 4：在判定为肿瘤的病变中，疑似为癌的病变

包括考虑为肿瘤性病变，但不能确定为腺瘤或者癌症的病变、病变量少等原因导致组织类型诊断困难等情况。病理医生不能分辨为腺瘤还是高分化腺癌病变的情况也包括在内。

Group 5：癌

要附带记录癌的组织类型。2种以上的组织类型同时存在的情况，希望列出占优势的组织类型。例如：管状腺癌，中分化（tub 2）>高分化（tub 1），Group 5

图12 深切切片（Deeper sections）

内镜医生要到病理诊断科进行转科研习

　　我们希望不仅是从事胃活检，但凡从事与病理诊断密切相关工作的内镜医生都能够在病理诊断科进行转科研习，哪怕时间较短也可以。要是能在消化道病理专科研修则是最为理想的，与初期研修期间的轮岗相比，对学习则会起到更大的作用，对病理医生来说也是很大的激励。我们医院内镜科常驻医生必须在病理科转岗研习（最少3个月），同时也接收其他医院内镜医生研习消化道病理。

结语

　　从内镜医生的活检钳操作到病理医生在诊断书上签名为止，所有的过程都称作"活检"。胃活检在日常病理检查的标本中是最多的，但以此为专业（或者喜欢这个专业）的病理医生或者临床检查技师却很少。稍微不客气地说，希望作为本书主要读者的内镜医生能培育这样的病理医生或者技师。

文　献

1）九嶋亮治：胃生検のお作法．病理と臨床 2010；28：980-983
2）日本胃癌学会 編：胃癌取扱い規約（14版）．2010，26，66-67，金原出版，東京
3）大腸癌研究会 編：大腸癌取扱い規約（7版補訂版）．2009，31，64-66，金原出版，東京
4）Schlemper RJ, Riddell RH, Kato Y, et al：The Vienna classification of gastrointestinal epithelial neoplasia. Gut　2000；47：251-255
5）加藤　洋：消化管生検組織診断基準　新しい胃Group分類の運用法．JIM　2010；20：588-600
6）九嶋亮治，味岡洋一，石黒信吾，他：「胃癌取扱い規約第14版」における改訂の要点－特に病理診断とのかかわりについて．胃と腸　2010；45：1245-1250

（九嶋亮治，吉永繁高）

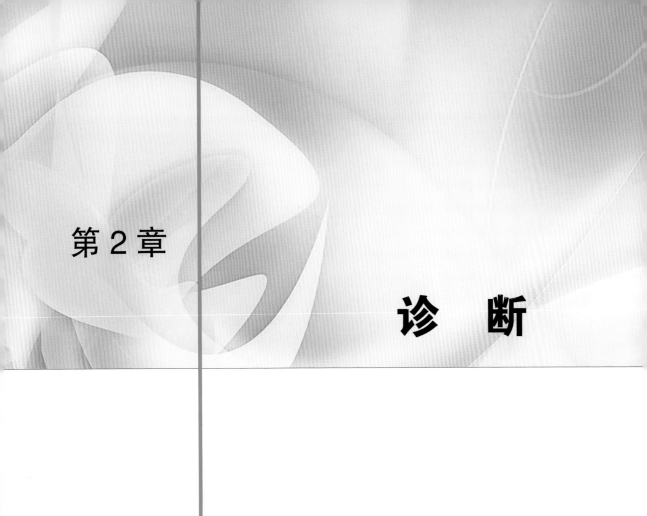

第 2 章

诊　断

1 流行病学与筛查

要点:

- 日本被认为是世界上胃癌发生最多的国家，虽然随着时代的发展，经过年龄调整的胃癌死亡率有了显著的下降，但是总的死亡数仍然变化不大。
- 随着时代的变化，早期胃癌，特别是可经内镜治疗的黏膜内癌的比例在增加，在黏膜发生微小病变时即可被发现。
- 伴有幽门螺杆菌感染的慢性活动性胃炎是胃癌发生的最大危险因素，活动性胃炎在胃内分布的不同，其发生癌变的风险也有差异。
- 联合检测血清胃蛋白酶原和幽门螺杆菌抗体的筛查方法，考虑了幽门螺杆菌感染的状况，对于筛查出胃癌的高风险人群很有帮助。
- 对于预防胃癌的发生，幽门螺杆菌根除治疗占据了重要的位置，期待今后除菌治疗的适应证可以进一步扩大。

日本是世界上胃癌发生最多的国家。胃癌的发病率和死亡率虽然都有下降的趋势，但仍然是在日常诊疗中常常遇到的恶性肿瘤。但是早期胃癌是可获救的疾病，外科手术后 5 年生存率可达96%以上。因此，在早期癌的阶段如何发现和采取适合的治疗方法非常重要，有效的筛查方法也在不断探索中。此外，从最近的研究可知，幽门螺杆菌（Helicobacter pylori，*H.pylori*）感染是胃癌的主要危险因子，所以考虑*H.pylori*感染状况的预防以及检查方法受到关注。在本节中，我们将就胃癌的流行病学、危险因素以及筛查方法进行概述。

胃癌的流行病学

根据厚生劳动省每年发布的人口动态统计[参考website1]，将其中肺癌以及主要消化系统癌的年龄调整死亡率和总死亡人数的变化（1970—2005年），按照男性和女性分别制作成图 1 和图 2。年龄调整死亡率指的是，以1985年的人口分布作为标准人口，从不同年龄阶段死亡率推断出来的每10万人中的死亡率。肺癌、肝癌、大肠癌、胰腺癌直至2000年都一直呈现出增加的倾向，与此相对应的是直至目前**胃癌的调整死亡率男女均呈现显著下降趋势**（图

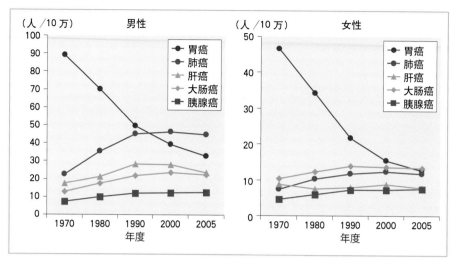

图1　随年代变化的年龄调整死亡率（肺癌和消化系统癌）
（厚生劳动省人口动态统计^{参考自websitel1）}）

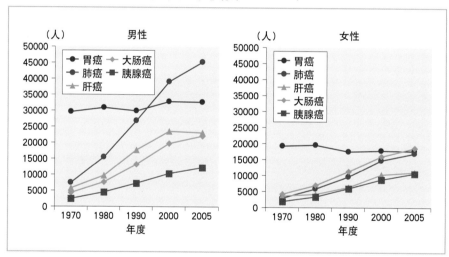

图2　随年代变化的总死亡人数（肺癌和消化系统癌）
（厚生劳动省人口动态统计^{参考自websitel1）}）

1）。另一方面，肺癌、肝癌、大肠癌、胰腺癌的总死亡人数和调整死亡率在同时并行增加，**而胃癌的总死亡人数却没有减少**，男性死亡人数在增加到2000年后一直维持在 3 万余人（图2）。因此，考虑到由于平均寿命的延长而带来的人口老龄化的影响，有必要进一步研究不同年龄段死亡率的变化。

图 3 显示了随年代推移各年龄段男性和女性胃癌患者死亡率的变化情况。无论在哪个年龄段，和女性（图右）相比，男性（图左）的胃癌死亡率都很高。整体来看，男性和女性的年龄段死亡率曲线如右侧所示都出现了相同的变化现象。仔细查看死亡率曲线的变化会发现，年轻人的胃癌死亡率在下降，而高龄患者的胃癌死亡率没有减少。也就是说，随着胃癌检诊和内镜检查等的普及，胃癌的早期发现在增加，**虽然胃癌患者的预后不断改善，但高龄患者的胃癌死亡率也没有降低，死亡人数在增加**。究其原因，推测是由于随着日本人寿命的

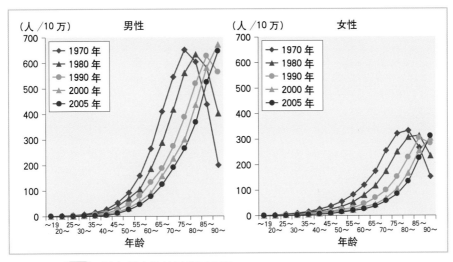

图3 随年代变化的胃癌死亡率

（厚生劳动省人口动态统计^{参考自websitel1）}）

延长，一直无症状地生活到胃癌的发病年龄才发现无法进行手术的进期展胃癌，最终导致因胃癌而引起的死亡人数有显著的增加。

随着年代推移早期胃癌的变化情况

1）发现率

由于胃癌检诊和内镜检查的普及，我们预测胃癌的早期发现率也会增加。但早期胃癌的比例是否也在实际地增加呢？原本我们想了解全国范围内早期胃癌的发病率，但由于缺乏相关的统计，只能通过过去的报告加以推测。各报告虽有差异，但福井县内全部胃癌中早期胃癌所占比例从20世纪的20%～30%，到21世纪初增加到了70%[1]。此外，所有的报告中随着年代变化，肿瘤的大小在缩小，而且早期胃癌中黏膜内癌的比例在增加。

2）发生部位

关于早期胃癌的发生部位，胃体部或幽门部等胃中下部癌的比例较多，但越来越多报告指出，以贲门部为中心的胃上部癌的比例在不断增加。关于胃上部癌在早期胃癌中所占的比例，据癌症中心草野等的报告[2]，在20世纪60年代不超过早期胃癌全部的6.8%，但在21世纪初增加到14.4%。据欧美的报告[3]，以Barrett腺癌为中心的食道腺癌及食道胃结合部癌等在白人男性中剧增。同样的，在我国由于幽门螺杆菌感染率的下降及由此发生的慢性胃炎的变化、生活习惯的欧美化，必须要考虑到今后在疾病构成比变化的同时，胃癌的发生部位上升到胃上部或食道胃结合部的可能性。

3）肉眼类型

早期胃癌的肉眼类型中，以凹陷型最多，占70%左右。接下来就是隆起型、平坦型。这样的次序在各年代没有发生变化。不过，有报告指出凹陷型在不断增加，平坦型所占的比例虽少，但似乎也略有增加[1,2]。

4）组织类型

在胃癌死亡者老龄化的同时，早期胃癌的组织类型也出现了变化。即在年轻人中常见的低分化型腺癌（sig，por）有减少的倾向，在老年人中常见的高分化型腺癌（tub1，tub2，pap）有增加倾向，据报告占全部早期胃癌的70%~80%[2]。

综上所述，**随着年代变化，早期胃癌特别是黏膜内癌的比例在增加，在更小的微细黏膜变化（凹陷型，平坦型）期间即可被发现**。这可以被认为是由于检诊的普及和内镜机会检查的增加、诊断器械和诊断能力的进步所带来的结果。

治疗方法也发生了重大变化，在以前无论发现病变有多早，多采取外科手术的方式。自20世纪90年代开始，随着内镜下黏膜切除术（endoscopic mucosal resection，EMR）的普及，内镜治疗病例增加。到了21世纪初，内镜黏膜下剥离术（endoscopic submucosal dissection，ESD）普及后，内镜治疗病例进一步增加，胃癌治疗倾向于向低侵袭治疗的方向发展。

胃癌的危险因素

1983年，*H.pylori*的发现让胃炎和胃癌的理论发生了巨大变化。伴有*H.pylori*感染的慢性胃炎是胃癌发病最大的危险因素这一点得到明确[4]。幼年少儿期感染*H.pylori*，在胃黏膜中引起中性粒细胞浸润的慢性活动性胃炎。活动性胃炎从胃窦部向胃体部波及，也就是从胃窦部为主的胃炎开始，随年龄增加向胃体部为主的胃炎转变，逐渐发展为萎缩性胃炎。在此过程中产生胃癌发生的起源地。相反，在无*H.pylori*感染者胃黏膜中，没有发现伴有中性粒细胞浸润的活动性胃炎。由于没有引起萎缩性变化，所以胃癌的发生很少见。*H.pylori*和胃癌的关系在持续的炎症引起基因变异不断积累，直至产生癌变这一点上，和病毒性肝炎与肝细胞癌之间、溃疡性结肠炎与结肠癌之间的关系类似。

*H.pylori*感染情况与活动性胃炎的胃内分布及胃癌风险之间的关系如图4所示。但不是所有的*H.pylori*感染者都具有相同的胃癌风险。十二指肠溃疡患者及欧美人中由于胃窦部胃炎占优势地位，萎缩性变化比较少见。与此相反，在胃癌病例中，有胃体部为主胃炎和萎缩性变化者较多。胃癌中，**分化型胃癌多见于伴有萎缩性变化的胃体部为主的胃炎中，未分化型胃癌常见于胃窦部和胃体部胃炎均较严重的全胃炎中**。在日本的*H.pylori*感染者中，即使在相对较年轻的患者中，活动性胃炎也常波及胃体部，呈现出全胃炎及胃体部为主胃炎，萎缩性变化发展迅速，导致胃癌的发病危险增高。

日本的*H.pylori*感染率一直在下降，特别是在30岁以下的年轻人中下降显著，由此可以预见今后的感染率会进一步下降。但是还需注意的是，在50岁以上的年龄段中，感染率还维持在60%以上。也就是说，现在的年轻人活到所谓"癌年龄"的时候，胃癌也许会成为一种"少见的疾病"。但是至少在未来的20年，癌年龄患者的*H.pylori*感染率还将会继续维持，高龄者的胃癌还不会减少。

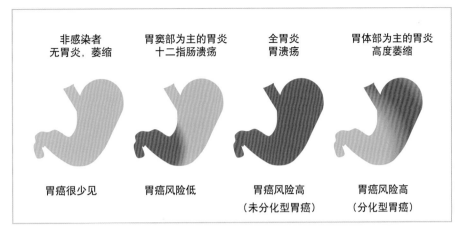

非感染者
无胃炎，萎缩

胃窦部为主的胃炎
十二指肠溃疡

全胃炎
胃溃疡

胃体部为主的胃炎
高度萎缩

胃癌很少见

胃癌风险低

胃癌风险高
（未分化型胃癌）

胃癌风险高
（分化型胃癌）

图4　*H.pylori*感染情况与活动性胃炎的胃内分布及胃癌风险之间的关系

胃癌的发生不仅是由于*H.pylori*感染，还和宿主及食物等环境因素有复杂的关系。很多流行病学报告指出，过度摄取盐分和吸烟也是危险因素之一。不过尚不明确这些因素能否成为独立的危险因素，只能推测它们对*H.pylori*感染的胃炎有相加或相乘的作用。

消灭胃癌的战略

如上所述，随着我国*H.pylori*感染率的不断下降，可以预想胃癌会自然逐渐减少，但在相当长的时间内胃癌还将是一种很常见的疾病。作为减少胃癌死亡的手段，大体可分为两种方法：一是为早期发现而进行有效的筛查，二是致癌因子本身的一级预防。

1. 有效的筛查

癌症检查的有效性应根据死亡率减少的效果来评判。由于在日本厚生劳动省的专题会议上，胃癌检查方法中只有胃X线检查法的有效性得到了承认，所以推荐这一方法作为胃癌的筛查方法。而内镜检查"由于判断其有无减少死亡率的效果证据不充分，不推荐采取此方法进行对策型检诊。作为任意型检诊时，有必要对此方法降低死亡率效果不明确及其不利之处进行适当的说明"。但在一般实际诊疗中，内镜检查比胃X线检查更为便利，在入院观察等任意型诊查时内镜检查非常普及。如前所述，也正是由于内镜检查的普及，如今在极小的微细黏膜变化时就能发现早期胃癌。但是对所有的检查对象进行内镜检查也不现实，所以我们期望能够对排查出的胃癌高风险人群进行内镜检查。

目前受到关注的方法是结合血清胃蛋白酶原（PG）法和血清*H.pylori*抗体测定的综合检测方法。PG法是三木等开发的判断胃黏膜萎缩性变化的方法[5]。**PG包含胃底腺区域产生的PGⅠ和胃底腺区域以外的贲门腺和幽门腺产生的PGⅡ，胃黏膜发生萎缩时，PGⅠ值及PGⅠ/PGⅡ比值会降低。以PGⅠ小于70ng／ml且PGⅠ/PGⅡ比值小于3.0为标准，小于该值可判断为阳性。**因此，*H.pylori*抗体（−）PG法（−）作为A组人群，*H.pylori*抗体（＋）PG法

		血清*H.pylori*抗体	
		−	+
PG法	−	A组	B组
	+	D组	C组

图5 血液检查的各组人群分类

（−）作为B组人群，*H.pylori*抗体（+）PG法（+）作为C组人群，*H.pylori*抗体（−）PG法（+）作为D组人群（图5），大体上可以判断出A组人群为*H.pylori*未感染者，B组人群为*H.pylori*感染但萎缩进展为轻度，C组人群为伴随*H.pylori*感染的萎缩，D组人群为萎缩性胃炎合并高度肠上皮化生，*H.pylori*被自然除菌。Watabe等[6]报告认为按照D＞C＞B的顺序，其胃癌的风险较高，而A组的胃癌风险极低。把这种方法和内镜相结合，由于C或D组人群胃癌发生的风险高，需每年进行检查。B组人群与C或D组人群相比，虽然较低但同样具有发生胃癌的风险，所以需隔年检查。A组人群发生胃癌的风险低，所以被排除在检查之外。这种考虑*H.pylori*感染情况的检诊体制是可行的。目前这种方法只在有限的医院和地方自治体中实施，但今后应该会普及开来。

2. 致癌因子的预防

从预防癌症发生的角度来看，根除*H.pylori*治疗很重要。1997年，Uemura等报告指出早期胃癌EMR后除菌可以抑制二次癌的出现[7]。Japan Gast Study Group重复了这项试验研究，同时还进行了无干预的对照研究，高度可信地证实了在早期胃癌内镜治疗后进行*H.pylori*除菌治疗可以抑制二次癌的出现[8]。从日本发表的论文和学会报告中可以看出，如今在“**通过除菌可使胃癌减少约1/3**”这一点上大家基本上取得了一致的看法。

如今*H.pylori*除菌治疗还仅限于适用保险的疾病，但如果希望通过除菌来预防胃癌，将治疗的适用对象扩大到没有发展到萎缩性胃炎阶段的年轻人的话，将会更有效。日本螺杆菌学会在2009年的修订版指导方针里也认为[9]，除菌治疗的适应证是*H.pylori*感染。虽然目前还受到限制，但为了预防胃癌，通过前述的PG法和血清*H.pylori*抗体检测的综合方法来确定胃癌的风险水平，从年轻的时候就开始进行除菌治疗是最好的方法。

结语

虽然日本胃癌的死亡率在下降，但如今50岁以上有60%以上是*H.pylori*感染者，未来20

年间胃癌发病人数和死亡人数较多的状况仍然会持续。为减少因胃癌而导致的死亡，当务之急是要为实施早期发现、早期治疗确立有效的筛查方法以及确立以*H.pylori*除菌为中心的预防方法。

文　献

1) 細川　治，清水昌毅，海崎泰治，他：早期胃癌診断の現状．胃と腸　2009；44：455-464

2) 草野　央，下田忠和，谷口浩和，他：早期胃癌の時代的変遷．胃と腸　2009；44：465-471

3) de Martel C, Llosa AE, Farr SM, et al：Helicobacter pylori infection and the risk of development of esophageal adenocarcinoma. J Infect Dis　2005；191：761-767

4) Uemura N, Okamoto S, Yamamoto S, et al：*Helicobacter pylori* infection and the development of a gastric cancer. N Engl J Med 2001；345：784-789

5) Miki K：Gastric cancer screening using the serum pepsinogen test method. Gastric Cancer　2006；9：245-253

6) Watabe H, Mitsushima T, Tamaji Y et al：Predicting the development of gastric cancer from combining *Helicobacter pylori* antibodies and serum pepsinogen status：a prospective endoscopic cohort study. Gut 2005；54：764-768

7) Uemura N, Mukai T, Okamoto S, et al：Effect of *Helicobacter pylori* eradication on subsequent development of cancer after endoscopic resection of early gastric cancer. Cancer Epidemiol Biomarkers Prev 1997；6：639-642

8) Fukase K, Kato M, Kikuchi S, et al：Effect of eradication of *Helicobacter pylori* on incidence of metachronous gastric carcinoma after endoscopic resection of early gastric cancer：an open-label, randomised controlled trial. Lancet　2008；372：392-397

9) 日本ヘリコバクター学会ガイドライン作成委員会：日本ヘリコバクター学会 "*H. pylori* 感染の診断と治療のガイドライン" 2009 改訂版．日本ヘリコバクター学会誌　2009；10：104-128

参考 website（2011 年 6 月現在）

1) 厚生労働省大臣官房統計情報部：人口動態統計．http://www.mhlw.go.jp/toukei/

（矢田智之，上村直実）

2 进行存在诊断的各种方法

1）普通内镜

要点：

- 在使用普通内镜观察进行早期胃癌的存在诊断时：①将胃内充分洗净，充分吸尽胃液；②确定观察步骤，毫无遗漏地对胃内进行拍照摄影；③改变空气量和观察角度进行观察非常重要。
- 日本人大部分胃癌的发生都是以*H.pylori*感染所引起的慢性胃炎为背景的，在存在胃黏膜萎缩的病例中，仔细深入地观察非常重要。
- 鸡皮样胃炎是导致胃体部未分化型癌的高风险因素，观察时要留心未分化型癌的存在。
- 在用普通内镜进行早期胃癌的存在诊断时，可能会存在盲点的部位有贲门部、胃体部至胃窦部后壁、胃窦部大弯、胃体部大弯、胃体上部至穹隆部大弯，观察时要注意重点和陷阱。

近年来，各种内镜器械得到极大的开发普及，对内镜的精密诊断帮助很大。但普通内镜在发现病变时的重要性依然受到重视。本文以普通内镜检查病变时的策略及要点为中心进行论述。

问诊

在进行上消化道内镜检查之前的问诊阶段，除了聆听患者的症状之外，还需要询问胃癌、胃十二指肠溃疡等既往史、有无胃癌家族史等。此外，还要注意询问对后述检查术前准备中将要使用的药物有无过敏性反应，有无禁忌证等。

术前准备

在进行上消化道内镜检查术前准备时，可给予患者蛋白分解酵素制剂、咽喉麻醉药、解痉药、镇静药与镇痛药。

● 1. 蛋白分解酵素制剂

为消除消化道内的黏液而使用的药剂有二甲硅油和链霉蛋白酶。二甲硅油有消除有泡性黏液的作用，作为蛋白分解酵素的链霉蛋白酶对黏液的主要成分黏蛋白具有分解作用。通过口服二甲硅油和链霉蛋白酶可以减少胃内的黏液，在直视下清洗时也更容易除去。**早期胃癌，特别是微小胃癌的存在诊断当中，胃内的充分洗净非常重要，对此给予蛋白分解酵素制剂是有用的。**

● 2. 咽喉麻醉药

使用利多卡因进行咽喉麻醉。给予利多卡因的并发症有中毒和过敏反应。为预防中毒，要注意不要过量给药。利多卡因引起的过敏性休克虽然发生率很低，但却是一种严重的并发症，因此在给药前的询问和给药后的观察非常重要。

● 3. 解痉药

为抑制消化道蠕动可使用的解痉药有东莨菪碱和胰高血糖素。患者有青光眼、严重心脏疾病、前列腺肥大时，使用东莨菪碱为禁忌，此时应给予胰高血糖素。

● 4. 镇静药与镇痛药

可使用的药物有苯二氮䓬类的镇静药和麻醉性镇痛药。因为给予镇静药与镇痛药可抑制咽喉反应，减轻患者痛苦，所以在咽喉反应强烈的情况下或患者有需求等情况下可以使用。但因药物会抑制呼吸和循环系统，所以在使用镇静药和镇痛药时要注意监测呼吸状态。

观察步骤和早期胃癌的存在诊断　　策略

首先介绍本院在进行胃内镜观察时的步骤和策略，然后介绍各部位的观察重点和疏漏。

从食道胃结合部开始观察，用中等量的空气在胃体上部进行观察，一边渐渐推进内镜，一边观察体部的前后壁、大弯。再推进内镜观察胃角部小弯、前后壁，然后观察近端胃窦部、远端胃窦部、幽门部。在观察十二指肠后，进行充分送气，反转内镜观察胃体部小弯。接下来观察穹隆部的前后壁、大弯。取消内镜的反转，抽出内镜的同时观察胃体部前后壁、大小弯。再观察贲门正下方前后壁、穹隆部后壁，最后确认食道胃结合部小弯和体上部至穹隆部大弯后结束观察。

为确实有效地发现病变，毫无疏漏地进行胃内观察非常重要，**因此有必要把观察步骤固定下来，**由此可减少疏漏的发生。另外在观察时**通过改变胃内的空气量和改变观察角度**可减少疏漏发生。日本人胃癌的发生大部分都是以 *H.pylori* 感染所引起的慢性胃炎为背景。胃黏膜萎缩的类型从闭合型（closed type）进展到开放型（open type），癌变的风险增大[1]。在有胃黏膜萎缩的病例中，要特别注意仔细地观察。此外，由于从胃角部到胃窦部密集分布小颗粒状隆起的**鸡皮样胃炎是导致胃体部未分化型癌的高风险因素**[2]，所以在看到鸡皮样胃炎后，要特别注意进行仔细观察。

▶ **观察的重点和疏漏**

1）贲门部

胃内进入空气的状态下观察食道胃结合部很困难，因此必须在插入时进行观察。让患者吸气后，鳞柱状上皮交界处（squamocolumnar junction，　SCJ）向口部移动，这样观察会比较容易。在观察时要让患者吸气后进行仔细观察。另外在插入时仔细观察，注意不要让贲门部小弯和内镜接触。贲门部在反转观察时会有内镜遮挡，遮挡部位可能造成病变检测的疏漏。要注意**晃动内镜来观察被遮挡的部位，在退出内镜时也不能忘记观察。**

2）胃体部至胃窦部后壁

要注意胃体部至胃窦部后壁在观察时可能是切线方向，尤其在空气量大的情况下会容易成为切线方向，在插入时一边注意空气量一边**将内镜向后壁方向努力晃动，注意正面观察。**特别是近端胃窦部后壁会有胃角的阴影，要特别留心。前斜视镜与直视镜相比更容易正面观察，在用直视镜观察到可能有病变存在，但难以正面观察时，可换用前斜视镜进行观察。

3）胃窦部大弯

胃窦部大弯由于可能存在横的皱襞，此时**对皱襞内部的观察**就会产生困难。

特别是胃内空气量大时观察更加不易，在观察皱襞内部时要减少空气量，将内镜从远端胃窦部抽出的同时应仔细观察皱襞内部。

4）胃体部大弯

在黏膜皱襞没有充分伸展的状态下，可能会有遗漏皱襞间病变的危险，一定要在拔出胃镜时**充分充气展开黏膜皱襞进行观察。**但在内镜深插入之后再拔出胃镜观察时，内镜和胃壁接触可能产生一些假象，所以**插入时也要进行预先观察。**此外，胃体部大弯皱襞的间隙和胃底腺区域的胃体中上部大弯都是未分化型癌的易发部位，要注意观察有无褪色凹陷性病变。

5）胃体上部至穹隆部大弯

胃体上部至穹隆部大弯存在**黏液湖，其下可能会隐藏着病变，**充分吸引黏液后进行观察，注意不要吸引到胃壁。

病例1┊贲门部小弯的0-Ⅱc病变　图1

　　图1为贲门部小弯的0-Ⅱc型早期胃癌的病例。图1a由于内镜的阴影，所以无法判断出病变的存在。如图1b那样晃动内镜改变观察方向后可判断出病变的存在。同时，在俯视下也可很容易地判断出病变的存在（图1c）。对此病变施行了ESD（图1d）。病理诊断为0-Ⅱc型，tub1，pM，ly0，v0（图1e，f）。

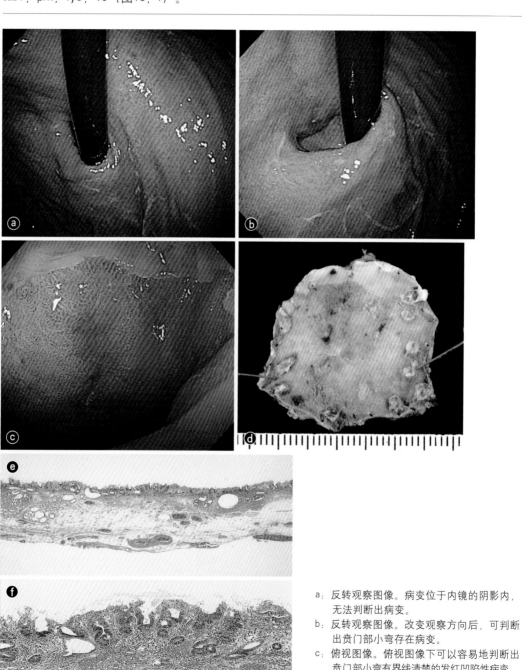

a：反转观察图像。病变位于内镜的阴影内，无法判断出病变。

b：反转观察图像。改变观察方向后，可判断出贲门部小弯存在病变。

c：俯视图像。俯视图像下可以容易地判断出贲门部小弯有界线清楚的发红凹陷性病变。

d：固定标本图像。

e：病理组织图像。

f：高倍放大图像。高至中分化型管状腺癌，深度为M。

病例2┊胃体上部大弯前壁的0−Ⅱc病变　图2

　　图2为胃体上部大弯前壁的0−Ⅱc型早期胃癌病例。图2a中病变隐没在黏液湖中，无法观察到病变。但是在充分吸引黏液和充气后，可看到黏液湖下边界清楚的褐色凹陷性病变（图2b）。靛胭脂喷洒后也可观察到伴随皱襞集中的边界清楚的褐色凹陷（图2c）。依患者意愿进行了贲门侧胃切除术（图2d）。病理诊断为0−Ⅱc（UL−Ⅱ）型，sig＞＞por2，pM，ly0，v0，pN0（图2e，f）。

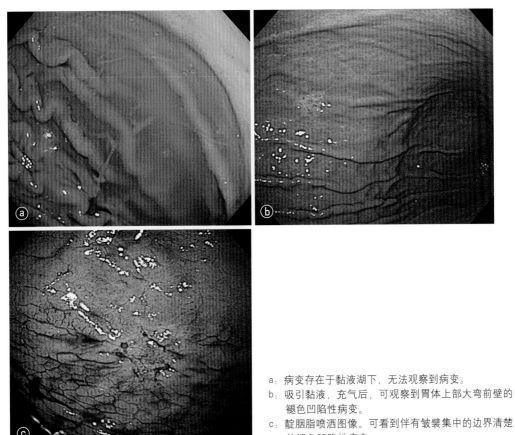

a：病变存在于黏液湖下，无法观察到病变。
b：吸引黏液，充气后，可观察到胃体上部大弯前壁的褐色凹陷性病变。
c：靛胭脂喷洒图像。可看到伴有皱襞集中的边界清楚的褐色凹陷性病变。

图2

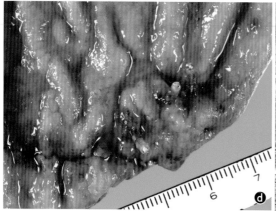

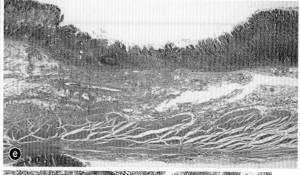

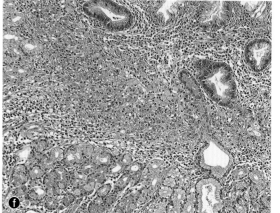

d：固定标本图像。
e：病理组织图像。黏膜下层有纤维化。
f：高倍放大图像。黏膜固有层内有印戒细胞癌。

结语

　　用普通内镜对胃部进行观察时，要做到对癌的检查没有遗漏，最后再一次强调要重视以下三点：①将胃内充分洗净，充分吸引胃液；②确定观察步骤，毫无遗漏地对胃内进行拍照摄影；③改变空气量和观察角度进行观察非常重要。

文　献

1）井上和彦，藤澤智雄，串山義則，他：胃癌発生の胃粘膜—人間ドックにおける内視鏡検査からの検討. 胃と腸　2009；44：1367-1373

2）春間　賢，鎌田智有，伊藤公訓，他：*Helicobacter pylori* 感染と胃癌—鳥肌状胃炎と胃癌. 胃と腸　2009；44：1397-1401

（三宅直人，長南明道）

2 | 进行存在诊断的各种方法

2）细径经鼻内镜

要点：

- 采用经鼻内镜诊断的基本点是：①近距离观察；②采用图像增强观察；③给予充分的检查时间。
- 为提高经鼻内镜的早期胃癌诊断能力，在观察到存在萎缩性胃炎的胃黏膜变化时，积极采用靛胭脂染色观察。
- 为提高经鼻内镜早期胃癌诊断能力，在图像增强观察方面，FICE和i-scan技术对提高病变的观察识别有帮助。
- 关于经鼻内镜的活检，相应细径内镜的活检钳得到开发销售，活检技术方面的问题不断得到解决。

近年，细径经鼻内镜的使用受到关注。细径（经鼻或经口）内镜带给患者的负担较少，但由于细径的限制，视野、图像、吸引、送气、送水等功能都较低，因此以诊断能力为评价标准，操作医生的负担加大了[1]。"细径经鼻内镜检查方法"这一表述中，检查方法（modality）这个词是由拉丁语的modus（标准、尺度）派生而来，进而表示计量、界线、方法、手段、样式等意义。在医疗领域，表示治疗手段和方法，也作为内镜等医疗检查器械的单位来使用。

细径（经鼻或经口）内镜的种类

细径内镜的性能的确在不断提高。截至2010年10月，生产经鼻插入细径内镜的有富士胶片（原富士能·东芝公司）、奥林巴斯公司、HOYA公司宾得三家（表1）。

富士胶片的最新内镜EG-530NW，直径虽然仍是5.9mm，但操作上可以有效地小幅旋转，视野角度和普通内镜一样从120°增大到140°（图1）。与之前的EG-530N2相比，可以进行广角观察，放大率也有提高，摄影CCD的有效像素增加，画质得到改善。由于中央处理器从Sapientia更换为Advancia，光亮和色彩再现性良好，还搭载了在按下快门前能选择最佳图像的功能[2]。

奥林巴斯公司的最新内镜GIF-XP260NS，虽然直径从5.5mm增加到5.8mm，但由于

表1　细径内镜的种类

制造商	富士胶片		奥林巴斯		宾得	
内镜型号	EG-530N2	EG-530NW	GIF-XP260N	GIF-XP260NS	EG-1690K	EG16-K10
先端部外径	5.9mm	5.9mm	5.0mm	5.4mm	5.3mm	5.2mm
软性插入部外径	5.9mm	5.9mm	5.5mm	5.8mm	5.4mm	5.4mm
视野角度（直视）	120°	140°	120°	120°	120°	140°
弯曲角度						
（上/下）	210/90°	210/90°	210/90°	210/90°	210/120°	210/120°
（右/左）	100/100°	100/100°	100/100°	100/100°	100/100°	120/120°
钳道直径	2mm	2mm	2mm	2mm	2mm	2mm
导光灯	2	2	1	2	2	2

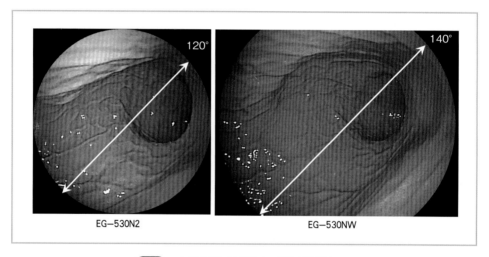

图1　内镜视野角度增大（富士胶片）

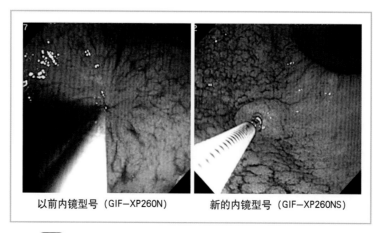

图2　和以前的细径经鼻内镜比较（活检）（奥林巴斯）

导光灯从1个增加到2个，之前活检时左下方1/4变暗导致瞄准活检困难的情况得到改善（图2）。

宾得仍然和之前一样，在EG-1690K中采用的内镜直径是最细的5.4mm。在操作性方面，由于直径很细，会存在追随性稍差的情况。但摄影角度功能优秀，基本不会产生由可重复性使用或一次性使用活检钳导致的内镜操作限制。此外，最新的内镜样品EG16-K10，其直径为5.4mm，但视野角度增加到140°。

细径内镜的内镜诊断

▷ 经鼻内镜诊断的基本点

①**近距离观察**：在吉田等的报告中[3]，在观察距离为1.5cm以上时，经鼻内镜与经口内镜相比存在劣势，所以要尽可能地进行近距离观察。

②**图像增强观察**：在有可疑病变的情况下，同时积极采用色素内镜。使用电子法、光电子法（NBI、FICE）会在一定程度上更容易看清图像。

③**充分的检查时间**：和经口内镜一样，在术前准备中同时使用消泡剂、蛋白分解酶制剂，充分洗去胃内的黏液、泡沫是十分重要的。经鼻内镜由于负压吸引力较弱，需要较多时间，所以在操作时要留有充分的时间。

图像增强观察

图像增强观察是由Tajiri&Niwa进行分类的新的内镜观察方法[4]。图像增强观察法分为电子法、光电子法和色素法三大类。电子法包括FICE、i-scan；光电子法包括NBI、AFI等；色素法包括靛胭脂对照法。

结合各部位肿瘤的性质采用这些图像增强观察法，有助于提高细径内镜的诊断能力。

● 1. 靛胭脂对照法

本院在2005—2008年的4年间通过经口内镜和经鼻内镜的早期胃癌发现率差距不大，分别是0.92%和0.99%（表2）。但在由经鼻内镜发现的19例早期胃癌中，有5例使用普通光（白光）观察时无法做出判断，使用靛胭脂法则容易做出判断，试举其中1例如下（图3）。

在细径内镜进行胃病变的诊断中，观察到中等程度以上萎缩性变化或观察到有黏膜凹凸的情况，**同时采用靛胭脂染色法**，可获得一致性的结论。今后的问题在于观察常规直径内镜诊断都较为困难的**呈褪色改变的未分化癌**。这种病变是0-Ⅱb型病变，呈褪色性改变。同时采用靛胭脂染色法，有时反而使病变的判断更为困难。使用图像效果不佳的细径内镜时，应注意不要忽视这种病变。

表2 经口和经鼻内镜对早期胃癌发现率的比较

	经口内镜			经鼻内镜		
	总计	早期胃癌	比例（%）	总计	早期胃癌	比例（%）
2005	4508	36	0.80	80	1	1.25
2006	4756	42	0.88	395	3	0.76
2007	4603	47	1.02	695	10	1.44
2008	4737	46	0.97	745	5	0.67
总计	18604	171	0.92	1915	19	0.99

病例1 ┊ 71岁，女性，胃癌（0-Ⅱa）   图3

　　71岁，女性。来我院希望进行经鼻内镜胃筛查。观察到高度萎缩性胃炎（图3a），同时胃体小弯侧有微小的凹凸变化（图3b）。通过靛胭脂色素内镜观察到在同一部位有褪色的不规则隆起性病变（图3c）。活检为分化型胃癌，进行了ESD（图3d）。

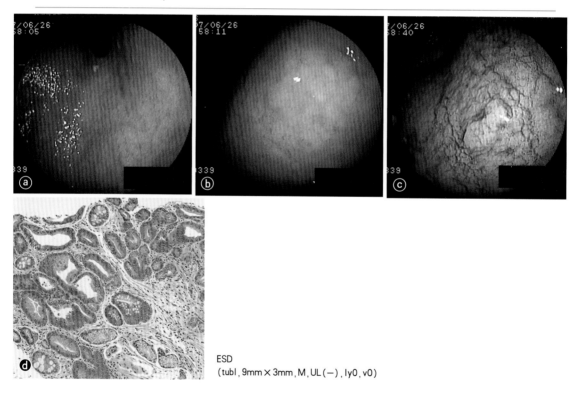

ESD
（tubl，9mm×3mm，M，UL（−），ly0，v0）

● 2. 光电子法

　　NBI在对咽喉部及食道进行放大或非放大观察时，其价值已经得到证明。在胃的诊断中，如果使用NBI放大功能的话，对病变的性质诊断和范围诊断也会变得容易。但在非放大观察中，相比NBI，有些病例采用靛胭脂色素法的辨识度明显要高（图4）。此外进行远景观察时，与食道不同，NBI在胃中视野会变得极暗，所以目前不适于筛查。

病例2 57岁，男性，胃腺瘤　　　　　　　　　　　　　　　　　　　　　　　**图4**

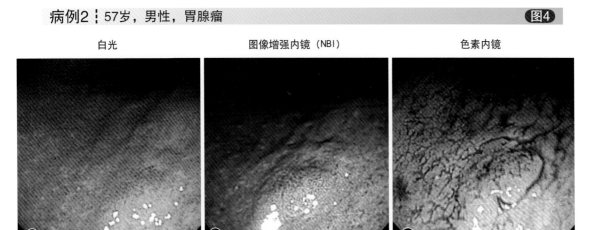

白光　　　　　　　　图像增强内镜（NBI）　　　　　　色素内镜

3.电子法

目前，FICE和靛胭脂染色法相比，对病变的辨识度要低一些。但由于FICE在胃的远景观察中非常清楚，与白光观察相比，辨识度要高，有利于发现病变和减少漏诊。

下面举例说明。79岁，男性，胃角部大弯侧肿瘤（图5）。通过白光观察虽然可辨认出平坦隆起性病变，但通过靛胭脂色素法可以更清楚地观察隆起成分的表面性状。FICE即使是远景观察也可以容易地辨认出病变，是一种适用于筛查的图像增强观察方法（IEE）。FICE是经过处理的内镜图像，可以提高对于在白光观察下虽然极微小但可发现的病变，提高其辨识度，但是对于在白光观察下完全无法判断的病变，FICE的辨识度并没有得到肯定的提高（图6）。这种情况下病变可通过使用靛胭脂色素内镜描绘出来，因而此时**不能过于相信FICE**，还要同时积极采用靛胭脂色素内镜观察。FICE和i-scan都是对一次摄影后的图像进行处理，能否建立和靛胭脂色素法相近的图像处理方法也是今后的一个研究重点。

病例3 79岁，男性，胃腺瘤　　　　　　　　　　　　　　　　　　　　　　**图5**

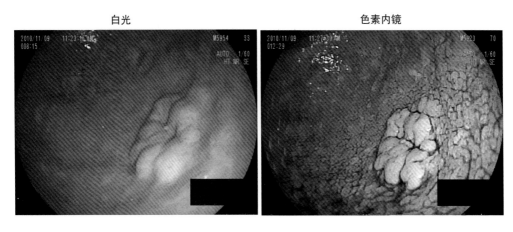

白光　　　　　　　　　　　　　　　　色素内镜

图像增强内镜（FICE）远景　　　　　图像增强内镜（FICE）近景

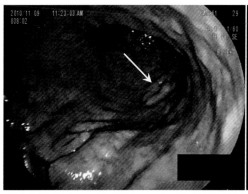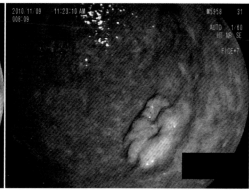

病例4 ┊ 77岁，男性，胃癌（0-Ⅱa）　　　　　图6

白光　　　　　　　　　　图像增强内镜（FICE）

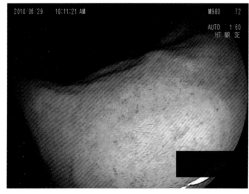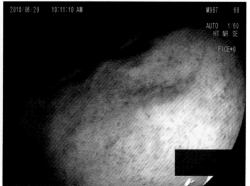

图像增强内镜（FICE）　　　　　　色素内镜

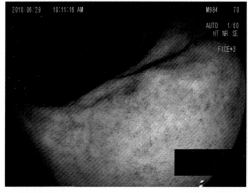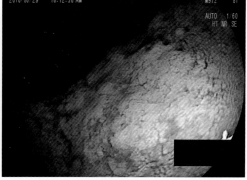

活检

现在，能在经鼻内镜的活检中使用的活检钳都是适于普通经口内镜的直径为1.8mm的活检钳。细径内镜的前端在最大弯曲时，由于半径变大，会导致操作困难[1]。针对这种情况，适用于细径经鼻内镜的可重复使用（住友电木株式会社）和一次性使用（波士顿科学公司：New Radial Jaw 4）的活检钳得到了开发和销售（图7）。

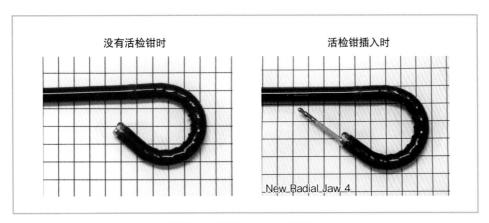

没有活检钳时　　　　　　　　　活检钳插入时

_New_Radial_Jaw_4_

图7　活检钳对细径内镜的影响

文　献

1）Lee SY, Kawai T：Transnasal route：new approach to endoscopy (review). Gut Liver 2008；2：155-165

2）吉田行哉，松岡正記，速見陽子，他：視野角140度の広角とFICEの威力. 消化器内視鏡 2010；22：800-811

3）吉田行哉，松岡正記，速見陽子，他：楽な検査であっても，さらに診断精度をあげるには？―近接観察の重要性：EG530Nを用いて. 消化器内視鏡　2008；20：509-517

4）Tajiri H, Niwa H：Proposal for a consensus terminology in endoscopy：how should different endoscopic imaging techniques be grouped and defined? Endoscopy 2008；40：775-778

（河合　隆，羽山弥毅，福澤麻理）

2 | 进行存在诊断的各种方法

3）放大内镜（NBI）

要点:

- 筛查内镜原则上是通过白光进行观察发现病变的。
- 注意微小的隆起和凹陷。
- 发现平坦病变的重点是色调变化和血管透见性下降。
- 怀疑有病变的时候，用NBI观察，近距离并用低倍放大观察表面构造。
- 观察到有不规则绒毛（villi）样、小凹（pit）样结构，或观察到界线明确的结构不清楚区域的情况，可诊断为癌。
- 为观察血管构造需要高倍率放大，内镜前端加上附件很有帮助。

窄带成像系统（Narrow Band Imaging system，NBI）指的是调整面顺次式电子内镜的R(红)、G(绿)、B(蓝)各滤光片的波长，使其变为窄带光波的光源装置。血红蛋白在可见光波下强烈吸收415nm和540nm波长的光波，光的散射程度依赖于波长，从波长短的蓝光到红光，散射的程度慢慢变弱。这种散射特性依赖于波长，波长较长、散射较弱的红光可深达组织内部。因此，用血红蛋白吸收较强的波长540nm的光照射的话，可以显示出黏膜下层的血管。另一方面，把光限定为波长415nm左右时，由于被表层毛细血管内的血红蛋白所吸收，可以清楚地显示出表层毛细血管。将415nm的光分为B和G，将540nm的光分为R，可观察到黏膜表层的毛细血管呈茶褐色，更深处的血管呈青绿色。

NBI由于窄带化导致光量减少变暗，观察食道这样狭小的管腔脏器时是可以的，但不适合对胃这样大的管腔脏器进行观察。因此，**发现早期胃癌的根本还是白光观察**。

由于白光观察的背景为红色，血管也呈现为红色，所以不容易对血管进行观察。但在**NBI中没有使用到红色光，背景和血管对比比较明显，易于观察**。由于深处的散射光减少，**表面构造也更容易清楚地显示出来**。

了解早期胃癌的内镜特征

分化型癌经常以萎缩性胃炎为背景，好发于内镜下没有皱襞、血管透见明显的部位。分化型癌因为基本是呈全层置换型的发育，在表层会露出癌腺管，结果就显示出**边界清楚的隆**

起、凹陷，或是色调变化。

　　另一方面，未分化型癌多发生在无萎缩的胃底腺区域，好发于内镜下有皱襞的区域。虽然呈现边界清楚但不规则的褐色凹陷性病变，但由于未分化型腺癌不形成腺管，间质向侧方进展，因此以萎缩为背景发生时，**病变显得界线不清**。

　　由于存在萎缩性胃炎时，胃黏膜菲薄，即使发生癌变也不会凹陷，呈0-Ⅱb或0-Ⅱa型改变。0-Ⅱa型癌比较容易发现，0-Ⅱb型癌的发现较难。分化型癌会露出于表面，通过色调差、表面构造差可做出诊断。但是未分化型癌是从黏膜中间向侧方进展，表层由非肿瘤性的腺窝上皮构成，其存在诊断较困难。在此情况下，细微的色调差、高低差、血管透见不清楚都可以作为诊断的指标。

发现早期胃癌的策略　　策　略

● 1. 术前准备

　　胃黏膜表面附着黏液的话，表面性状和色调会变得不清楚，使病变的发现变得困难。为发现早期胃癌，除去黏液非常重要，但即使用Gascon水洗净也不能完全除去。

　　在检查前10～20分钟，服用20000单位链霉蛋白酶可使黏液得到分解，然后可以很容易地用Gascon水洗净、除去。**术前准备使用链霉蛋白酶在早期胃癌的发现中是必需的。**

● 2. 空气量的调整

　　增加空气量会使黏膜伸展，容易透见黏膜下层的血管。但分化型胃癌的癌腺管密度较高，未分化型癌的间质中有浸润的癌细胞，这些情况都会遮挡光线，可见血管透过性下降的区域。

　　另一方面，减少空气量黏膜会变厚，判断高度差会变得容易，但是血管的透过性会全面下降。因此，**要注意用大量空气来观察血管透过性，用中等量空气来观察黏膜的高低差。**

● 3. 放大观察的技巧

　　内镜一直靠近病变的话，很难对准焦点，无法观察表面构造（图1a）。切换成NBI也同样一接近就会失去焦点，完全无法观察表面形态（图1b）。此时，**稍稍操作放大旋钮就会得到焦点准确的图像**（图1c）。从图中可明显看出背景黏膜为整齐的绒毛（villi）样构造，病变内密布小凹（pit）样构造，病变的起始部位表面结构界线也较清楚。继续接近，提高到中等放大倍率，可观察到背景黏膜为白色带（white zone）围成的大小均一的管状小凹至绒毛样结构，病变内是密集的大小不等、形状不一的小凹样结构，血管的走行不规则、粗细不等（图1d）。

　　高倍放大时景深变小，从侧方观察时焦点清楚的范围就很小。此外，由于心跳和呼吸的影响，要保持固定的距离很困难。但是**在筛查时需要高倍放大的情况很少，大部分用低倍放大即可诊断。**

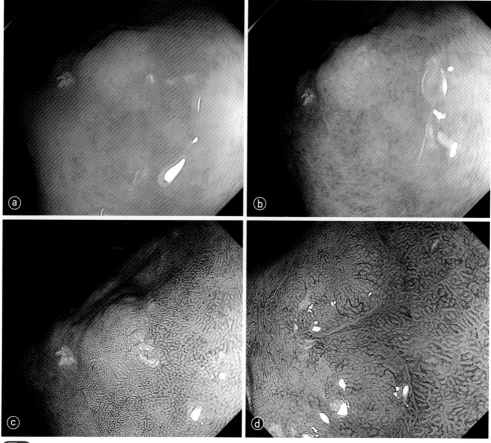

图1

a，b：胃角部后壁有褪色的扁平隆起性病变。靠近后对焦不清，很模糊。
c：稍操作放大杆后，对焦准确，可仔细观察表面构造。
d：进一步操作放大杆，在中等放大下可观察表面的微细血管。

● 4.筛查时的放大观察

在筛查发现病变的时候，癌和非癌的鉴别诊断很重要。不是所有的情况都是只要取活检就可以确诊的。如果是从不合适的部位取样，活检得到正确诊断就是不可能的。

对癌和非癌进行鉴别的重要信息是**表面结构、界线、血管构造**。这其中，表面结构和界线通过低倍率放大就可以判定，但血管构造的分析需要进行高倍放大。高倍率放大时需要靠近至2mm，常常会和病变接触造成出血。因此首先**通过低倍放大观察背景黏膜的表面构造，认清非肿瘤黏膜的类型。然后用低倍接近病变，注意表面构造是绒毛样还是小凹样、形状的不规整程度、大小是否不同、结构是否模糊不清**。背景黏膜和病变部的**界线清楚与否**也是重要的信息。分化型癌的特征是表面有不规则绒毛或小凹结构，界线清楚。而未分化型癌的表面构造不清楚，可看到非网格样血管。详细内容请参考组织类型诊断的章节。**筛查时表面构造的不规则性和界线的有无是诊断的重点。**

5. 精查时

进行内镜精查时，内镜前端加上专用的前端附件（奥林巴斯制造的一次性使用前端附件：D-210-11084，黑色软帽MB162，或消化内镜用弹性接触slit&hole型M帽）很有帮助。

在未分化癌和MALT淋巴瘤等的诊断中，血管结构的观察很重要。此时有必要采用高倍放大进行观察。此外，分化型癌表面构造的观察分析同样很重要，在正面观察时由于没有阴影，表面看起来是平坦的。所以**在分析表面构造时，很重要的一点是使用低倍到中倍放大从侧面进行观察**。

注意发红的病灶

病例1┆NBI放大观察有效地鉴别分化型腺癌和胃炎　　图2

观察到背景黏膜为萎缩性胃炎改变，有斑点状发红，皱襞消失。萎缩黏膜内有发红的凹陷性病变（图2a）。凹陷的口侧和后壁侧有界线清楚的不规则的凹陷区域而疑为分化型腺癌，但普通内镜观察周围也有同样的发红凹陷，所以难以和炎症进行鉴别（图2b）。

NBI轻度放大观察肛侧后，发现背景黏膜有小的圆形小凹，凹陷内有大小不等、形状不一的绒毛样构造（图2c）。再接近肛侧后，背景规则的小凹结构和凹陷内形状不规则的绒毛样结构间界线清楚（图2d）。从以上所见判断不是炎症，而是高分化型腺癌。

病理学诊断为高分化型腺癌（图2e），蓝线所示部位有黏膜内癌（图2f）。最终病理诊断为胃腺癌，tub1，pT1a（M），ly0，v0，HM0，VM0，pType 0-Ⅱc，UI（－），32mm×23mm。

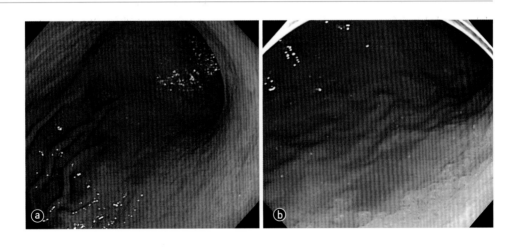

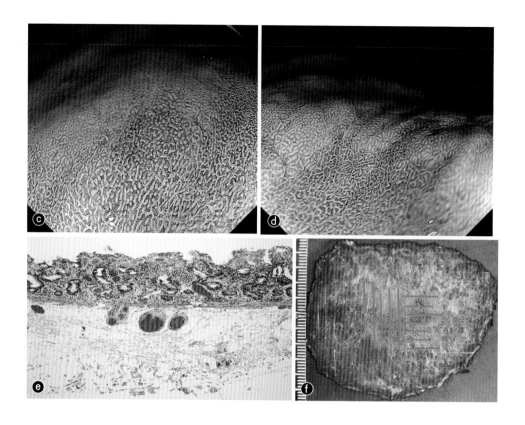

▶ 注意褪色的病灶

病例2 ┊ 局灶性萎缩   图3

　　胃体中部大弯有界线不清的褪色凹陷性病变（图3a）。靠近后NBI放大观察，可见背景
黏膜为小的圆形小凹结构，褪色凹陷内有小凹构造。观察到围绕着小凹结构，未见粗细不同
的网格样血管，诊断为局灶性萎缩（图3b）。

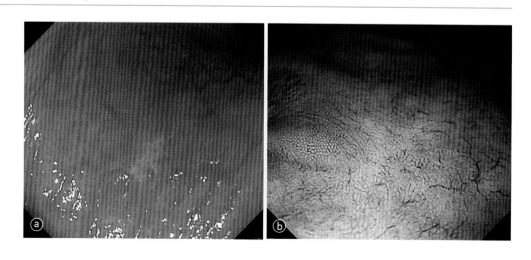

病例3 ┆ 未分化型癌 图4

　　背景黏膜呈斑点状发红，皱襞消失，诊断为萎缩性胃炎。胃体下部大弯有发红隆起，隆起的肛侧有界线不清的褪色凹陷性病变。肛侧有萎缩区域，具有区域性，疑为病变但辨认困难（图4a）。NBI低倍放大观察下背景黏膜有规则的小的圆形小凹，凹陷内有少量小凹样结构但整体的表面结构不清（图4b）。NBI高倍率放大观察，表面结构不清的区域发现有粗细不等、走行不规则的明显异常血管增生，未见形成网格样（图4c）。据此诊断为低分化腺癌，0－Ⅱc型。

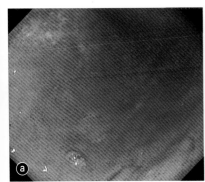 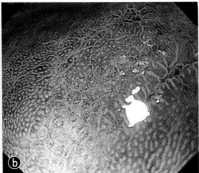 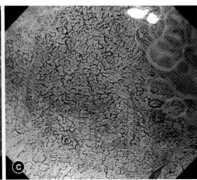

▷ **注意血管透过性的差异**

病例4 ┆ 中分化型癌 图5

　　背景黏膜血管透过明显，为萎缩性胃炎，但以后壁为中心，有大范围的血管透过不良的区域（图5a，b）。界线非常不清，在白光观察下难以诊断为癌。NBI放大观察后，背景黏膜为规则的绒毛样构造，血管透过不良区域结构不规整，模糊不清，其界线清楚（图5c，d）。通过活检诊断为中分化型腺癌。

　　在本例中，NBI放大观察对于癌的诊断非常有效。但如果不通过白光发现有血管透见不良区域的话，就不会进行NBI放大观察，这也显示出白光观察对发现可疑病变的重要性。

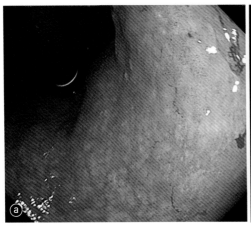 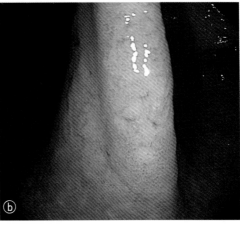

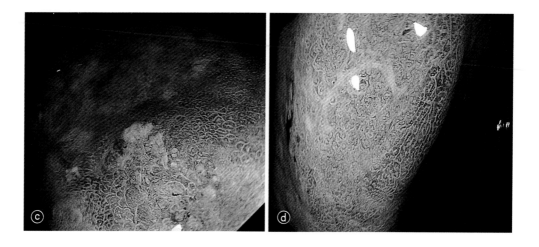

结语

　　因为发现病变原则上还是使用白光，所以不能忽视常规观察。放大内镜在癌或非癌的判定上非常有用，应尽可能从筛查阶段开始就使用放大内镜。

文　献

1）北村陽子，小山恒男，友利彰寿：標準的な病変
　　における診断と治療のポイント．消化器内視鏡
　　2007；19：735-744
2）八尾建史，田邊　寛，長浜　孝，他：低異型度
　　分化型胃癌（超高分化腺癌）の拡大内視鏡診断．

胃と腸　2010；45：1159-1170
3）八木一芳，佐藤聡史，中村厚夫，他：範囲診断
　　のための精密検査―拡大内視鏡検査―NBI 併
　　用拡大内視鏡と "化学的" 内視鏡診断．胃と腸
　　2009；44：663-674

（北村陽子，小山恒男）

3 各种肉眼型病变的特征
（浸润深度，组织类型，鉴别诊断）
0-Ⅰ型，0-Ⅱa型

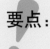

要点:

- ●筛查
  观察时注意黏膜表层的凹凸变化和色调的微小变化，有时喷洒色素会有帮助。
- ●性质诊断
  详细进行观察鉴别：①是否为上皮性；②是否为肿瘤性；③良性还是恶性。
- ●侧方范围诊断
  病变范围一般和隆起部位相一致，有时会伴有Ⅱb型病灶，所以要观察整个病变范围的每一个地方。
- ●浸润深度诊断
  如果病灶表面有黏膜样结构残留的话，很多情况下是黏膜内癌。观察到有糜烂或黏膜僵硬的话，可疑为SM浸润。
- ●组织类型诊断
  基本上都是分化型腺癌，采用放大内镜观察黏膜的细微构造，对组织类型诊断会有帮助。

由于癌无视发育的方向性和恒常性，进行无序的繁殖生长，所以胃癌的肉眼形态多种多样。在胃癌处理规约中，根据其形态符合某一特定的类型，规定了胃癌的肉眼型分类[1]，即把早期胃癌的肉眼形态作为"浅表型（0型）"，再依据有无凹凸分为0-Ⅰ～Ⅲ3种类型。0-Ⅱ型还可再分为Ⅱa、Ⅱb、Ⅱc3种。把管腔侧呈现凸起的形态都称为广义的隆起型，其中又有0-Ⅰ［（狭义的）隆起型］和0-Ⅱa（浅表隆起型）。依据规约中的注释，两者的区别是"一般将隆起的高度在2～3mm以内的作为0-Ⅱa型，超过这个高度的作为0-Ⅰ型"，但并没有严格的区分界线。在实际工作中常常根据病变的高度主观地进行区分。

广义的隆起型病变包含0-Ⅰ、0-Ⅱa以及混合型0-Ⅱa+Ⅱc，约占早期胃癌全部的1/3[2]，所以要熟知其诊断的策略和方法。

筛查　策略

隆起型病变比较容易筛查出来。特别是0-Ⅰ型病变，在进行充分充气，胃黏膜在伸展状态下基本不会有遗漏。**对于0-Ⅱa型病变，为了不遗漏黏膜表层的凹凸变化，要改变内镜充气量，不仅要正面观察病灶，还要调整内镜与胃黏膜的角度进行观察。**对于非常微小的0-Ⅱa病变，要捕捉由凹凸造成的微小阴影和周围黏膜的细微色调变化。靛胭脂色素喷洒后，凹凸变化更加清楚，有助于观察。范围较大的0-Ⅱa病变凹凸变化相对不明显时，要特别注意观察病变黏膜的色调变化、易出血性、颗粒状变化等表面性状的改变。

性质诊断（鉴别诊断）　策略

在筛查发现隆起型病变后，接下来就是观察隆起的构成，也就是要观察隆起的主体是黏膜（上皮性），还是黏膜下（非上皮性）形成的隆起。在确认黏膜性状差异的情况下，可怀疑为上皮性病变。接下来再仔细观察有无边界、边缘的性状，认清是肿瘤性还是非肿瘤性病变。如果是肿瘤性的话，常伴有区域性，观察区域内的色调和性状，通过放大观察黏膜的微小构造和血管构造等，鉴别其属于良性还是恶性。鉴别诊断可详见第2章第7节"早期胃癌的鉴别诊断"，整体流程如图1所示。

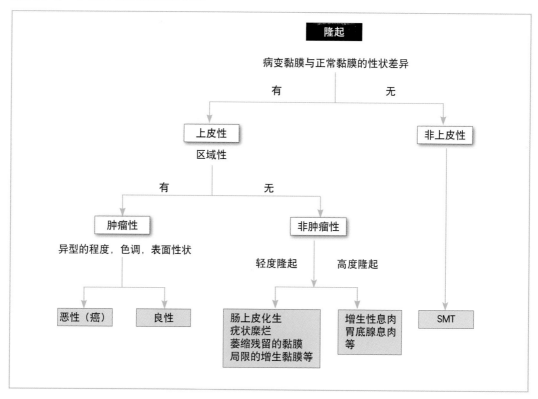

图1 胃隆起性病变的鉴别流程

▷ 上皮性还是非上皮性？

鉴别是上皮性还是非上皮性的观察要点是，注意隆起的形状和起始部位的性状，特别是和周围正常黏膜之间性状的差别。确认存在差别之后，可怀疑为上皮性病变。随着隆起高度的增加和肿瘤变大，顶部的黏膜会缺血，有时会形成糜烂或溃疡。在这种情况下，周围黏膜会受累产生炎症，造成鉴别上皮和非上皮性的困难，必要时需要进行活检。

▷ 肿瘤和非肿瘤的鉴别要点？

上皮性病变的肿瘤和非肿瘤的鉴别要点在于区域性的有无和表面的性状。需要与0-Ⅰ病变进行鉴别的主要疾病是增生性息肉和胃底腺息肉。通过颜色和表面构造、背景的萎缩程度等方面，在一定程度上可以进行鉴别。一部分增生性息肉可发生癌变，可能性约为2%。大小在2cm以上，有增大倾向，表面凹凸不平感增强等情况需考虑有癌变。但是，由于背景黏膜常存在炎症，内镜的鉴别比较困难[3]。需与0-Ⅱa病变进行鉴别的主要疾病是肠上皮化生和疣状糜烂等。此外，萎缩黏膜内残留的正常黏膜（萎缩的残留）和具有区域性的广基性增生（局限性增生）黏膜相对高度更高，也会呈现0-Ⅱa样的形态，可以通过颜色的变化、背景是否为萎缩黏膜、边界的有无、病变的个数（单发还是多发）等进行鉴别。此外通过后面将要论述的放大观察来确认微细结构也是有效的。

▷ 肿瘤性病变：良性还是恶性？

肿瘤性病变的良恶性鉴别，主要是鉴别癌和腺瘤。一般腺瘤为隆起高度较低、褪色的扁平隆起，表面光滑。而癌则是颜色发红，表面凹凸不平，易出血、常呈颗粒样改变。但是病变呈0-Ⅱa时，组织学上鉴别腺瘤和癌很困难，内镜下鉴别有时也很困难。可以通过使用放大NBI来观察微小构造和微小血管，推测其构造和血管的异常，也就是和正常上皮间的差异程度，进而来推测组织学的异型。

侧方范围诊断　策略

在很多情况下，癌的侧方进展范围和隆起部分是一致的，但也有在0-Ⅰ病变中伴有高度较低的Ⅱa，0-Ⅱa中伴有Ⅱb的情况。在观察时，由于注意力集中于病变中心部位，有时会忽视周围黏膜的情况。所以，无论观察何种病变时都要注意细致观察病变的全部边缘。有时联合采用靛胭脂或NBI的话，会更容易看清边界。即使采用这些方法，偶尔也会存在辨识困难的情况，如异型不明显的病变、低分化型腺癌、超高分化型腺癌等，所以必要时可采用活检来帮助确定其进展范围。

病例1┆胃体部小弯的扁平隆起性病变　　　　　　　　　　　　　　　　　　　　　　　图2

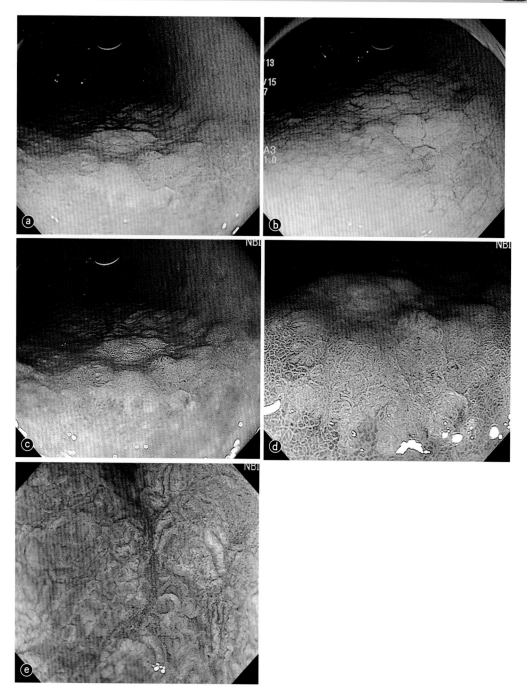

　　a：白光普通内镜。胃体部小弯有白色的高度较低的扁平隆起性病变。
　　b：喷洒靛胭脂后的色素内镜。病变边界清楚，扁平隆起部位高度较低。
　　c：NBI非放大图像。色调变化被强调后，边界更加清楚。
　　d：NBI低倍放大图像。边缘正常黏膜是绒毛样构造，绒毛边缘的白色带（white zone）
　　　　清楚，而病变部的白色带不清楚。
　　e：病变中心部的高倍放大图像。伴有白色附着物（White opaque substance，白色不透
　　　　明物质）的脑回状结构，腺管明显大小不等、形状不一，判断为癌。

图2

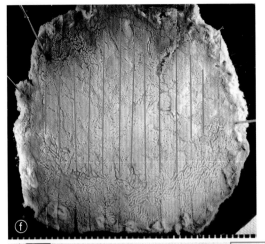

f：ESD切除标本的映射图。肿瘤直径为28mm×23mm，
肿瘤为和扁平隆起部位一致的黏膜内癌（绿线部
分）。

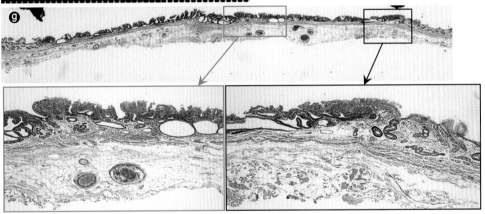

g：病理组织图。确认为高分化型腺癌，病变的起始部分微微隆起（黑方框内）。

浸润深度诊断　策略

　　癌的浸润深度，基本上都是呈现越大越深的倾向。0-Ⅰ型原本癌量较多而大，乍一看属进展期癌，但也有止于黏膜内的情况。观察表面性状，在黏膜结构消失的情况下，伴有凹陷和溃疡、伴有黏膜皱襞瘢痕、伴有黏膜下肿瘤样突起的病变被认为是SM癌。0-Ⅱa病变中表面平滑、无颗粒样等变化的或残留胃小区样黏膜结构的，基本上可以认为是黏膜内癌。相反的伴有结节隆起、深度凹陷、溃疡等情况可认为是黏膜下层浸润癌。在中央部有浅凹陷、颗粒状隆起等情况下，**需调节空气量检查黏膜有无硬化，有硬化的是SM癌[4]**。判断困难时可使用X线和超声内镜等进行判断。

病例2┊胃窦部的隆起性病变（2病变）　　图3

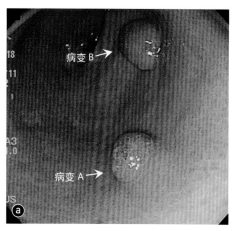

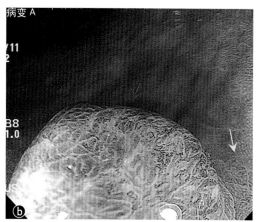

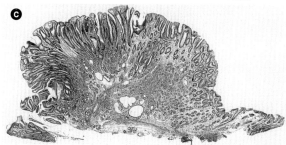

a：胃窦部有2处隆起性病变。口侧的隆起
　（病变A）发红，肛侧（病变B）呈褐色改
　变。

【病变A】
b：病变A的NBI放大图。隆起部位由较大的绒毛样结构组成
　（红色箭头处）。与周围正常黏膜的腺管构造（黄色箭头
　处）相比可知其大小。大的绒毛结构诊断为腺窝上皮的增
　生。
c：病变A息肉切除术的组织病理图像，诊断为增生性息肉。

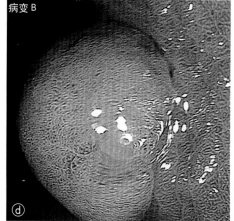

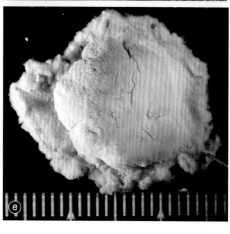

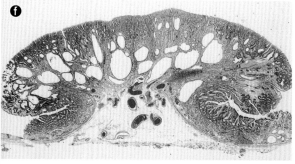

【病变B】
d：病变B的NBI图像。与周围正常黏膜的腺管构造相比，
　呈较小的绒毛结构，与病变A的构造明显不同。
e：病变B的ESD切除标本。大小为15mm×13mm×10mm。
f：病变B的病理组织图。和隆起一致的区域为高分化型的
　黏膜内癌。

组织类型诊断

　　隆起型早期胃癌，基本是分化型（约96%）。大部分是高分化管状腺癌（tub1），但0-Ⅰ型中将近4成为乳头状腺癌（pap），0-Ⅱa型中15%左右为中分化管状腺癌（tub2）[2]。乳头状腺癌容易形成发红的结节状隆起，高度增加后常常伴有易出血和糜烂等情况。放大观察呈绒毛样结构。如果是0-Ⅱa的高分化管状腺癌时，有时会很难与腺瘤相区别。但**如果是癌的话，一般腺管会变小且密度变高。中分化管状腺癌呈现各种色调和形态，和高分化管状腺癌相比，异型更加明显，腺管的大小明显不同，色调浓淡差别更大。**异型进一步发展的话，腺管会更小型化且构造不清，可观察到扭曲、粗细不同的杂乱的微血管。

文　献

1）日本胃癌学会 編：胃癌取扱い規約（第14版）. 2010，金原出版，東京
2）中原慶太，渡辺靖友，田宮芳孝，他：早期胃癌の肉眼型—決め方・考え方とその典型像(1)0Ⅰ型，0Ⅱa型. 胃と腸　2009；44：507-521
3）竹下英治，松井秀隆，松浦文三，他：10年6ヶ月の経過観察中に過形成性ポリープから発生した隆起型早期胃癌の1例. Gastroenterol Endosc　2003；45：247-252
4）小山恒男 編；ESDのための胃癌術前診断. 2010，23-29，南江堂，東京

（平澤　大）

3 | 各种肉眼型病变的特征
（浸润深度，组织类型，鉴别诊断）
0-Ⅱb型

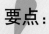

要点：
- 诊断0-Ⅱb型胃癌要重视白光观察。
- 白光观察0-Ⅱb时，要充分伸展胃壁，正面观察，发现血管透见异常的区域和微小的颜色变化是非常重要的。

　　0-Ⅱb型胃癌在《胃癌处理规约》（第14版）中，定义为"超过正常黏膜凹凸的隆起、凹陷"。Ⅱb型胃癌一般分为两种，一种是单纯由Ⅱb型癌构成的"纯粹Ⅱb癌"，另一种是在其他肉眼型癌（Ⅱc型、Ⅱa型等）边缘延续的Ⅱb型癌 "伴发Ⅱb癌"。一直以来都认为，纯粹Ⅱb癌基本都是微小癌，发生率也很低，占早期胃癌的1%以下。但是，从近年的报告来看，在排除了微小癌的早期胃癌研究中，纯粹Ⅱb癌占1.5%，伴发Ⅱb癌占6.3%[1]。此外以ESD病例为对象的研究中，Ⅱb样形态的进展期病变的发生频率为5.5%[2]，显示出增加的态势。因此内镜医生需要抱着"可能存在Ⅱb型病变"这样的意识来进行检查。

普通内镜检查诊断0-Ⅱb型癌

　　普通内镜检查一般是采用白光观察，联用色素观察（靛胭脂对照法）进行诊断。色素观察可使胃黏膜上皮的凹凸轮廓更清楚。因此，对于隆起和凹陷病变，色素观察使病灶边缘的轮廓和病灶表面的微细结构更加清楚可见，在癌的定性诊断和浸润范围诊断中是非常有价值的检查方法。但是，在高度差不明显的Ⅱb型癌中，我们只能以平坦的病灶内的小区、小沟或窝间部位上皮的形态变化作为观察指标。因此，对于上皮的形态变化与背景黏膜之间差距较小的病变，采用色素观察进行诊断是存在一定局限性的。

　　另一方面，白光观察把色调变化、血管透见性异常作为癌的指标，不受病灶内上皮的形态变化所影响。在采用上述色素观察难以诊断的Ⅱb型癌中，通过白光观察发现细微的色调变化和血管透见异常，可以诊断很多病变[3]。虽然临床上有依赖色素观察的倾向，但是考虑到这种检查法的优缺点，在筛查纯粹Ⅱ型癌以及伴发Ⅱb型癌浸润范围的诊断过程中，我们应该更重视白光观察，同时和色素观察所见进行对照，进一步明确诊断，更好地解释色素观察所见。需要强调的是，对于微小的白光异常所见，需要充分伸展胃壁，尽量采取正面观察，否则无法抓住所见的异常。

0-Ⅱb型癌的病理组织构造和内镜图像

肉眼呈Ⅱb型胃癌的形成，和背景黏膜的性状、癌的细胞量、组织类型、组织异型程度、黏膜内进展的模式等有复杂的关系[3]，[4]。

● 1. 分化型癌

▶ 微小Ⅱb型癌

无论是什么组织类型，所有肉眼型的癌在初期都呈Ⅱb。微小癌常常不呈现癌的特征形态，特别是微小Ⅱb型癌，仅仅通过普通内镜常常难以进行定性诊断。通过白光观察，可见癌特有的褪色至黄白色或稍微发红的区域，色素观察仅仅可见细微的上皮形态变化，要确诊还需要采用放大内镜观察和活检诊断。

病例1┊胃窦部大弯侧的微小褪色病变　图1

通过白光观察可见胃窦部大弯侧3mm左右的区域中有微小的褪色区域（图1a：→）。通过色素观察甚至无法看出病变（图1b：→）。接下来使用放大内镜检查做出癌的定性诊断，进行内镜治疗。病理组织学诊断为直径3mm的Ⅱb型高分化腺癌（图1c）。

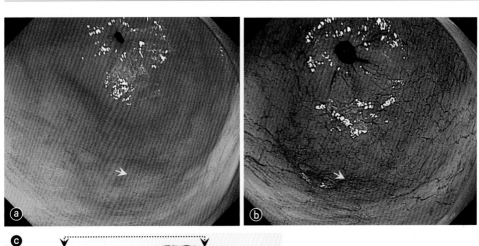

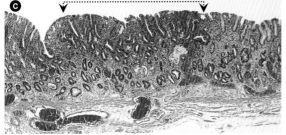

▶ 背景黏膜为肠上皮化生，重度萎缩的Ⅱb型癌

一般无论哪种组织类型，背景黏膜为肠上皮化生、重度萎缩的区域，病变都会表现为无高度差的肉眼类型，多为浸润边界模糊不清的癌。

病例2┊胃体中部小弯不规则的淡红色病变　　　　　　　　　　　　　　　**图2**

通过白光观察可见胃体中部小弯从活检疤痕到小弯侧有不规则的淡红色区域，区域内的背景血管透见完全消失，从该区域可以比较容易地诊断出浸润范围（图2a）。通过色素观察无法确认高度差，表面构造和背景黏膜类似，所以不易判断浸润范围（图2b：→①～④为假定的浸润范围）。病理组织学上是Ⅱc＋Ⅱb型，高分化型腺癌，背景黏膜为高度萎缩的肠上皮化生黏膜（图2c，d：→①～④与内镜图像相对应）。

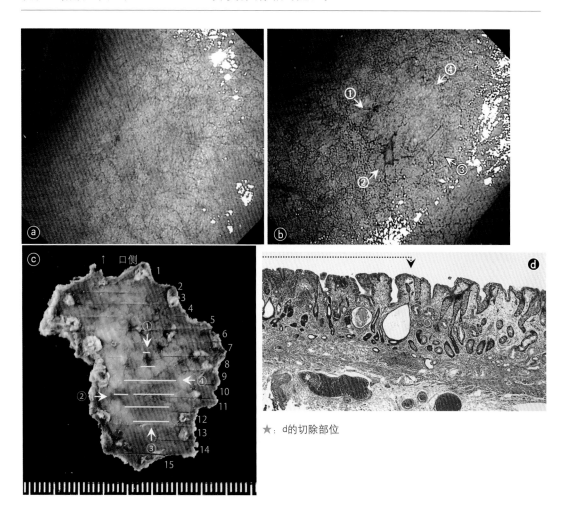

★：d的切除部位

▷ 低异型度分化型癌

低异型度分化型癌的概念是，分化程度和正常上皮接近，或和腺瘤接近的分化型癌，也就是超高分化型癌。病理组织学上细胞异型、结构异型很小，在边界部常常呈Ⅱb型[1]·[2]·[5]。白光所见常常为从正常颜色向褪色变化，可观察到病灶内血管透见消失或不清楚。色素观察所见常反映了其组织图像，上皮形态和背景黏膜类似，浸润边界常模糊不清。

病例3 ┊ 与胃角前壁扁平隆起性病变延续的褪色区域 　图3

白光观察可见胃角前壁有20mm大小的褪色扁平隆起（Ⅱa），与此延续的小弯侧至肛侧有清楚的褪色区域（Ⅱb），内部的血管透见消失或不清楚（图3a）。通过色素观察，由于Ⅱb部位的颜色被靛胭脂覆盖，上皮的形态变化也很小，所以很难诊断（图3b）。病理组织学结果为Ⅱa+Ⅱb型，伴发的Ⅱb由低异型度分化型癌构成，与色调变化一致的区域可见癌的浸润（图3c，d）。

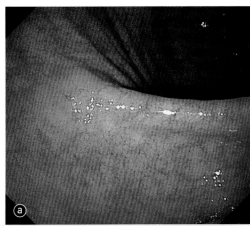
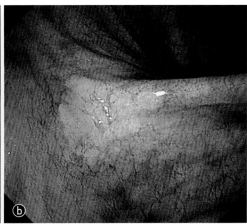
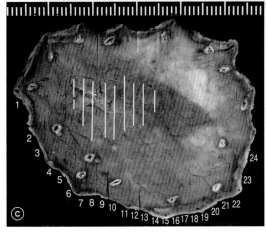
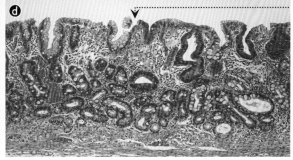

★：d的切除部位

▷ 中分化型腺癌

　　中分化型腺癌是从黏膜固有层的中间层向深层广泛地水平方向进展的分化型癌，肿瘤表层被覆的上皮异型很少。在有非肿瘤性上皮存在的病变中，浸润边界极其不清楚[1),2),4)]。中分化腺癌在和邻近的腺管分叉、融合的同时向水平方向进展，被称作"手拉手癌""横行癌"，被归类为低异型度分化癌。如果不是专门的病理医生，即使活检也可能不会诊断为癌[1),5)]，所以在临床诊断中要慎重。白光观察可见淡淡的褐色且血管透见不清或强烈发红的区域，色素观察可见病变与背景黏膜没有明显的形态变化，或者仅仅观察到腺窝间部呈密密的细微颗粒状，边界可能不清。

病例4 ┆ 胃体部小弯的稍褪色病变　　　　　　　　　　　　　　　　　　　　　图4

　　白光可见胃体部小弯有稍微褪色的区域，内部的血管透见不清（图4a：→①～⑥为假定的浸润范围）。色素观察见无高度差的Ⅱb型病变，上皮的形态变化不明显，边界极其不清（图4b：→①～⑥为假定的浸润范围）。病理组织学上为Ⅱc＋Ⅱb型，肿瘤边缘部表层有非癌上皮存在，小型的中分化型腺癌在黏膜固有层中向侧方进展（图4c，d：→①～⑥和内镜图像对应）。

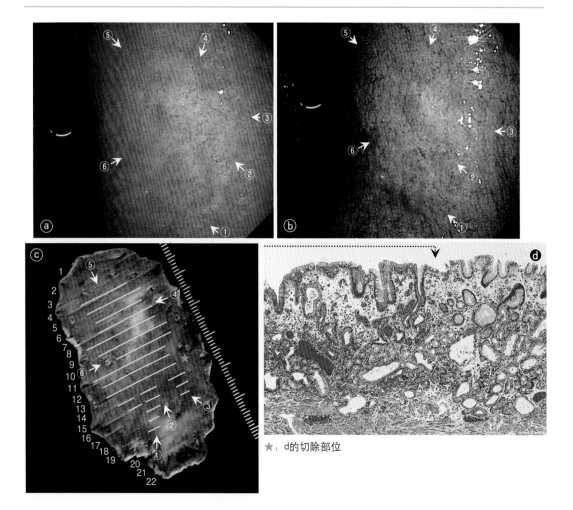

★：d的切除部位

● 2. 未分化型癌

　　未分化型癌是从胃固有腺管颈部发生，破坏腺颈部的同时在黏膜固有层内扩散。在癌细胞量极少时，被完全没有形态变化的非癌上皮所覆盖，呈Ⅱb型。因此，通过色素诊断非常困难，但白光所见的褪色改变区域和病变的浸润范围一致。

病例5 ┆ **胃窦部前壁边界清楚的褪色病变**　　　　　　　　　　　　　　　　　　　**图5**

　　白光观察可见胃窦部前壁有15mm大小边界清楚的褪色区域（图5a：→①～④）。色素观察可见平坦的病变，病灶的口侧有细微的小区域变化，在肛侧与背景黏膜的性状差别不明显，边界不清（图5b）。病理组织学上为0-Ⅱc+Ⅱb，和颜色变化一致的区域为未分化型癌，病灶肛侧可见印戒细胞癌在黏膜固有层中间层中广泛地进展（图5c，d：→①～④与内镜图像对应）。

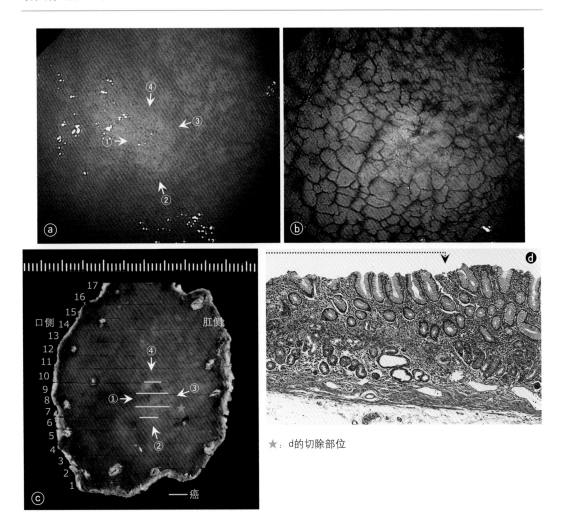

★：d的切除部位

结语

　　对于采用色素观察难以诊断的Ⅱb型癌，以及为了进一步解释色素观察所见，我们都需要更加重视白光内镜观察。

文　献

1）江頭由太郎，藤井基嗣，芥川　寛，他：胃Ⅱb 型癌の病理組織学的特徴. 胃と腸　2010；45：23-37

2）田邊　寛，岩下明徳，原岡誠司，他：病理学的にみた早期胃癌に対する ESD 切除成績と範囲診断困難例の特徴――一括切除例と分割切除例の対比を含めて. 胃と腸　2006；41：53-66

3）三島利之，濱本英剛，三宅直人，他：内視鏡に

よる早期胃癌のⅡb 進展範囲診断. 胃と腸　2010；45：39-48

4）八尾恒良，藤原　流，渡辺英伸，他：胃癌の浸潤範囲の内視鏡診断. 胃と腸　1972；7：725-738

5）岩下明徳，田邊　寛：低異型度分化型癌の診断. 胃と腸　2010；45：1057-1060

（長浜　孝，槙信一朗，八尾建史）

3 | 各种肉眼型病变的特征
（浸润深度，组织类型，鉴别诊断）
0-Ⅱc型

要点：

- 良恶性鉴别诊断
  ①没有皱襞集中的浅凹陷，应鉴别病变为癌还是良性糜烂。
  ②伴有皱襞集中的浅凹陷，应鉴别病变为癌还是消化性溃疡或瘢痕。
- 组织类型诊断
  掌握胃癌的三角（①癌发生的部位；②组织类型；③肉眼型）的概念，凹陷型早期胃癌不同组织类型（分化型癌和未分化型癌）的特征。
- 浸润深度诊断
  癌浸润至SM深部而导致深部胃壁的肥厚、伸展不良，可以通过改变空气量、观察角度和距离来进行观察。

　　每个胃癌患者的病变都会呈现各种各样的肉眼形态，特别是早期胃癌。由于与进展期癌相比，病变只显示轻微的凹凸变化，所以在日常临床工作中，常常不易做出准确的诊断。在这种情况下，为了进行准确的诊断，需要掌握不同组织类型癌的临床病理学特征[1]~[3]。无论何种方法，都要以建立病变的组织结构图作为基本的图像诊断策略。

良恶性的鉴别诊断

　　发现凹陷性病变，首先要注意凹陷的深度和有无皱襞集中。

　　①**对于没有皱襞集中的浅凹陷，即UL（－）病变**，需要将良性糜烂和0-Ⅱc型癌进行鉴别。糜烂的特征在其他章节中有论述，恶性病变的整体形状、轮廓和凹陷的边缘、边界更加不规则、不整齐。

　　②**对于伴有皱襞集中的浅凹陷或深凹陷，即UL（＋）病变**，需要将消化性溃疡、瘢痕和0-Ⅱc、0-Ⅱc+Ⅲ型癌进行鉴别。深凹陷部分有白苔时，和消化性溃疡没有大的差别，所以良恶性鉴别困难。因此，应注意观察白苔以外的部分，重点是皱襞前端所见以及伴随存在的

浅凹陷。

　　良性溃疡瘢痕是皱襞集中，向病灶的中心方向纤维性收缩。与此相反，恶性病变是从皱襞集中处反方向朝病灶外侧放射性增殖，因此白苔周围的黏膜面有浅凹陷存在，皱襞前端形态不整齐。

组织类型诊断 策　略

　　掌握在临床病理学中非常有效的**中村"胃癌的三角"理论**[1)]，更容易对良恶性病变进行鉴别诊断。"胃癌的三角"指的是：①癌发生的部位（肠上皮化生黏膜，胃固有黏膜）；②**组织类型**（分化型癌，未分化型癌）；③**肉眼型**（隆起型，凹陷型），三者之间有密切的关系。

　　根据马场等的观点[2)]，不同组织类型的凹陷型早期胃癌（分化型癌和未分化型癌）的特征是明显的。组织类型诊断的要点是：①凹陷的颜色；②凹陷的表面；③凹陷的边缘；④皱襞的前端；⑤背景黏膜这5个方面（图1）。能掌握图1所示特征的话，不用说良恶性的鉴别，癌组织类型的推断也是有可能的。以下为典型病例。

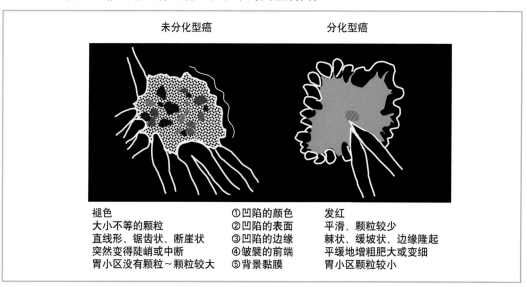

未分化型癌　　　　　　　　　　　　　　分化型癌

褐色	①凹陷的颜色	发红
大小不等的颗粒	②凹陷的表面	平滑，颗粒较少
直线形、锯齿状、断崖状	③凹陷的边缘	棘状、缓坡状、边缘隆起
突然变得陡峭或中断	④皱襞的前端	平缓地增粗肥大或变细
胃小区没有颗粒～颗粒较大	⑤背景黏膜	胃小区颗粒较小

图1　不同组织类型凹陷型早期胃癌的内镜所见特征（参见马场等的报告）[2)，3)]

病例1｜0-Ⅱc，UL（-），未分化型M癌　　　　　　　　　　　图2

　　胃窦部后壁有褐色的浅凹陷病变（图2a）。喷洒色素可见凹陷面明显有皱襞破裂的模样和淡淡发红的大大小小的颗粒，凹陷边缘呈现锯齿状至沟状的断崖状边界（图2b）。背景胃小区形态为以较大颗粒为主，推断为萎缩、轻度肠上皮化生的状态。没有明显的皱襞集中，所以综合考虑，诊断为UL（-）的未分化型癌。

　　切除标本组织学检查所见为，未分化型癌（sig），0-Ⅱc型，17mm，UL（-），pT1a（M），ly0，v0，N0（图2c）。萎缩和轻度肠上皮化生的背景黏膜中可见腺管形成不明显的印戒细胞癌在黏膜内增殖，有的区域为非全层性，有的区域为全层性。非全层性浸润部位由

图2

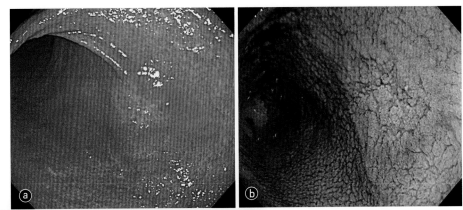

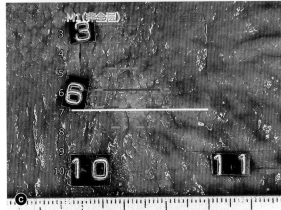

a：常规观察。胃窦部后壁可见褪色的浅凹陷性病变。

b：色素喷洒图像。凹陷面有大小不一的再生颗粒。

c：切除标本病理组织构造复原图。0-Ⅱc型，sig，17mm，UL（-），pT1a（M），ly0，v0，N0

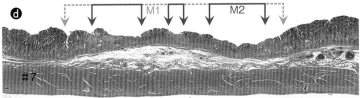

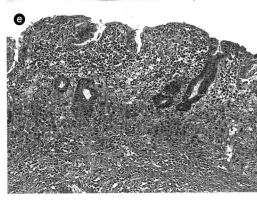

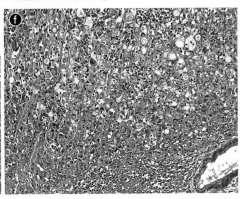

（d~f）组织切片所见

d：组织病理图像。由印戒细胞癌所形成的凹凸变化明显的凹陷。

e：M1非全层浸润部位。表层是非肿瘤性腺窝上皮残留的再生颗粒。

f：M2全层浸润部位。可见腺管形成不明显的印戒细胞癌（sig）。

于再生颗粒的凹凸变化，形成凹陷面（图2d～f）。

病例2┊0-Ⅱc，UL（-），分化型M癌　　　　图3

　　胃体上部小弯有颜色相同至淡淡发红的浅凹陷性病变（图3a）。喷洒色素可见凹陷表面
较平滑，颗粒不明显，凹陷边缘有特征性的棘状改变和明显的边缘隆起（图3b）。背景黏膜
胃小区形态以小型颗粒为主，推断为萎缩，高度肠上皮化生的状态，没有明显的皱襞集中，
所以综合考虑，诊断为UL（-）分化型癌。

　　切除标本组织学所见为，分化型癌（tub1），0-Ⅱc型，18mm，UL（-），pT1a
（M），ly0，v0，HM0，VM0（图3c）。萎缩和高度肠上皮化生的背景黏膜中，高分化型管
状腺癌形成明显的腺管结构，形成平滑的凹陷表面，肿瘤在黏膜内增殖，边缘隆起为非肿瘤
性的增生改变（图3d～f）。

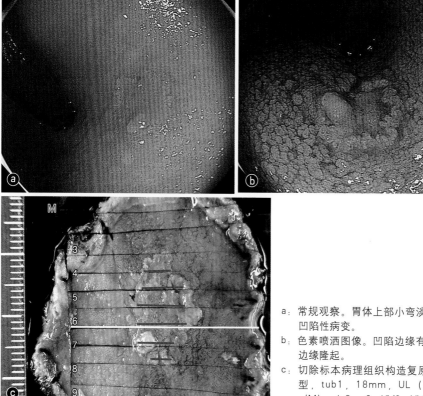

a：常规观察。胃体上部小弯淡淡发红的浅
　凹陷性病变。
b：色素喷洒图像。凹陷边缘有棘状改变和
　边缘隆起。
c：切除标本病理组织构造复原图。0-Ⅱc
　型，tub1，18mm，UL（-），pT1a
　（M），ly0，v0，HM0，VM0

图3

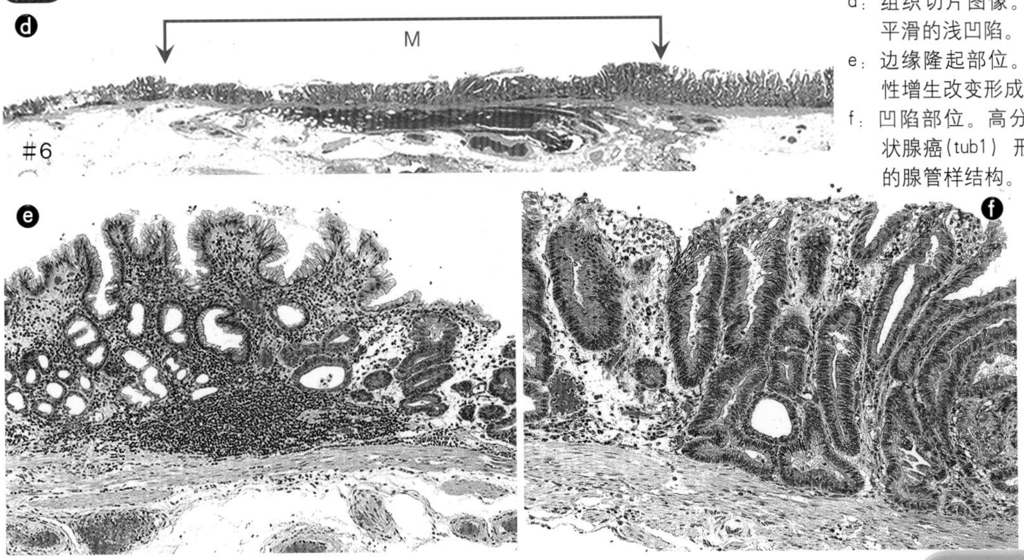

(d~f) 组织学所见
d：组织切片图像。呈流畅平滑的浅凹陷。
e：边缘隆起部位。非肿瘤性增生改变形成隆起。
f：凹陷部位。高分化型管状腺癌(tub1) 形成明显的腺管样结构。

策　略

浸润深度诊断

　　浸润深度诊断的要点是[4],[5]，由于癌浸润到SM深部，导致**深部胃壁肥厚、伸展不良，可通过改变空气量和观察角度及距离来加以判断。**

　　深部胃壁的肥厚、伸展不良，受组织学上浸润到SM层癌的数量和浸润形式影响。SM浸润呈块状且深度（垂直距离）较深，范围（水平距离）较大，癌量越多，深部胃壁的肥厚或伸展不良越明显。相反，肿瘤较小或者呈分散性，癌量越少，肥厚或伸展不良越不明显。因此，SM浸润深度不超过0.5mm的pSM1癌，其SM癌的量在术前难以正确判断。临床上SM癌的术前诊断，实际上是确认是否存在超过0.5mm以上的pSM2癌的黏膜下肿瘤块。

　　此外，与食道癌或大肠癌不同的是，胃癌中浸润深度诊断的难点在于存在胃所特有的**恶性周期**现象。特别是在伴有皱襞集中的UL（+）病灶内合并溃疡的病例，根据消化性溃疡瘢痕纤维化程度的不同，常容易表现为和SM浸润类似的改变，这是浸润深度诊断错误的重要原因。发现厚而硬的黏膜下肿块意味着存在SM浸润，即八尾等提出的病变呈台状上举[5]，报告指出，重要的是台状上举要从侧面在稍远的距离，**大空气量来进行观察判断。**

病例3 ｜ 0–Ⅱc，UL（+），分化型M癌　　图4

　　胃体下部小弯前壁可见伴有皱襞集中的溃疡瘢痕样病变，中央有明显发红的小颗粒（图4a，b）。色素喷洒图像可见集中的皱襞前端平滑地肥大、变细，发红颗粒周围胃小区形态各异，有轻微的凹凸改变（图4c）。改变充气量和观察角度，台状上举不明显，所以综合诊断为UL（+）的分化型cM–SM1癌（图4d）。

　　切除标本组织学所见为，分化型癌（tub1），0–Ⅱc型，40mm，UL–Ⅱs，pT1a（M），ly0，v0，N0（图4e）。萎缩、高度肠上皮化生的背景黏膜中，高分化型管状腺癌形成明显的腺管结构，肿瘤在黏膜内增殖，病灶中央伴有由UL–Ⅱs而产生的中等程度纤维化（图4f）。

图4

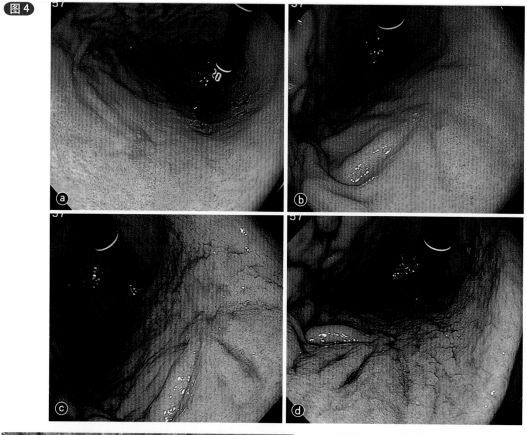

a：常规观察。胃体下部前壁伴有皱襞集中的
　　病变。
b：常规观察。皱襞集中部位发红的小颗粒。
c：色素喷洒图像。皱襞前端平缓地肥大、变
　　细。
d：色素喷洒图像。侧面观察没有台状上举。

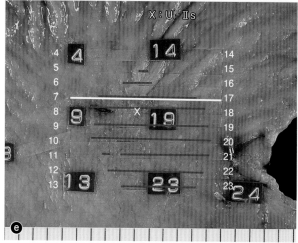

e：切除标本病理组织构造复原图。0－Ⅱc型，
　　tub1，40mm，UL－Ⅱs，pT1a（M），ly0，
　　v0，N0

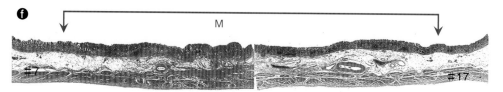

f：组织切片图像。病灶中央伴有UI－Ⅱs纤维化。

病例4┊0-Ⅱc，UL（+），分化型SM2癌　　　　　　　　　　　　　　　图5

　　胃体中部小弯可见伴有皱襞集中的浅溃疡性病变。溃疡覆薄白苔，周围有发红的边界不清的凹陷（图5a，b）。色素喷洒图像可见发红区域的周围胃小区形态各异，黏膜不整齐，向外扩展（图5c）。改变充气量和观察角度可见溃疡周围呈黏膜下肿瘤样隆起，台状上举（图5d），综合诊断为UL（+）的分化型cSM2癌。

　　切除标本组织学所见为，分化型癌（tub1＞tub2），0-Ⅱc型，35mm，UI-Ⅱs，pT1b（SM2），sci，ly2，v0，N2（图5e）。萎缩、高度肠上皮化生的背景黏膜中，高至中分化型管状腺癌形成明显的腺管结构，肿瘤在SM2（sm2）层有散在性浸润，病灶中央部黏膜下层有中等程度纤维化。

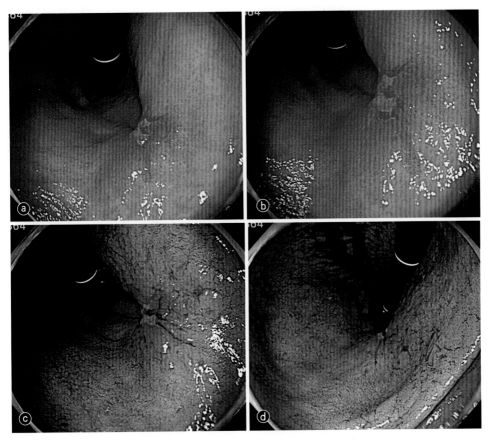

　　a：常规观察。胃体中部小弯伴有皱襞集中的溃疡性病变。
　　b：常规观察。浅溃疡周围有不整齐的发红区域。
　　c：色素喷洒图像。还可发现发红区域周围有少量黏膜异常。
　　d：色素喷洒图像。侧面观察可见台状上举。

图5

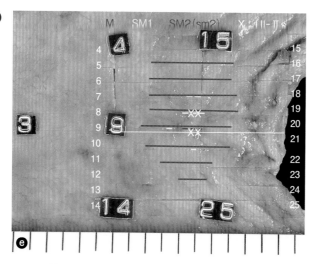

e：切除标本病理组织构造复原图。
　　0-Ⅱc型，tub1＞tub2，35mm，
　　UI-Ⅱs，pT1b（SM2），sci，
　　ly2，v0，N2
f：组织切片图像。病灶中央部黏膜
　　下层有厚厚的纤维化，伴有SM2
　　层散在性浸润。

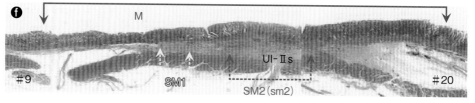

病例5：0-Ⅱc，UL（+），未分化型SM2癌　图6

　　胃角部小弯后壁有皱襞集中的凹陷性病变（图6a，b）。色素喷洒图像可见凹陷中央有发红的粗大颗粒，大弯侧凹陷边缘有明显的黏膜下肿瘤样大片边缘隆起（图6c）。改变充气量和观察角度（图6d）可见凹陷整体有台状上举，综合诊断为UL（+）的未分化型cSM2癌。

　　切除标本组织学所见为未分化型癌（por2＞sig），0-Ⅱc型，30mm，UI-Ⅱs，pT1b（SM2），sci，ly1，v0，N0（图6e）。萎缩、轻度肠上皮化生的背景黏膜中，可见印戒细胞癌～低分化型腺癌没有形成明显的腺管结构，在黏膜下层纤维化的同时，SM2（sm3）呈块状浸润（图6f）。

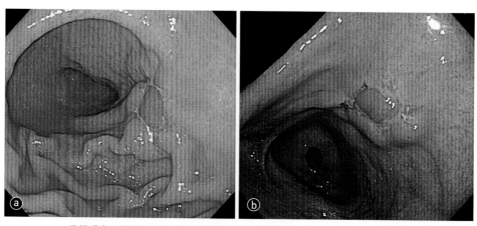

a：常规观察。胃角部后壁伴有皱襞集中的凹陷性病变。
b：常规观察。病变中央有粗大的发红颗粒。

图6

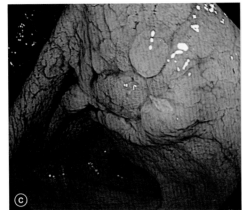 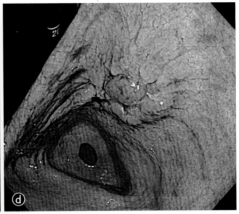

ⓒ ⓓ

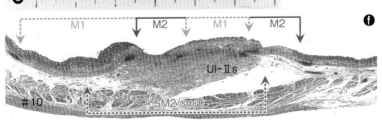

c：色素喷洒图像。凹陷边缘形成黏膜下肿瘤样隆起。

d：色素喷洒图像。侧面观察可见台状上举。

e：切除标本病理组织构造复原图。0-Ⅱc型，por2＞sig，30mm，UL-Ⅱs，pT1b（SM2），sci，ly1，v0，N0

f：组织切片图像。病灶呈SM2块状浸润，其正下方黏膜下层有纤维化。

文　献

1）中村恭一：胃癌の三角―病理学的にみた胃癌診断の考え方．胃と腸　1993；28：161-170

2）馬場保昌，吉田論史：組織特性からみた早期胃癌のX線診断．日本消化器がん検診学会誌　2008；46：166-176

3）中原慶太，渡辺靖友，松尾　健，他：陥凹型早期胃癌の内視鏡診断（鑑別診断）―通常観察．消化器内視鏡　2010；（22）1：47-55

4）中原慶太，立石秀夫，鶴田　修，他：陥凹型胃癌に対するX線的深達度診断プロセス．胃と腸　2006；41：1327-1342

5）八尾恒良，田邊　寛，長浜　孝，他：胃の陥凹型SM癌の病理組織構築と対比した内視鏡所見―pSM2癌診断のための観察方法と診断限界．胃と腸　2008；43：1109-1125

（中原慶太）

3 | 各种肉眼型病变的特征
（浸润深度，组织类型，鉴别诊断）
0-Ⅱc型

要点：

- 0-Ⅱc型分化型腺癌，颜色发红，表面构造类似正常黏膜，比较均一。凹陷边缘不整齐，常常伴有边缘隆起。
- 0-Ⅱc型未分化型腺癌，褪色改变，且由于糜烂或结节状小隆起而表现为颜色多样，表面构造不均一。
- NBI放大观察，分化型腺癌表现为不规整的绒毛样或小凹样构造，有粗细不等、走行不规则的异常血管。另一方面，未分化型腺癌表面构造不清晰，没有网格样的小血管。
- 发红的分化型腺癌需要与糜烂或MALT淋巴瘤鉴别，褪色的未分化型腺癌需要和萎缩、瘢痕或MALT淋巴瘤鉴别。
- 要注意凹陷内的凹凸不平，空气量变化引起的胃壁伸展性的变化，皱襞的融合或肿大，以此为基础进行浸润深度诊断。
- 怀疑为黏膜下层浸润的病变或合并溃疡瘢痕的病例，要考虑同时采用超声内镜或消化道造影检查等其他检查方法进行浸润深度诊断。

0-Ⅱc型癌的肉眼特征

0-Ⅱc型定义为"可观察到轻微糜烂及黏膜的浅凹陷"[1]。

呈隆起改变的癌基本上是分化型癌，与此相反，0-Ⅱc型癌有分化型腺癌和未分化型腺癌两种。组织类型不同，其背景黏膜和肉眼特征也不同[2,3]。

● 1. 分化型腺癌（参照病例1）

1）背景黏膜

大部分分化型腺癌的发生以**萎缩**为背景。因此，表现为皱襞消失和血管透见明显的萎缩区域中有凹陷性病变的，有必要注意是分化型腺癌。

2）普通内镜观察

大部分0-Ⅱc型分化型腺癌，**表现为边界清楚的发红凹陷**，易出血，所以常常伴有自发性出血。凹陷边缘呈**不整齐的蚕食像**，凹陷周围常伴**有反应性增生导致的边缘隆起**。此外，凹陷面与胃小区形态相仿，呈颗粒状至结节状，与周围黏膜有同样的光泽感。

3）色素观察（靛胭脂喷洒）

靛胭脂对比法有助于评估病变的凹凸、边界、边缘不整齐、凹陷面的性状等。

但是在没有充分除去黏液的状态下进行色素喷洒，反而会造成边界和凹陷面性状不清。所以要重新洗净后，再进行色素喷洒。**在重新洗净时要充分除去黏液**，把色素全部洗净之后再重新喷洒色素。

4）NBI放大观察

采用NBI放大观察，可以从表面构造和毛细血管的变化，以及周围黏膜边界的有无来诊断癌。

由于分化型腺癌可以形成腺管构造，所以表现为**类似黏膜的表面构造**（绒毛样或小凹样构造）。但是和周围的非肿瘤黏膜相比，**腺管密度上升**，其构造**大小不等和形状不规则**。随着分化程度变低，可出现绒毛样构造融合和表面结构不清[4]。

此外，微细血管**粗细不等**、**走行不规则**，表面构造为小凹样时，可形成细小的网格状。

病例1 │ 边界稍模糊、稍发红的凹陷性病变　　　　　　　　　　　图1

　　胃窦部小弯侧可见边界稍模糊不清、稍发红的凹陷性病变。凹陷形状不规则，需要和炎症性的发红凹陷进行鉴别（图1a）。靛胭脂喷洒图像可见凹陷面呈现和胃小区模样近似的微小表面构造，但边界不清楚（图1b）。NBI放大观察可见周围有白色带和形状规则的绒毛样构造，而病变部分有呈融合倾向的大小不等的绒毛样构造。此外，病变内部有粗细不等、走行不规则的异常血管增生。由于表面构造和微细血管的差别，病变边界清楚。

　　综上所述，在普通观察和色素观察下病变边界不清，但在NBI放大观察下，可见不规则的绒毛样构造和异常血管增生，边界清楚，由此可诊断为分化型腺癌。由于凹陷内平坦，诊断为浸润深度M，实施ESD。最终诊断为腺癌，tub1＞tub2，T1a（M），HM0，VM0，ly（－），v（－），UL（－），L，Ant，0－Ⅱc，22mm×14mm。

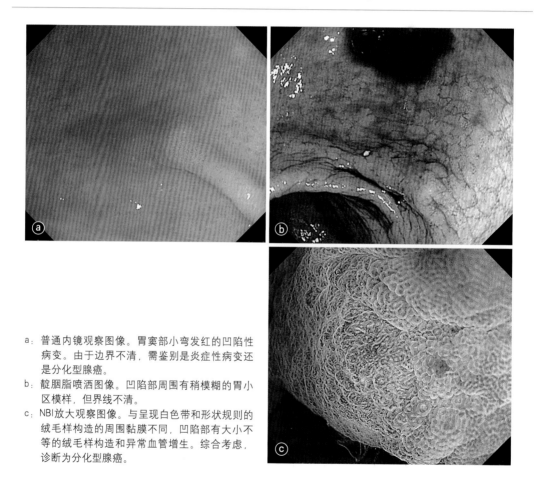

a：普通内镜观察图像。胃窦部小弯发红的凹陷性病变。由于边界不清，需鉴别是炎症性病变还是分化型腺癌。

b：靛胭脂喷洒图像。凹陷部周围有稍模糊的胃小区模样，但界线不清。

c：NBI放大观察图像。与呈现白色带和形状规则的绒毛样构造的周围黏膜不同，凹陷部有大小不等的绒毛样构造和异常血管增生。综合考虑，诊断为分化型腺癌。

● 2. 未分化型腺癌（参照病例2）

1）背景黏膜

未分化型腺癌常常以胃底腺为背景发生。因此，在没有血管透见明显增加和皱襞消失等萎缩表现的胃底腺区域出现凹陷性病变，应注意是否为未分化型腺癌。但是，**在萎缩区域中也会发生未分化型腺癌**，在这种情况下会表现为褪色的界线不清的凹陷。

2）普通内镜观察

未分化型腺癌呈褪色改变，但伴有剩余黏膜（非癌黏膜岛）和糜烂的话，会混杂有发红的颜色，呈**多彩的色调**。凹陷的边界清楚，和周围黏膜的高度差呈断崖状，但在萎缩区域中显示不清。此外，未分化型腺癌不形成腺管构造，黏膜模样消失，无光泽，表现为凹凸不平且不均一的凹陷面。

3）色素观察（喷洒靛胭脂）

在未分化型腺癌的诊断中，为了评估病变边界和凹陷面的性状，色素观察是有用的。病变合并溃疡瘢痕的情况很多见，**所以发现皱襞的断裂和前端变细等细微的黏膜变化在癌和非癌的鉴别上非常重要**，此时色素观察也是有用的。但是，萎缩区域中由于凹陷的边界不清楚，采取色素喷洒反而常常会使边界的诊断变得困难。

4）NBI放大观察

未分化型腺癌由于不形成腺管构造，**所以表面构造不清**。此外，微细血管粗细不等、走行不规则，**不形成网格状构造**。

但是，未分化型腺癌的发育模式为在黏膜层中间生长，所以**其表层常常被非肿瘤上皮所覆盖**。在这种情况下，根据表面构造和微细血管来进行病变的进展范围诊断比较困难，所以有必要在病变周围进行活检。

病例2 ┆ 边界清楚的褪色的凹陷性病变　　　　　　　　　　　　　图2

胃体下部大弯有边界清楚的褪色的凹陷型病变。背景黏膜皱襞不清楚，考虑为伴有轻度萎缩的黏膜，但病变为发生在胃底腺区域的褪色病变，疑为0-Ⅱc型的未分化型腺癌（图2a）。

喷洒靛胭脂后，凹陷的边界变得更清楚，呈断崖状凹陷，部分呈现蚕食像（图2b）。

NBI放大观察（水中观察），周围黏膜有圆形至管状的规则小凹样构造和绒毛样构造。凹陷部表面构造消失，有微小的不规则血管增生，诊断为未分化型腺癌（图2c）。

综上，胃底腺区域褪色的不规则凹陷性病变，部分边界呈断崖状，NBI放大观察可见表面构造不清楚和未形成网格状的异常血管，由此诊断为未分化型腺癌。此外，未见明显的凹凸不平和SMT样的改变，诊断浸润深度为M，经周围5点活检确认癌阴性，在此基础上，采取ESD一次性切除。

病理组织学显示，和凹陷部位一致，表层有印戒细胞癌。最终诊断为腺癌，sig，pT1a（M），HM0，VM0，ly（-），v（-），p0-Ⅱc型，UL（-），L，13mm×7mm，M，Gre.，为扩大适应证病变。

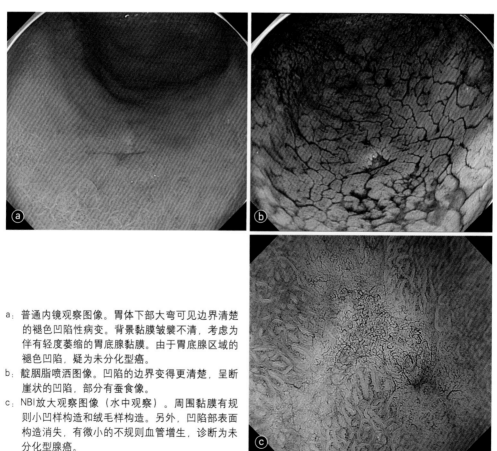

a：普通内镜观察图像。胃体下部大弯可见边界清楚的褪色凹陷性病变。背景黏膜皱襞不清，考虑为伴有轻度萎缩的胃底腺黏膜。由于胃底腺区域的褪色凹陷，疑为未分化型癌。

b：靛胭脂喷洒图像。凹陷的边界变得更清楚，呈断崖状的凹陷，部分有蚕食像。

c：NBI放大观察图像（水中观察）。周围黏膜有规则小凹样构造和绒毛样构造。另外，凹陷部表面构造消失，有微小的不规则血管增生，诊断为未分化型腺癌。

浸润深度诊断

● 1. 普通内镜观察

　　癌浸润到黏膜下层的话，会出现**凹陷内的凹凸不平和胃壁僵硬等**改变。因此，出现以下情况，怀疑为黏膜下层浸润（参照病例3）。

> ①凹陷内存在平缓的隆起（增厚）和粗大结节，凹陷内存在更深的凹陷。
> ②胃壁伸展不良。
> ③皱襞的融合、肿大，凹陷边缘呈黏膜下肿瘤样隆起。

　　如果没有这些所见，且是**平坦型病变**的话，诊断为黏膜内癌。

　　合并溃疡瘢痕的Ⅱc型癌（参照病例4），虽是黏膜内癌，但也会出现上面列出的第②项"胃壁伸展不良"。因此，在合并瘢痕的病例中，要基于以上①和③来诊断有无黏膜下层浸润。

　　对疑为黏膜下层浸润病变和合并瘢痕等难以进行浸润深度诊断的病例，有必要采用超声内镜（EUS）和消化道造影检查等其他手段进一步进行浸润深度诊断。

● 2. 采用EUS进行浸润深度诊断

　　通常采用EUS来观察消化道层次结构变化时，以浸润最深的层次来进行诊断。也就是说，肌层保持完整，而黏膜下层有改变的话，就诊断为黏膜下层癌。但是，病灶内合并有溃疡瘢痕时，由于瘢痕的影响，黏膜下层扫描会出现低回声。因此**要鉴别因纤维组织增生产生的变化和因癌浸润产生的变化**，要参考这些情况，加深对诊断分类的理解[5]~[7]。

病例3 : 褐色的边界不清的不规则凹陷性病变 图3

　　胃体上部后壁有褐色的边界不清的不规则凹陷性病变，伴有边缘隆起，凹陷内有易出血的发红而平缓的隆起（增厚）（图3a）。水中进行NBI放大观察，周围黏膜有规则的小凹样构造，凹陷内表面构造不清楚，和周围的分界清楚，诊断为癌（图3b）。NBI高倍放大观察，表面构造虽然不清，但可观察到粗细不等、走行不规则的异常血管，形成轻微的网格状，诊断为中分化型腺癌（图3c）。

　　靛胭脂色素喷洒图像，由于黏液附着于表面未能洗净，难以评估边界和凹陷的表面构造，但可确认从中央到后壁侧较厚（图3d）。EUS（20MHz）可见低回声肿瘤图像从第2层延续到第3层，第3层变薄，诊断为黏膜下层浸润癌（图3e）。综合以上，诊断为分化型腺癌，浸润深度SM2。最终诊断为腺癌，tub2＞tub1，pT1b（SM2：1000μm），HM0，VM0，ly（－），v（－），UL（－），0-Ⅱc，U，Post，11×8mm。

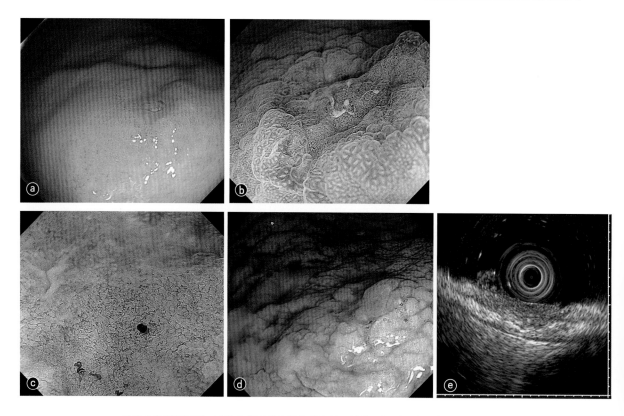

　　a：普通内镜观察图像。胃体上部后壁有褐色的边界不清的不规则凹陷性病变，伴有边缘隆起，凹陷内有易出血的发红而平缓的隆起（增厚）。
　　b：NBI中倍放大图像（水中观察）。周围黏膜有规则的小凹样构造，凹陷内表面构造不清，和周围分界清楚，诊断为癌。
　　c：NBI高倍放大图像（水中观察）。表面构造不清，有粗细不等、走行不规则的异常血管，呈现轻微的网格样形态，诊断为中分化型腺癌。
　　d：靛胭脂色素喷洒图像。由于黏液附着于表面未能洗净，难以评估边界和凹陷的表面构造，但可确认从中央到后壁侧较厚。
　　e：EUS（20MHz）。低回声肿瘤图像从第2层延续到第3层，第3层变薄，诊断为黏膜下层浸润癌。

病例4 ┊ 边界比较清楚的褐色凹陷性病变 图4

胃体上部前壁有边界比较清楚的褐色的凹陷性病变，凹陷内伴有点状或斑片状的发红区域。皱襞集中且和褐色凹陷的交界处呈前端变细（图4a）。

靛胭脂喷洒图像，凹陷内有大小不等的胃小区样的黏膜形态，有皱襞黏膜集中。靛胭脂喷洒后病变的边界反而变得不清楚（图4b）。NBI放大观察，表面构造不清，有粗细不等、走行不规则的明显异常血管增生，但未形成网格状（图4c）。

综上所述，病变为边界比较清楚的褐色凹陷，由于NBI放大观察构造不清，有明显异常血管增生，但未形成网格状，诊断为未分化型腺癌。凹陷中央有黏膜集中，诊断合并UL-IIs，未见皱襞的融合和SMT样隆起，浸润深度诊断为M。

病理组织学可见黏膜内有与褐色凹陷部位基本一致的未分化型腺癌，部分表层被覆非肿瘤性上皮。另外，黏膜集中的部位有黏膜肌层的增厚和黏膜下层的纤维化，诊断为溃疡瘢痕。最终诊断为腺癌，por，T1a（M），HM0，VM0，ly（-），v（-），UL（-），0-IIc+UL-IIs，M，Ant，30×29mm。

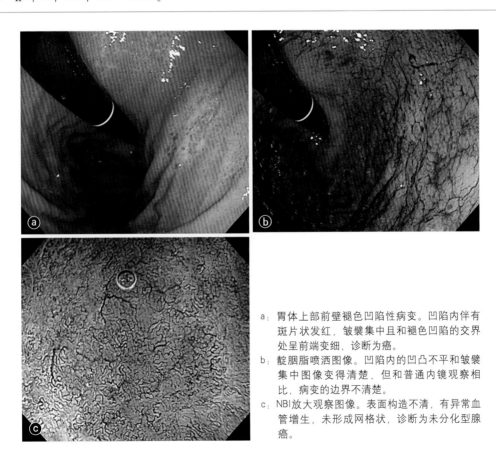

a：胃体上部前壁褐色凹陷性病变。凹陷内伴有斑片状发红，皱襞集中且和褐色凹陷的交界处呈前端变细，诊断为癌。
b：靛胭脂喷洒图像。凹陷内的凹凸不平和皱襞集中图像变得清楚，但和普通内镜观察相比，病变的边界不清楚。
c：NBI放大观察图像。表面构造不清，有异常血管增生，未形成网格状，诊断为未分化型腺癌。

鉴别诊断

凹陷性病变除0-IIc型癌以外，还要与糜烂等炎症性改变和萎缩、瘢痕，或者MALT淋巴瘤等进行鉴别。如果是癌，就需要诊断组织类型为高分化型、中分化型还是未分化型等。关于这些，可参照第2章第7节"早期胃癌的鉴别诊断4'糜烂'"（P251）和第6节"进行组织类型，黏液性质诊断的各种方法"（P197）。

0−Ⅱc型癌的诊断策略　　　　　　策　略

确认为凹陷性病变后，可按以下顺序进行癌的鉴别。

1）边界的确认

根据凹陷的高低差，血管透见低下或色调变化来进行判断，即使只有一部分边界比较清楚也需怀疑为癌。

2）空气量的调整

黏膜萎缩明显时，凹陷会变浅而呈Ⅱb样，由高度差产生的边界会变得不清楚。因此，在观察由高低差产生的边界时，重要的是在适度吸出空气的状态下进行观察（图5a，b）。

3）NBI放大观察（如无法NBI放大观察即进行色素观察）

观察表面构造、微细血管，鉴别癌或非癌。为确保放大观察时的视野，必须使用辅助镜头帽，所以在精查和再次检查时要预先在镜头前端装上辅助镜头帽。

4）色素观察

仔细观察边界的有无、边缘不整齐、凹陷内的变化，鉴别癌或非癌，确定癌的进展范围。

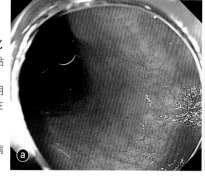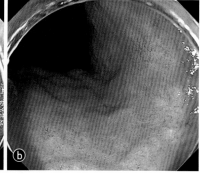

图5　因空气量的不同而产生的变化

a：胃体上部小弯褪色的Ⅱc病变。周围黏膜表现为血管透见亢进、高度萎缩。病变处血管透见低下，但凹陷不明显，周围黏膜散在发红，病变的存在诊断稍困难。

b：适度抽吸空气后，凹陷面变得清楚，通过颜色和高度差可清楚地观察到病灶的边界。

文　献

1）日本胃癌学会 編：胃癌取扱い規約(第14版). 2010, 金原出版，東京
2）中村恭一：胃癌の構造. 1990, 医学書院，東京
3）中村恭一：胃癌の三角一場と肉眼型と組織型と. 胃と腸　1991；26：15-24
4）小山恒男 編：ESD のための胃癌術前診断. 2010, 南江堂，東京
5）芳野純治，中澤三郎，中村常哉，他：陥凹型早期胃癌の深達度診断—X 線診断と超音波内視鏡との対比.

胃と腸　1987；22：169-177
6）木田光広, 西元寺克禮, 岡部治弥：超音波内視鏡による胃癌深達度診断に関する臨床病理学的研究—陥凹型胃癌を中心に. Gastroenterol Endosc　1989；31：1141-1155
7）長南明道：陥凹型早期胃癌における超音波内視鏡(EUS) 深達度診断能の検討—癌巣内線維化巣の深さに基づく新診断基準を中心に. Gastroenterol Endosc　1993；35：1269-1278

（友利彰寿，小山恒男）

3 | 各种肉眼型病变的特征 （浸润深度，组织类型，鉴别诊断）

0-Ⅲ型

要点：

- 0-Ⅲ型早期胃癌定义为有明显的深凹陷。单纯的0-Ⅲ型很少，多为0-Ⅲ+Ⅱc型、0-Ⅱc+Ⅲ型等混合型。
- 确认有溃疡性病变的情况下，要慎重观察其边缘有无浅凹陷、不规则黏膜等可认定为0-Ⅱc部分的区域。
- 溃疡底部（0-Ⅲ部分）常常不存在癌细胞，因此要对溃疡边缘的不规则黏膜（0-Ⅱc部分，有时区域会非常局限）进行靶向活检。
- 急性期溃疡有时会伴有黏膜水肿，造成诊断困难。所以在随访过程中要注意形态的变化，根据情况有时要反复进行活检。

0-Ⅲ型早期胃癌，在《胃癌处理规约（第14版）》中作为浅表型的亚分类定义为"凹陷型：有明显的深凹陷"[1]。在实际的日常诊疗中，单纯的0-Ⅲ型极少，多在**恶性周期**的某个时期内出现，常表现为0-Ⅲ+Ⅱc型、0-Ⅱc+Ⅲ型等混合型。0-Ⅱc的中央部分有大面积溃疡，形成深凹陷（0-Ⅲ部分）的混合型病变，癌细胞通常不存在于被白苔覆盖的溃疡底部（0-Ⅲ部分），而存在于溃疡边缘（0-Ⅱc部分）。

诊断的顺序（表1）

对溃疡性病变进行定性诊断时，常常是一见便认为是消化性溃疡，但我们要慎重地观察，进行鉴别诊断，其边缘是否存在全周性或不均匀的浅凹陷、不规则黏膜等可能为0-Ⅱc部分的区域。

上皮性肿瘤的肿瘤组织和非肿瘤组织间可以形成边界，连续地增殖、进展，形成边界清楚的区域。所以观察时不要仅仅被显眼的溃疡部分吸引了注意力，要特别慎重地观察是否伴有0-Ⅱc部分，特别要仔细观察溃疡边缘。溃疡在急性期时会有水肿，有时会造成诊断困难。此外，癌灶内的溃疡和消化性溃疡一样会有消长（**恶性周期**），因此在溃疡急性期即使认为是消化性溃疡，也要追踪随访、注意形态变化，根据情况有时要反复进行活检。

对0-Ⅱc部分进行诊断时，要注意仔细观察颜色的变化、黏膜形态的变化、和周围黏膜

表1　确认为溃疡性病变→癌还是良性的定性诊断要注意什么样的表现？

- 仔细观察溃疡边缘是否存在0-Ⅱc部分。
- 良性溃疡愈合期（H-Stage）时，可见朝向溃疡中央有规则的放射状或栅状排列的发红的再生上皮。
- 病变为癌时，溃疡边缘存在全周性或不均匀、不规则凹陷的Ⅱc部分。
- 对Ⅱc部分的定性诊断，要注意色调的变化、黏膜模样的变化、和周围黏膜的边界、高度差、蚕食像等。
- 喷洒靛胭脂的色素内镜对观察上述变化有用。
- NBI等图像增强、放大内镜观察胃黏膜的表面微细构造和微小血管构造，有助于对Ⅱc部分的观察。
- 观察以后，为了做出正确的病理诊断，对Ⅱc部分的靶向活检很重要。
- 需要注意的是，在恶性周期过程中，溃疡部分（Ⅲ）较大，Ⅱc部分的区域很小时，由于溃疡部分（Ⅲ）的水肿会造成Ⅱc部分的诊断困难。

的边界、高度差、蚕食像等方面。此时喷洒靛胭脂进行色素内镜观察，对于黏膜形态的变化、和周围黏膜的边界、高度差、蚕食像的诊断比较有用。另外，近年来NBI等图像增强内镜、放大内镜使得医生能够观察到胃黏膜的表面微细构造和微小血管构造，在0-Ⅱc诊断时可以采用上述方法进行更仔细的观察。通常在溃疡底部不存在癌细胞，所以活检部位的选择很重要，要对可能为0-Ⅱc部分（可能是极其有限的区域）进行**靶向活检**。

鉴别诊断（表2）　策　略

有必要和良性消化性溃疡进行鉴别。消化性溃疡活动期时，溃疡边缘水肿明显，在愈合期多有规律的放射状、栅状的再生上皮。伴有皱襞集中时，其尖端呈现平缓的前端变细，没有所谓的蚕食像。

另一方面，对于0-Ⅲ+Ⅱc型、0-Ⅱc+Ⅲ型早期胃癌，仔细观察溃疡边缘会发现有相当于0-Ⅱc部分的不规则的浅凹陷区域。有皱襞集中时，要注意观察皱襞有无中断、变细、蚕食像，从这些所见可进行良恶性的鉴别。但是要注意，有多发溃疡（瘢痕）相邻存在时，被多发溃疡（瘢痕）围绕的部分乍一看也会表现为凹陷样改变。

其他需要进行鉴别的疾病还有形成溃疡的恶性淋巴瘤。恶性淋巴瘤的特点是边缘平滑，环周堤样隆起，呈黏膜下肿瘤样改变。因为病变难以引起纤维化，所以相对于其病变大小、浸润深度来说，胃壁的伸展性良好，可观察到病变的硬度较为柔和。

浸润深度诊断，组织类型　策　略

浸润深度诊断的注意事项是，0-Ⅲ部分的溃疡常为消化性溃疡，所以要以0-Ⅱc部分为中心进行诊断。也就是说，即使溃疡（0-Ⅲ部分）很深，但边缘的凹陷部分（0-Ⅱc部分）为黏膜内病变的话，癌的浸润深度仍判断为M。但是，溃疡的0-Ⅲ部分需要注意区分是**消化性溃疡**还是**癌性溃疡**，如果为癌性溃疡的话，则应考虑可能为SM浸润癌或者进展期癌。

表2 溃疡性病变的鉴别诊断要点

	溃疡的形状	溃疡的底部	溃疡边界和周围黏膜
0-Ⅲ+Ⅱc型，0-Ⅱc+Ⅲ型早期胃癌	规则	光滑	边界整齐但周围存在不规则形状凹陷的Ⅱc部分
癌性溃疡(露出浸润癌)	不规则	不规则	边界不整齐，有时周围有环周堤样隆起
消化性溃疡	规则	光滑	边界整齐，愈合期溃疡周围有规则排列的再生上皮
恶性淋巴瘤	由癌性溃疡引起的规则	由癌性溃疡引起的光滑	由癌性溃疡引起的边界整齐，周围有耳廓样环周堤隆起

消化性溃疡表现为边缘整齐，溃疡底部光滑，而癌性溃疡边缘不整齐，溃疡底部有明显的凹凸不平。口服PPI等抑酸剂，溃疡有愈合倾向，这时可发现变形、黏膜收缩等改变，有时难以判断是由癌的浸润引起，还是由溃疡瘢痕引起的，所以在进行浸润深度诊断时要注意。

关于组织类型，根据病变的部位和背景黏膜的关系（和萎缩的关系）、0-Ⅱc部分的性状等进行诊断，详见其他章节。根据我院的数据，2001—2003年的3年间实施外科切除或内镜切除的1258个单发早期胃癌病例中合并溃疡（包括瘢痕）的，在分化型癌中占32.2%（293/911），在未分化型癌中占58.5%(203/347)，在未分化型胃癌中较多见。

关于恶性周期[2)]

胃癌易发生二次溃疡，而且其溃疡性变化会缩小。临床上**恶性周期**是指凹陷型早期胃癌癌灶内的溃疡逐渐缩小成瘢痕，然后再次发生溃疡的现象。0-Ⅲ型胃癌的主体形态就是在这种**恶性周期**的某个时候发生的短期的溃疡性变化。

以下举例为证。

病例1 ┊ 0-Ⅱc+Ⅲ型，浸润深度M，中分化及低分化腺癌 〔图1〕

52岁，男性，因心窝部痛在当地医院做了上消化道内镜检查，活检确定为腺癌，经介绍来我院。

普通内镜观察可见胃角中央有溃疡性病变，溃疡边缘的发红黏膜考虑为再生上皮，溃疡的形状轻度不规则，但溃疡底部覆盖均匀干净的白苔，溃疡边缘整齐。仔细观察溃疡、再生黏膜的周围，从正常颜色到褪色改变的周围怀疑存在极小的凹陷区域（图1a）。此外有发红的不规则凹陷区域向肛侧延伸（图1b）。喷洒靛胭脂色素内镜观察，凹陷部周围环周边界虽然不清楚，但可以发现存在Ⅱc（图1e~h）。溃疡底部均匀，边缘整齐，可判断不是癌性溃疡而是消化性溃疡（0-Ⅲ），其边缘有判断为Ⅱc的区域，由此诊断为0-Ⅱc+Ⅲ型早期胃癌，大小约6cm。虽然病变部增厚，考虑也可能是消化性溃疡的影响，而且Ⅱc本身为黏膜模样，没有凹凸不平，诊断浸润深度为M。通过对Ⅱc部分的靶向活检，诊断为中分化到低分化腺癌。

诊断为早期胃癌的0-Ⅱc+Ⅲ，cT1a（M），N0,M0，cⅠA期，进行了幽门侧胃切除术。

　　新鲜的手术标本（图1i）可见胃角中央有边缘整齐的溃疡，周围有边界清楚的凹陷。病理放大图像（图1j）和低倍镜放大图像（图1k）可见中分化腺癌及低分化腺癌在黏膜内增殖。病变内有与UL－Ⅲs相符的消化性溃疡瘢痕（部分呈开放性）。肿瘤局限于黏膜内，深度为M。此外，有静脉侵袭、淋巴结转移。病理诊断为L，Less，0－Ⅱc＋Ⅲ，60mm×33mm，por＞tub2，pT1a（M），ly1，v0，pN2（4/40），pPM0，pDM0，pⅡA期。

图1

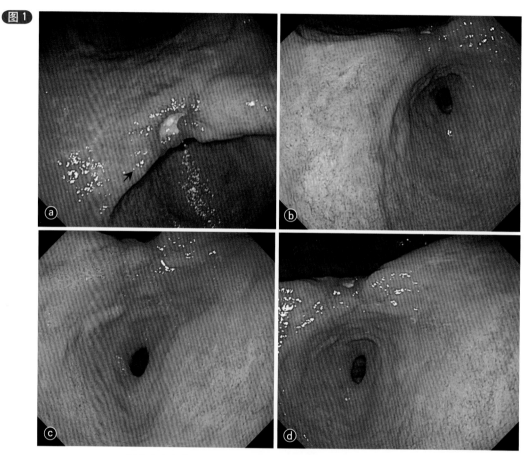

　　a：胃角中央有溃疡，周围有发红的再生黏膜。仔细观察其周围，从正常颜色到褪色黏膜周围怀疑存在极小的凹陷区域。
　　b～d：发红的不规则凹陷区域向肛侧延伸。

图1

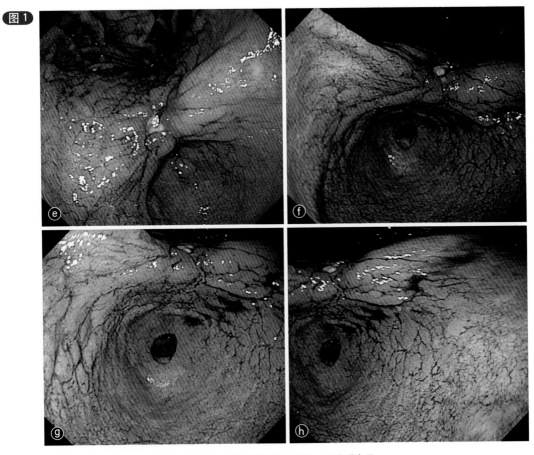

e~h：凹陷部周围环周边界虽然不清楚，但前壁侧有蚕食像，可发现有Ⅱc。

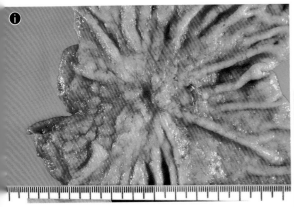

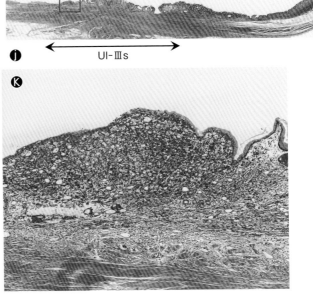

i：胃角中央有边缘整齐的溃疡，周围分布有边界清楚
　的凹陷。

j：显微镜放大图像。中分化腺癌及低分化腺癌在黏膜
　内增殖。病变内有消化性溃疡瘢痕（部分呈开放
　性）。

k：低倍镜放大图像：中分化至低分化腺癌在黏膜内增
　殖。

病例2 ｜ 0-Ⅲ+Ⅱc型，浸润深度SM1，中分化管状腺癌　　图2

49岁，男性，健康体检行上消化道内镜检查，诊断为胃癌，经介绍来我院。

普通内镜观察可见胃体下部至胃角小弯有溃疡性病变。溃疡的周围有环周性发红的凹陷区域，通过颜色差可清楚地发现病变和周围黏膜的边界（图2a）。凹陷部特别是后壁侧黏膜模样有消失倾向，凹陷内可见隆起（图2b），疑为SM浸润。喷洒靛胭脂后，和周围黏膜的高低差更明显，可以更清楚地辨认边界（图2c）。发红的凹陷部位不整齐，边缘有蚕食像，不是再生黏膜，考虑为0-Ⅱc部分。溃疡的形状轻度不规则，但溃疡边缘整齐，诊断为0-Ⅲ+Ⅱc型早期胃癌，大小约3.5cm，浸润深度SM。从发红凹陷部位的活检诊断为中分化腺癌。

诊断为早期胃癌0-Ⅲ+Ⅱc型，cT1b（SM），N0，M0，P0，cⅠA期，实施了保留幽门的胃癌切除术（PPG）。

新鲜手术标本（图2d）可见胃角中央有浅溃疡，其周围有环周性的凹陷性区域。病理放大图像（图2e）和低倍镜放大图像（图2f）可见高分化至中分化管状腺癌主要在黏膜内增殖。病变内并存符合UL-Ⅲ（开放型）的开放性溃疡，在其边缘有肿瘤微浸润到黏膜下层，浸润深度为SM1。凹陷内的黏膜模样有消失倾向、凹陷内可见隆起，疑为SM浸润的部位。在病理组织学上表现为肿瘤的细胞密度高、异型度高，分化程度低，表层有隆起高度较高的黏膜内病变，伴有糜烂。病理诊断为M，Less，0-Ⅲ+Ⅱc，36mm×32mm，tub2＞tub1，pT1b（SM1），ly1，v0，pN0，pPM0，pDM0，pⅠA期。

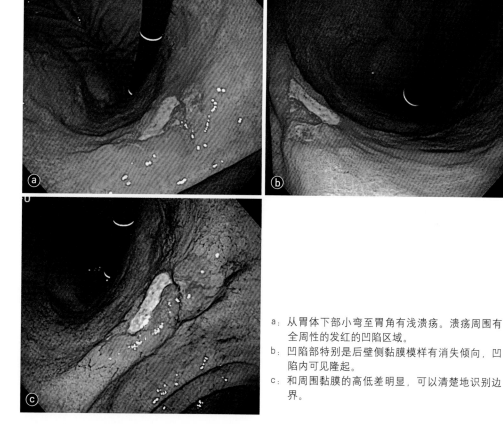

a：从胃体下部小弯至胃角有浅溃疡。溃疡周围有全周性的发红的凹陷区域。

b：凹陷部特别是后壁侧黏膜模样有消失倾向，凹陷内可见隆起。

c：和周围黏膜的高低差明显，可以清楚地识别边界。

图 2

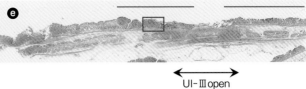

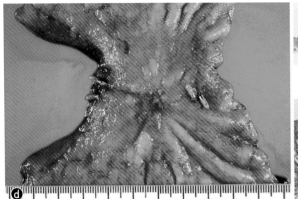

UI-Ⅲopen

d：胃角中央有浅溃疡，其周围有全周性的凹陷性区域。
e：显微镜放大图像：高分化至中分化管状腺癌主要在黏膜
　内增殖。病变内并存开放性溃疡，在其边缘肿瘤微浸润
　到黏膜下层。
f：低倍镜放大图像。在黏膜内增殖的高分化至中分化管状
　腺癌。

结语

　　以上我们叙述了0-Ⅲ（+Ⅱc）型胃癌的特征。要发现癌，关键是要慎重地观察溃疡周围有无0-Ⅱc部分，同时对这一部位进行准确的靶向活检是很有必要的。另外，即使考虑为急性期的消化性（良性）溃疡，也要注意形态变化，有必要根据情况反复进行活检。

文　献

1）日本胃癌学会 編：胃癌取扱い規約（14版）.
　2010，金原出版，東京

2）八尾恒良 監，「胃と腸」編集委員会 編：胃と腸
　用語事典. 2002，p.78，医学書院，東京

（河俣浩之，小田一郎，谷口浩和）

3 | 各种肉眼型病变的特征
（浸润深度，组织类型，鉴别诊断）
混合型

要点：

- 混合型总体可分为隆起和凹陷的混合型（0−Ⅱa+Ⅱc，0−Ⅱc+Ⅱa）、伴有溃疡型（0−Ⅱc+Ⅲ，0−Ⅲ+Ⅱc）、伴有Ⅱb型（0−Ⅱa+Ⅱb，0−Ⅱc+Ⅱb）。
- 隆起和凹陷的混合型中，要评价隆起起始部分的性状，鉴别隆起部分是肿瘤还是非肿瘤。
- 凹陷部分要着眼于凹陷内的凹陷或隆起，凹陷内平坦时根据厚度、硬度来评估浸润深度。
- 伴有溃疡型中，注意由于恶性周期可能造成肿瘤脱落，要仔细观察溃疡边缘。
- 由于溃疡引起的炎症、再生性变化、纤维化的影响，常难以诊断浸润深度，此时以胃壁的厚度、硬度和皱襞所见等作为参考来判断浸润深度。
- 伴有Ⅱb的发生率出乎意料地高达4.9%～7.0%。没有注意到Ⅱb是内镜治疗时导致水平断端阳性的主要原因，所以要引起重视。

混合型早期胃癌

所谓混合型早期胃癌是指几种肉眼型混合存在的早期胃癌。《胃癌处理规约（第14版）》中把混合型按照主次顺序用"+"号记录。理论上可以有各种组合，但在临床上出现较多的混合型主要有以下3种类型。

①隆起和凹陷的混合型…………0−Ⅱa+Ⅱc，0−Ⅱc+Ⅱa
②伴有溃疡型……………………0−Ⅱc+Ⅲ，0−Ⅲ+Ⅱc
③伴有Ⅱb型……………………0−Ⅱa+Ⅱb，0−Ⅱc+Ⅱb

隆起和凹陷的混合型（0−Ⅱa+Ⅱc，0−Ⅱc+Ⅱa）

隆起和凹陷的混合型有0−Ⅱa+Ⅱc和0−Ⅱc+Ⅱa型。表现为这种肉眼型的胃癌在浅表型胃癌中黏膜下层浸润率最高，约有半数到2/3都是黏膜下层浸润癌[1],[2]。有时不易与Ⅱc样进展期癌等进行鉴别。边缘的隆起部分呈黏膜下肿瘤样平缓突起，且达2cm以上的病变，进展期癌的比例增加[2]。

▶ **诊断要点**

癌的范围可以通过色调、高度差、表面构造等来判断。**隆起和凹陷的混合型病变需要鉴别边缘隆起部是癌还是非癌。**0－Ⅱc＋Ⅱa和0－Ⅱa＋Ⅱc型中，癌存在于边缘隆起的内侧，边缘隆起部常为非肿瘤。但也有边缘隆起本身为癌的情况，所以有必要对两者进行鉴别。此外，癌浸润到边缘隆起部的黏膜下层时，有时会形成黏膜下肿瘤样隆起，对此进行鉴别很重要。

根据隆起的起始部位性状与癌的边界的关系，大体可以将隆起和凹陷的混合型分为以下3种类型（图1）。

> ⅰ：隆起的起始部分和肿瘤的边界一致，隆起部分、凹陷部分都由癌构成
> ⅱ：隆起的起始部分为非肿瘤，在隆起的内侧存在边界
> ⅲ：有环周堤样隆起，起始部位的性状呈黏膜下肿瘤样的形态

在这些鉴别中首先要诊断确定癌的边界。通常白光下重点是注意观察色调差、高度差、表面构造。采用靛胭脂喷洒可简单有效地对突起的边界、表面性状进行大致的评价，通过与背景黏膜的形态和表面构造进行比较，评价隆起部分的性状，进一步确定边界。通过白光观察和喷洒靛胭脂在一定程度上可以进行边界诊断，但是如果采用NBI放大将可以更客观地进行评价。癌常呈不规则绒毛样和小凹样构造，伴有白色带（white zone）变小、消失。与非肿瘤相比，分化型腺癌一般腺管密度较高，所以肿瘤部分的小凹样和绒毛样构造的密度比背景黏膜高，这对于判断边界也很重要。

通过以上方法判断出癌与非癌的边界，如与隆起的起始部分一致，则隆起部分有肿瘤（类型ⅰ）。

隆起部分的起始边界不清，隆起的内侧存在癌/非癌边界的情况，要怀疑为反应性增生而引起的隆起（类型ⅱ）。反应性隆起通常存在于分化型腺癌的边缘，病理学上是非肿瘤腺管的增生性改变。浸润深度按凹陷部分的性状来评价（参照下一小节）。

如病变周边隆起呈环堤样，隆起部分呈黏膜下肿瘤样形态，为类型ⅲ，隆起由浸润到黏膜下层的肿瘤块形成。如浸润深度至少是SM以上、肿瘤直径在2cm以上的，进展期癌的可能性增加[2]。

▶ **凹陷部分的浸润深度诊断**

对于凹陷部分的浸润深度诊断，要着眼于凹陷内的凹凸变化。**凹陷内凹陷和凹陷内隆起（图2）的存在是黏膜下层浸润的标志。**如凹陷内伴有更深的凹陷，则判断凹陷部分有黏膜下层浸润。

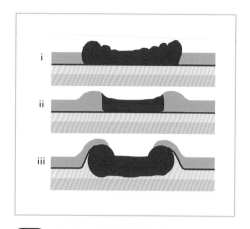

图1　0-Ⅱa+Ⅱc型癌的特征

i：从凹陷部分到边缘隆起部分全部由癌构成。
ii：从凹陷部分到边缘隆起的一部分由癌构成。
ii：黏膜下层浸润癌推挤边缘部黏膜形成环周堤样隆起。

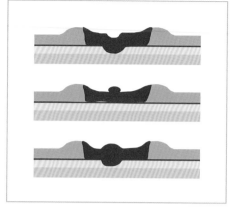

图2　凹陷内凹陷，凹陷内隆起

凹陷内伴随有更深凹陷的，则判断凹陷部分有黏膜下层浸润（上）。
凹陷内有隆起的，要着眼于隆起的起始部，如果起始部位有明显的中部变细（中）则是黏膜内癌，如果是平缓的突起（下）则判断是黏膜下层浸润癌。

　　凹陷内有隆起的，要着眼于隆起的起始部分。如果起始部分有明显的中部变细，则是黏膜内癌；如果是平缓地突起，则判断为黏膜下层浸润癌。

　　凹陷面比较平坦的，要从病变本身的厚度、硬度来判断浸润深度。通过改变空气量来进行观察非常重要。如在充分送气的状态下病变自身伸展良好，基本考虑是黏膜内病变；如病变部分存在肥厚的情况，则考虑是黏膜下层浸润。

病例1 ｜ 胃窦部后壁伴有边缘隆起的凹陷性病变　图3

　　以萎缩黏膜为背景，胃窦部后壁有边缘隆起的凹陷性病变。凹陷部发红，隆起的内侧根据颜色可发现不规则且清楚的边界，诊断为分化型腺癌，0-Ⅱc+Ⅱa。大空气量下拍摄的图片可见病变边缘呈比较清楚的突起，伸展良好（图3a）。吸气后病变部出现增厚，起始的边界不清楚（图3b）。考虑由于改变空气量病变厚度发生变化，可以否定SM深部浸润。新鲜切除标本中，病变以发红的凹陷为主，颜色分明、边界清楚。病变的肛侧有起始平缓、边界不清的较高隆起，同部位有扩大的区域性表面构造。隆起的起始部不清楚，隆起内侧颜色的分界线诊断为癌的边界，肛侧的隆起疑为反应性增生（图3c）。在HE染色标本中可见从隆起的顶部附近到凹陷部均有肿瘤腺管的增殖，起始部分为非肿瘤。有些地方黏膜肌层断裂（黑色点线为残留黏膜肌层部分，黄色点线为假想的黏膜肌层），有60μm宽20μm深的SM1浸润（图3d）。最终诊断为胃癌，0-Ⅱa+Ⅱc，pap＞tub2＞por2，pT1b（SM1，20μm，宽：60μm，tub2＞por2），ly1，v0，pHM0，pVM0，UL（−），12mm×7mm（in37mm×30mm）。

图3

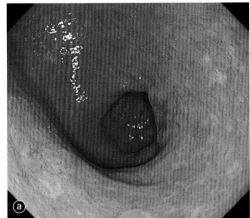
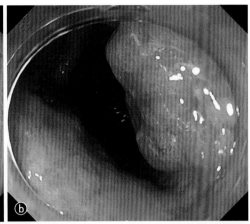

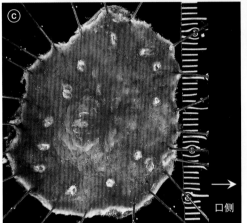

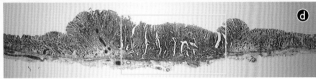
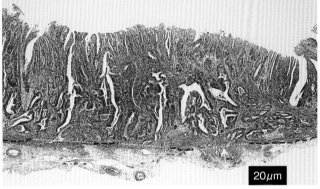

20μm

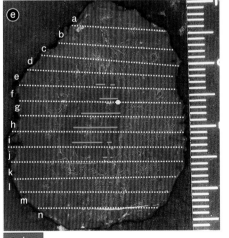

- ● ly
- ― m
- ― sm1

0-Ⅱa+Ⅱc型癌

a：胃窦部后壁的0-Ⅱa+Ⅱc病变。空气量大的时候，病变伸展良好，突起清楚。

b：吸气后病变整体变厚，起始部分不清楚。

c：病变为发红的0-Ⅱa+Ⅱc型病变，色调、边界清楚。病变肛侧隆起部位起始不清楚，怀疑为反应性增生。

d：从隆起顶部到凹陷面可见分化型癌，最深部位SM 20μm。黑点线为残留黏膜肌层的部分，黄色点线为假想的黏膜肌层。

e：确认肿瘤与新鲜标本的发红部分基本一致。最终诊断为胃癌，0-Ⅱa+Ⅱc，pap＞tub2＞por2，pT1b（SM1，20μm，宽：60μm，tub2＞por2），ly1，v0，pHM0，pVM0，UL（－），12mm×7mm（in37mm×30mm）。

伴有溃疡的病变（0-Ⅱc+Ⅲ，0-Ⅲ+Ⅱc）

Ⅱc伴有消化性溃疡，根据溃疡和Ⅱc的大小，Ⅱc面比溃疡大的记录为0-Ⅱc+Ⅲ，相反溃疡面大的记录为0-Ⅲ+Ⅱc。

癌性溃疡和良性溃疡一样，会反复再生、愈合、瘢痕化，这被称为"恶性周期"。肉眼型按照Ⅲ→Ⅲ+Ⅱc→Ⅱc+Ⅲ→Ⅱc　伴溃疡的顺序变化，随着溃疡的愈合，Ⅱc部分更清楚，恶性的部分更清楚可见（图4）。在溃疡活动期，如Ⅱc部分完全脱落，肿瘤的存在诊断会较为困难，所以在溃疡愈合后必须内镜再次活检。

通常，良性溃疡为类圆形，而癌性溃疡的诊断标准为边缘不整齐。但再生性溃疡由于瘢痕的影响也会表现得不规则，所以难以鉴别良恶性。如见到溃疡，即使乍一看为良性溃疡，也有必要排除恶性肿瘤。

单纯的Ⅲ型很少见，恶性肿瘤伴溃疡时，基本上黏膜内癌都存在于溃疡的边缘。**肿瘤不一定在溃疡环周都存在，在溃疡的活动期有时也会存在一小部分黏膜内癌，所以要仔细观察溃疡的边缘**。

白光观察时应着眼于病变的高度差、色调的变化。靛胭脂喷洒对发现高度差有效，普通白光观察下难以识别的凹陷通过喷洒靛胭脂可以变得更清楚。NBI放大观察时要注意表面构造和血管像。低倍放大观察的要点是要首先从背景黏膜开始逐渐向溃疡接近。癌的特征是腺管密度高，表面构造不规则，有时不清楚。因此，要寻找和背景黏膜表面构造相比密度增高或者表面构造不清楚的区域。

若是分化型腺癌，基本都有清楚的边界线，可见黏膜表层构造不规则和密度增高，伴有轻度的血管异型。若是低分化型腺癌，可见边界不清、表面构造不清楚的区域，内部有中到

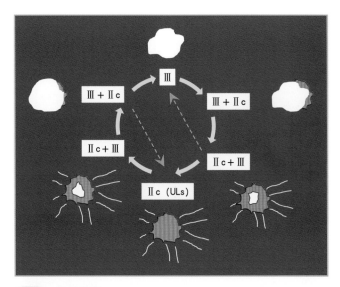

图4　**恶性周期**
癌性溃疡也会反复再生、愈合、瘢痕化，随着溃疡的治愈，Ⅱc部分变得更清楚。

重度走行不规则、粗细不等的异常血管出现。

▷ 浸润深度诊断

伴有消化性溃疡的病变，黏膜下层深部可见炎症性、纤维性的肥厚，与由癌浸润引起的深部胃壁的肥厚之间较难鉴别，所以经常难以做出浸润深度的诊断。有研究报告指出UL本身不提示SM浸润，Ⅱc和Ⅱc伴溃疡中SM癌的发生率没有差别[1]，要注意深刻理解。浸润深度诊断的要点是对病变的厚度、硬度进行判断，在伴有皱襞集中的病例中，观察皱襞很重要。胃的皱襞是由黏膜和黏膜肌层向腔内突出形成的，黏膜内癌会出现皱襞的前端变细、变瘦。癌如果浸润到黏膜下层，癌会推挤皱襞和皱襞间的黏膜肌层而形成皱襞的融合（图5）。**因此如果观察到皱襞的融合，可诊断为黏膜下层浸润癌[3]**。

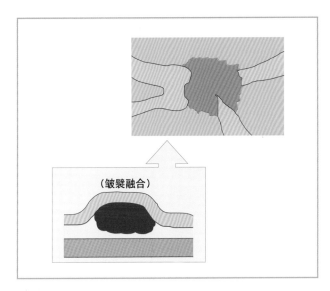

图5 皱襞集中图解

皱襞中断，前端变细是黏膜内癌的标志。皱襞的融合是黏膜下层的肿瘤推挤皱襞形成的，所以成为SM癌的标志。

病例2：胃窦部前壁的溃疡性病变 图6

以萎缩黏膜为背景，胃窦部前壁有溃疡性病变。溃疡底部附着白苔，溃疡边缘不整齐。沿着凹陷周围有颜色的边界查找，可见有发红的区域（黄色箭头所示）（图6a）。靛胭脂喷洒图像可见溃疡大弯侧有边界清楚的凹陷区域（黄色箭头所示），疑为Ⅲ+Ⅱc型早期胃癌（图6b）。NBI放大观察发红区域呈棕褐色，内部混有白色带较小的大小不等的绒毛样和小凹样构造，诊断为分化型腺癌（图6c）。给予PPI对溃疡进行治疗，溃疡愈合后实施ESD。最终诊断为胃腺癌，0−Ⅱc 伴溃疡，tub1＞tub2，pT1a（M），ly（−），v（−），pHM0，pVM0,11mm×9mm（in 32mm×20mm）。

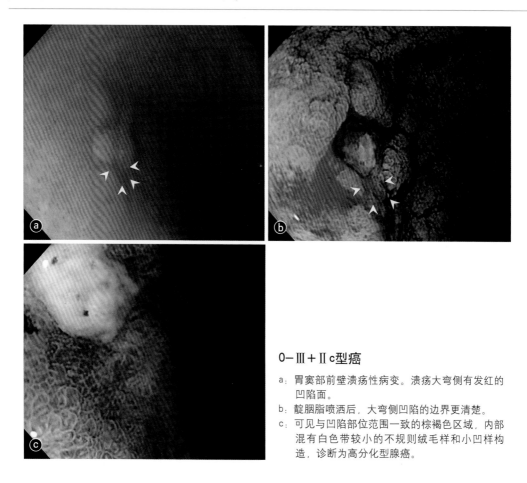

0−Ⅲ+Ⅱc型癌

a：胃窦部前壁溃疡性病变。溃疡大弯侧有发红的凹陷面。
b：靛胭脂喷洒后，大弯侧凹陷的边界更清楚。
c：可见与凹陷部位范围一致的棕褐色区域，内部混有白色带较小的不规则绒毛样和小凹样构造，诊断为高分化型腺癌。

病例3｜幽门前部前壁的溃疡性病变　图7

　　幽门前部前壁可见不规则溃疡性病变，伴有起始部平缓的较高环周堤样隆起。溃疡周围虽然没有明确怀疑为Ⅱc的凹陷面，但从溃疡边缘不整齐、溃疡周围的环周堤样隆起不均匀、存在中间变细等来看疑为癌（图7a）。喷洒靛胭脂观察，可见边缘隆起部分呈微微扩大的区域构造，但无明显的表面构造不规则，无法明确指出黏膜表面有肿瘤（图7b）。溃疡底部被覆白苔，通过洗净除去白苔后，其下方可见细小的绒毛样构造。由于绒毛样的形态明显不规则、大小不等，部分表面构造不清楚，故诊断为高～中分化型腺癌（图7c）。PPI治疗由于药物抵抗，溃疡未能愈合，所以在开放性溃疡的状态下实施了ESD。在肌层正上方进行剥离，包括溃疡底部在内的病变被一次性切除。新鲜切除标本中可见溃疡边缘不规则，溃疡大部分被覆厚白苔，没有白苔的部分明显发红。溃疡口侧有起始部较平缓的较高隆起（图7d），为高分化、中分化型腺癌混杂的肿瘤腺管，溃疡边缘的正常黏膜被黏膜下层的肿瘤块向胃腔侧推挤（图7e）。图7f是放大图像，分别是非肿瘤黏膜（绿）、肿瘤（红）、黏膜肌层（黑）、溃疡表面白苔（蓝）的位置图。癌存在于从溃疡边缘到环周堤样隆起正下方的黏膜下层中，中央部是肉芽组织。图7g在位置图上进行了标示。病变中心部为溃疡，未见肿瘤，环周堤样隆起正下方有向SM2浸润的肿瘤。最终诊断为胃腺癌，0－Ⅲ，tub1＞tub2，pT1b（SM2，2000μm），ly（－），v（－），pHM0，pVM0，14mm×10mm（in 31mm×24mm）。

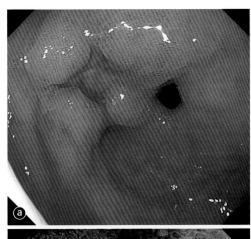
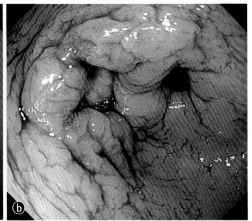
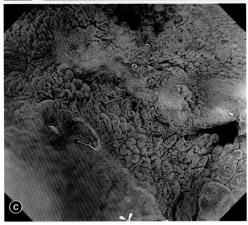

0－Ⅲ型癌

a：幽门前部前壁可见溃疡性病变，伴有起始部平缓的较高周堤样隆起。隆起不均匀，中间变细。

b：靛胭脂喷洒观察，边缘隆起部分可见微微扩大的区域模样，但无明显的表面构造不规则，无法明确指出黏膜表面有肿瘤。

c：NBI放大观察溃疡底部，可见细小的不规则绒毛样构造，诊断为高～中分化型腺癌。

図7

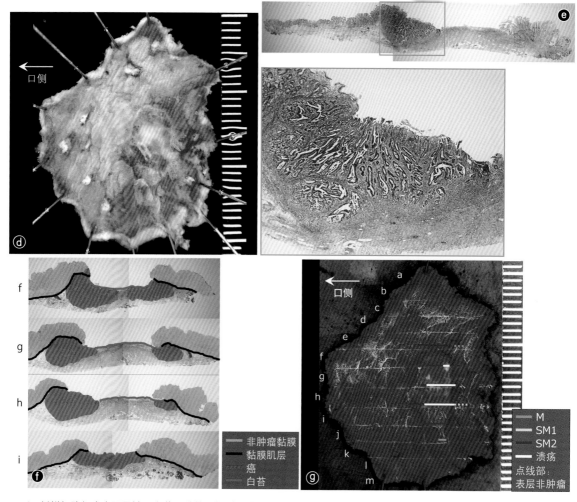

d：新鲜切除标本中可见被厚白苔覆盖的不规则凹陷，周围有起始部平缓的较高隆起。
e：溃疡中央部为肉芽组织，未见肿瘤，边缘的黏膜下层有高分化型腺癌。因黏膜下层的肿瘤形成环周堤样隆起。
f：可见癌仅存在于黏膜下层，溃疡底部的大部分为肉芽组织。
g：最终诊断为胃腺癌，tub1＞tub2，0－Ⅲ，pT1b（SM2，2000μm），ly（－），v（－），pHM0，pVM0，14mm×10mm（in 31mm×24mm）。

伴有Ⅱb型（0－Ⅱa+Ⅱb，0－Ⅱc+Ⅱb）

　　伴有Ⅱb型指的是在表现为Ⅱb型以外的肉眼型癌的边缘延续可见Ⅱb病变。**早期胃癌无论是隆起还是凹陷，都有周边伴有Ⅱb进展的情况，其发生率为4.9%～7.0%[4]~[6]**。与背景黏膜相比，没有明显的凹陷或隆起的Ⅱb区域在内镜下常常容易被忽视，忽视伴随的Ⅱb病变是内镜治疗断端阳性的主要原因。观察病变时，要注意伴有Ⅱb的存在，与远离肿瘤、明显为非肿瘤的背景黏膜进行比较，注意观察病变周边细微的色调差别、黏膜表面构造和血管图像等的不同。Ⅱb进展的侧方诊断正确率最低仅60%，误诊病例中很多都是分化型腺癌而没有进行放大观察的病例。考虑到Ⅱb进展的发生率比较高，所以即使是分化型腺癌而且乍一看觉得边界清楚的病变，也要在内镜治疗时通过NBI放大进行仔细地观察。

另一方面，在进行了NBI放大观察，范围诊断却仍然错误的病例中，以背景黏膜、病变内部都呈绒毛样构造的低异型度高分化型腺癌为多见。此外，在黏膜中间层横向进展型的中分化型腺癌、在间质中浸润、有残存腺管的低分化型腺癌等，病变表面没有肿瘤露出来，即使进行NBI放大观察，也有难以进行侧方范围诊断的情况。需对背景黏膜的萎缩和炎症的程度、肿瘤的表面构造和腺管密度等进行评估，如果怀疑肿瘤表层为非肿瘤黏膜的侧方进展形式，必须进行阴性活检。阴性活检不是毫无目的地取周围4点进行活检，在范围诊断困难的病例中应该选取假定边界的内侧和外侧进行取材检查。

病例4 ┊ 胃体上部大弯后壁混杂发红和褪色的凹陷性病变 图8

胃体上部大弯后壁可见混杂发红和褪色的凹陷性病变。乍一看只有凹陷部分为病变，但其肛侧有微微褪色的血管透见性低下、边界不清的平坦区域（图8a）。NBI低倍放大观察，背景黏膜混杂了密度较低的绒毛样和小凹样构造，凹陷病变内部表面构造不清，口侧边界清楚（图8b）。Ⅱb部分后壁侧在白光下观察边界不清，但NBI放大观察可见病变内部呈现密度较高、白色带狭小的绒毛样构造，点线部分为可能的边界（图8c）。术后结构复原图可见Ⅱb部分是黏膜内癌，Ⅱc的其中一部分为SM浸润（图8d）。ESD后最终诊断为胃腺癌，0－Ⅱb＋Ⅱc，por2＞tub2，sig，pT1b（SM2，510μm），ly（－），v（－），pHM0，pVM0，UL（－），47mm×42mm（in 75mm×66mm）。

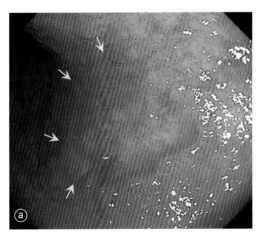

0－Ⅱb＋Ⅱc型癌

a：胃体上部大弯后壁有混杂发红和褪色的凹陷性病变，其肛侧箭头所示部位有血管透见性低下的平坦区域。

图8

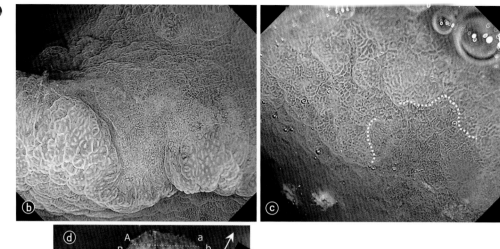

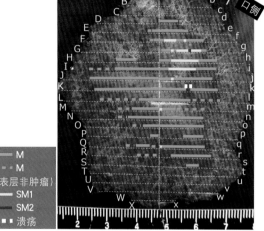

	M
	M
	（表层非肿瘤）
	SM1
	SM2
	溃疡

b：凹陷部分的口侧边界因高度差、表面构造的差别而比较清楚明了。

c：病变肛侧后壁的Ⅱb进展范围，在普通白光下观察边界诊断困难，但通过NBI放大观察表面构造和间质的色调差可确认边界，如点线所示。

d：术后结构复原图可见Ⅱb部分是黏膜内癌，Ⅱc的其中一部分为SM浸润。最终诊断为胃腺癌，0−Ⅱb+Ⅱc，por2＞tub2，sig，pT1b（SM2，510μm），ly（−），v（−），pHM0，pVM0，UL（−），47mm×42mm（in 75mm×66mm）。

结语

　　很多混合型早期胃癌病例在性质诊断、范围诊断、浸润深度诊断上都很困难，要慎重地进行术前诊断，对每一例病变都要仔细地进行研讨。

文　献

1）小野裕之，吉田茂昭：胃癌の深達度診断，内視鏡像から見た深達度診断．胃と腸　2001；36：334-340

2）芳野純治，乾　和郎，若林貴夫，他：早期胃癌の肉眼型―決め方・考え方とその典型像，複合型．胃と腸　2009；44：541-550

3）馬場保昌：胃癌のX線深達度診断の指標．「胃と腸」編集委員会 編：胃と腸ハンドブック．1992，154-165，医学書院，東京

4）小山恒男，高橋亜紀子，北村陽子，他：内視鏡による早期胃癌のⅡb進展範囲診断，NBI拡大の立場から．胃と腸　2010；45：109-121

5）江頭由太郎，藤井基嗣，芥川　寬，他：胃Ⅱb型癌の病理組織学的特徴．胃と腸　2010；45：23-37

6）三島利之，濱本英剛，三宅直人，他：内視鏡による早期胃癌のⅡb進展範囲診断―通常内視鏡の立場から．胃と腸　2010；45：39-48

（石井英治，小山恒男）

4 进行侧方进展范围诊断的各种方法

1）普通内镜，色素内镜

要点：

- 使用普通内镜和靛胭脂喷洒色素内镜进行早期胃癌侧方进展范围诊断效率达到75%～85%。
- 观察前要仔细洗净，注意内镜不要接触病变或周围黏膜。
- 由病变外侧向内侧观察，注意不要忽视细微变化。在难以明确时将色素冲洗后重新观察。
- 对已知的病变信息不要盲目相信，注意空气量、镜头污点等进行仔细观察。
- 合并溃疡瘢痕的癌，形态会出现变化，在范围诊断时要注意。

近年，淋巴结转移阴性的早期胃癌特征更加明确，内镜黏膜下层剥离术（endoscopic submucosal dissection，ESD）获得保险认可，很多医院都在实施手术，所以通过内镜切除的早期胃癌数量在增加。在外科切除过程中需进行准确的范围诊断自不必说，在内镜的切除中同样是必不可少的。因轻率的观察导致范围诊断错误的话，会使得癌发生残留，最终可能会引起复发而不得不进行再次切除。此外，从治疗的技术层面和安全性、花费时间等方面考虑，也需要避免不必要的切除。

本节叙述了采用普通内镜和靛胭脂喷洒后的色素内镜进行侧方进展范围诊断，对其诊断精度、诊断策略、容易犯的错误进行论述。

诊断精度

一般情况下我们可以通过普通白光内镜来观察肿瘤与非肿瘤的高度差引起的隆起或凹陷，色调差或色调变化引起的褪色、发红，肿瘤表面的不平整产生的黏膜粗糙等变化来进行范围诊断。然后我们可以通过靛胭脂喷洒对比的方法来强调隆起、凹陷和黏膜粗糙等。但是有时喷洒后反而褪色、发红等色调的变化变得不明显，使得判断更加困难，这时要暂时洗净靛胭脂，将其从病变上除去，进行再次观察。

通过普通内镜进行早期胃癌范围诊断的结果在以前就有报告，长南等[1]为83.8%

（98／117，包括类似早期胃癌的进展期癌），田邉等[2]为85.4%（140/164），Kawahara等[3]不喷洒靛胭脂的普通内镜诊断效率为50.0%，靛胭脂喷洒色素内镜的诊断效率为75.9%。我们以前也研究过包括靛胭脂喷洒的普通内镜进行早期胃癌范围诊断的效率，结果为78.8%（302/385）[4]。在我们的研究中，所有病例均为内镜切除、详细进行病理研究的患者，所有病例再次进行复核诊断以确定病变范围，将"范围诊断困难的病例"定义为"无法确定的病变边界占2/3周以上"和"病变2/3周以上可确定范围，但治疗时至少有1处标记从病变边缘被错误地标记到病变内侧"。或许是由于条件较为严格，所以与现有的报告相比，诊断效率稍低，接近于Kawahara等靛胭脂喷洒色素内镜75.9%的诊断效率。Kawahara等采用2名内镜医生进行复核诊断，使用图形软件进行病变边界全周描绘，并将其与病理进行比较，可以说条件很严格。

以上的评价方法虽然不同，但是总的来说，**包括靛胭脂喷洒的普通内镜对早期胃癌范围诊断的效率在75%～85%**。

在我们的研究中对导致范围诊断困难的因素进行了多变量分析，主要是"病变长径31mm以上""主要组织类型为未分化型""黏膜表层混杂有分化型占优势的病变""有溃疡瘢痕""有0-Ⅱb成分"。术前内镜中观察到31mm以上较大的病灶或溃疡瘢痕，或活检中确认是分化和未分化混合型的，在其范围诊断中要慎重。0-Ⅱb成分的有无在术前常难以评价，对这种病例的处理可以采用在另外章节中描述的醋酸法或NBI、AFI等新方法。

诊断策略　策略

● 1. 观察前

▷ 认真洗净

在本院，术前准备我们让患者服用含有链霉蛋白酶40000单位，Gascon® 80mg，碳酸氢钠2g的溶液100mL。但即使进行了术前准备，一些患者胃内仍然常附着黏液。病变附着黏液时，当然有必要除去黏液，但要注意不能导致病变出血，因此不要直接向病变处冲洗，而应考虑重力的方向，从病变周围淋洒Gascon水，以达到洗净病变表面的目的。作者本人一直是**首先用Gascon水轻轻洗净表面，然后用术前准备所用的含链霉蛋白酶的液体洗净，最后用Gascon水将病变表面的黏液和链霉蛋白酶洗净**。此外，在色素喷洒后仍然有黏液残留的话，也要重新洗净，再次喷洒靛胭脂。

▷ 色素内镜后进行放大观察

近年，NBI并用放大内镜的价值常被报告，很多医院也采用这种方法。放大观察时需靠近病变和病变周围，所以常常发生由于内镜接触导致病变和病变周围黏膜发红、肿胀、出血的情况。放大观察后再喷洒靛胭脂，发红、肿胀的部分会常常由于不吸收色素而被凸显出来。此外由于出血而导致色素无法附着，或者病变粘上了血液，这些都会使病变范围难以确认(图1)。为避免这些情况的发生，**作者采取首先普通观察→中距离的NBI中等放大观察（对**

准焦距）→靛胭脂喷洒色素内镜观察→除去色素进行接近NBI放大观察这样的顺序。色素喷洒后酌情通过非NBI放大的方法进行表面观察。

病例1 ┊ 胃窦部大弯侧0-Ⅱa病变　　图1

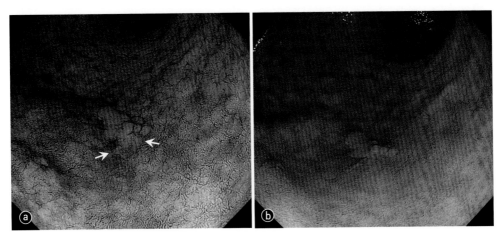

a：放大观察后喷洒靛胭脂，病变口侧有淡淡的不吸收色素的区域（箭头所示）。此外，从病变至口侧大弯侧可能因内镜的接触而有微微不吸收色素区。

b：醋酸-靛胭脂混合液（Acetic acid-Indigocarmine Mixture，AIM）喷洒后内镜所见，图1a所见的病变口侧不吸收色素的区域和周围的黏膜一样有色素附着。

▶ 在内镜接触前进行观察

如前所述，由于内镜的接触使得局部黏膜发红、肿胀，会导致细微的范围诊断发生困难。为避免出现这种情况，贲门部、幽门部的病变自不必说，对于胃体下部至胃角部大弯的病变，在观察其肛侧前需要先进行仔细地观察，然后再采用色素内镜观察。另外，在胃镜插入十二指肠降部进行吸气时，胃角部小弯到后壁的病变，有时会与内镜产生摩擦，因此同样有必要提前进行观察（图2）。此外，在吸引胃体上部至穹隆部大弯的积水时，也要注意不要吸到同部位存在的病变或病变周围的黏膜而造成损伤。

病例2 胃角小弯后壁的u-Ⅱa+Ⅱc病变   **图2**

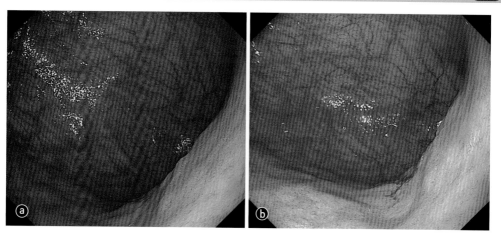

a：内镜插入时没有出血。
b：内镜插入十二指肠降部后，病变有出血。

2. 观察

▷ 由外而内

通常，观察者的目光会被病变中比较明显的地方所吸引，而从这个地方出发由内而外地追踪病变范围。但病变存在2段、3段变化时，会在最初变化的地方就做出"病变就到此为止了"的判断，而做出比本来范围要小的误诊。为防止这样的误诊，与消化道X线造影检查读片时一样，不是"由内而外"，而应该**"由外而内"**地来追踪黏膜的变化（图3）。而且要留心上述的变化，"由内而外"地来判断病变的累及范围。因此，进行色素喷洒不要仅仅局限于病变部位，而要扩大范围喷洒。

病例3 之前医生介绍仅描述为"早期胃癌"的病例   **图3**

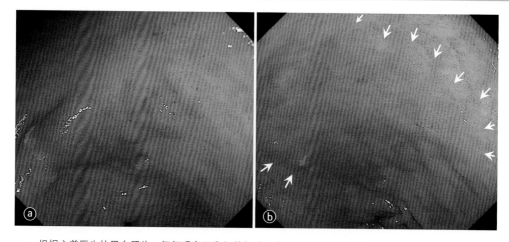

a：根据之前医生的黑白照片，仅仅观察了发红的部分，考虑此处为病变部位。
b：经过由外而内地观察后，发现部分界线不清楚，如箭头所示，从发红部分到口侧、前后壁有范围较大的血管透见不佳的区域。

▶ 不要忽视细微变化

伴有0-Ⅱb部分的病变在色素喷洒下也不会出现明显的高度差和颗粒状变化等改变，这样的病变在普通内镜观察下可见黏膜下层的血管透见性和周围相比稍差，靛胭脂喷洒后黏膜表面的构造稍显粗糙（图4）。不要忽视这些变化而做出"病变范围到此为止"的判断，要仔细观察，**牢记病变累及到什么地方都是有可能的**。此外，在隆起、凹陷等变化不明显时，**不要从正面，而要从切线方向进行观察**，这样更容易清楚地看出高低差，更能有效地做出范围诊断。

病例4：之前医生介绍为"20mm大的溃疡合并0-Ⅱa病变"的病例　　图4

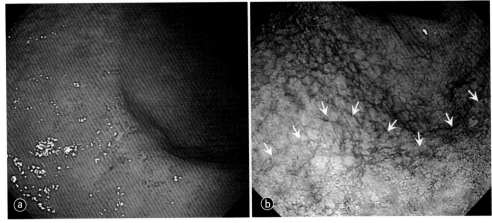

a：之前医生以"20mm大的溃疡合并0-Ⅱa病变"介绍来的病例。
b：色素喷洒后内镜观察，可见病变从胃体下部越过胃角部直到肛侧，存在广泛的粗糙黏膜面（箭头所示）。病理所见，大范围的手拉手型/横行型0-Ⅱb病变累及肛侧、后壁侧。

▶ 情况不明时除去色素

如前所述，仅有血管透见程度低下变化的病变、萎缩区域中高度差不明显的未分化型癌等，在靛胭脂喷洒后有时反而会难以判断病变的进展范围。此时需仔细去除色素进行观察。色素内镜并非一定优于普通白光内镜，**在色调、血管透见程度的变化等方面，普通白光内镜会更加有效**。

容易犯的错误

▶ 不要盲目相信已知的信息

以介绍医生的介绍信和之前检查的情况为基础进行精查内镜时，已知的信息很重要，但是也要注意已知的信息并非一定准确。病变的数量，甚至病变自身形态或累及范围也可能和之前的检查情况完全不同。所以不要盲目相信已知信息，**要以全新的态度进行精查**。

▷ 不要过量充气

与消化道X线造影检查一样，凹陷较浅的病变在过量充气后病变过度伸展，会导致难以看出凹陷。当然有充足的空气量拍出清楚的照片很重要，但是减少空气量有时会使病变更清楚。不仅在了解病变的硬度时，在病变范围诊断时也要**变化充气量来进行观察**（图5）。

病例5 ┆ 胃体下部小弯的微小0-Ⅱc病变　　　　图5

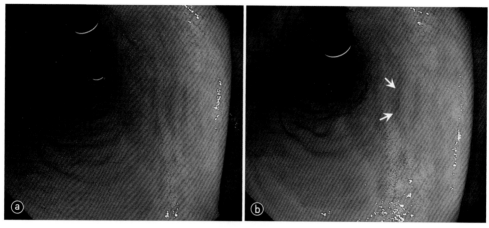

a:空气量大时仅看到有稍微发红。
b:减少空气后更容易看出病变的凹陷（箭头所示）。

▷ 保持镜头的清洁

进行精查时，镜头角落可能会沾上黏液或沾上一些色素。检查时可能没有留意到，但在检查后再审视时会导致重要的部分无法看清，无法发现细微的变化。为避免出现这样的情况要时时保持镜头的清洁。在前端安装了镜头罩的话，有时也会积存水或色素，导致视野的一部分被遮蔽（图6）。特别是在进行胃体部小弯侧仰视观察时，很难保持镜头清洁，常常就这样拍照了。此时可以首先采用俯视状态观察，**通过重力作用让积存的水或黏液向活检钳孔移动再进行抽吸**。要进行仔细观察是不能怕费事的。

病例6┊胃体下部小弯的0-Ⅱc病变　图6

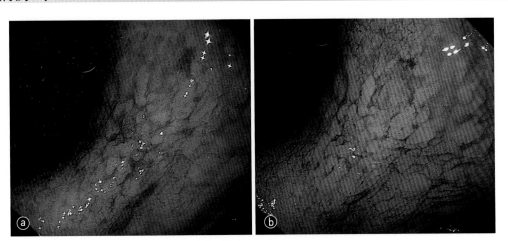

a：整个画面发绿，很难仔细进行观察。
b：清洗镜头后，可以更清楚地进行观察。

▶ 病变并非总是呈类圆形向外扩散

　　凹陷型早期胃癌常呈内侧凸起的形状，但基本上我们常常认为"癌大部分呈类圆形扩散"，大部分癌也确实呈现出这种扩散方式。因此我们在病变周围进行"4点"活检标记时，也常标记为"类圆形"。但是伴有溃疡瘢痕的病变在愈合过程中黏膜常被牵拉，或溃疡发生脱落时，**可能会发生扭曲**（图7）。也有少数情况，即使不伴有溃疡瘢痕，病变范围也会出现比较特殊的扩大。范围诊断时要对病变界线不间断地追踪，不能觉得"病变就是这个范围"而按照类圆形来马虎地追踪边界线。

病例7┊胃体中部大弯侧溃疡合并0-Ⅱc病变　图7

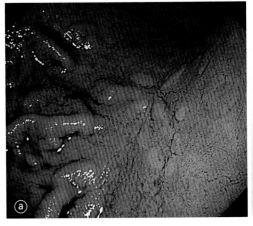
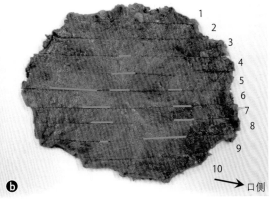

a：色素喷洒后内镜所见呈椭圆形。
b：病理所见，病变范围呈斑斑驳驳的比较特殊的扩大。

结语

　　本部分我们对采用普通内镜和色素内镜进行侧方进展范围诊断时的诊断精度、诊断策略、易犯的错误进行了论述。内镜检查毕竟还是人所进行的检查，不可能绝对准确，同时癌也不是按照我们所确定的规则表现出其形态。我们要意识到检查存在局限性的同时，在可能的范围内竭尽所能，牢记现在自己所做的可能就决定了患者的一生，务必真挚地进行检查。

文　献

1）長南明道，望月福治，池田　卓，他：平坦・陷凹型早期胃癌の口側浸潤範囲の内視鏡診断能の検討．Gastroenterol Endosc　1992；34：775-783

2）田邉　寛，岩下明徳，原岡誠司，他：病理学的にみた早期胃癌に対する ESD 切除成績と範囲診断困難例の特徴——一括完全切除例と分割切除例の対比を含めて．胃と腸　2006；41：53-66

3）Kawahara Y, Takenaka R, Okada H, et al：Novel chromoendoscopic method using an acetic acid-indigocarmine mixture for diagnostic accuracy in delineating the margin of early gastric cancers. Dig Endosc　2009；21：14-19

4）吉永繁高，後藤田卓志，小田一郎，他：範囲診断のための精密検査　通常内視鏡．胃と腸　2009；44：650-662

（吉永繁高，九嶋亮治）

4 │进行侧方进展范围诊断的各种方法

2）NBI放大内镜
①基于表面微细构造和微小血管图像的AB型分类法

要点：

- 我们的NBI放大分类是把乳头状、颗粒状构造内有环状血管的归为A型，类圆形、管状的腺管开口和围绕着的网格状血管，有其中一种或两种表现的归为B型。
- NBI放大观察时，首先通过低倍、中倍放大从病变外的非肿瘤部位向肿瘤部位观察，确定其界线非常重要。
- 确定边界线后，通过高倍放大观察诊断病变的表面微细构造和微小血管构造图像。
- 病变诊断为癌后，通过低倍、中倍放大全周性地进行癌的侧方进展范围诊断。

NBI、AFI、FICE等的图像增强内镜（Image Enhanced Endoscopy，IEE）技术开发出来后，特别是NBI并用放大内镜用于早期胃癌诊断有了飞跃性的普及。NBI光对黏膜表层的微小血管显示比白光更清楚，同时也可以很好地显示黏膜表层的表面微细构造。另一方面，由于ESD技术的出现和普及使得医生可以一次性切除任意大小的肿瘤，从肿瘤根治的角度来看，ESD术前的早期胃癌侧方进展范围诊断的重要性是无可比拟的。可以说NBI放大内镜和ESD对于早期胃癌就像是车子的两个轮子一样缺一不可。在本节中，针对早期胃癌的NBI放大内镜诊断，就我们的侧方进展范围诊断的实际操作过程（技巧和要领），以及疑难病例和极端困难的病例进行论述。

针对早期胃癌的NBI放大内镜诊断

现在非常普及的ESD技术可以精确地切除任意范围病变，所以早期胃癌的侧方进展范围诊断非常重要，一定要非常准确。ESD虽然可以精确切除任意部位和大小的肿瘤，但如果术前范围诊断错误的话，也会导致残留和复发。对于残留、复发病变往往难以再次实施ESD，也会给患者带来额外的负担。要进行正确的范围诊断，在一直以来的普通内镜和靛胭脂色素内镜的基础上，必须要进行仔细的NBI放大内镜观察。

针对早期胃癌的NBI放大内镜，其基本要点是癌的表面微细构造和微小血管图像的异常。胃癌的表面微细构造和周围非肿瘤部位相比，大小和排列不规则，腺管密度高，有时呈现结构缺失。微小血管图像常呈直线的、螺旋状的走行异常、排列混乱、血管粗细不等。迄今为止胃癌的NBI放大内镜诊断报告，共同点都是结合构造和血管所见而进行分析的，但具体用语和分类因报告者的不同而不同。

Yao等人[1)]的VS分类系统把微血管图像（V：microvascular pattern）和表面微细构造（S：microsurface pattern）分别分为规则、不规则、缺失，以这种组合作为诊断基准，前提是必须有明确的边界线（demarcation line，DL）。不规则微血管模式指的是血管不均一，形态多样，大小不等，粗细不同，分布呈非对称性，排列不规则。不规则微结构模式指的是边缘腺窝上皮（marginal crypt epithelium，MCE）的形态不规则，长度和宽度不固定，分布也呈非对称性，排列不规则。确认伴有边界线的不规则微血管模式或不规则表面微细结构模式即可诊断为癌。Nakayoshi等人[2)]根据血管类型和组织类型的相关性，又将血管分为分化型腺癌特有的细小网格样类型（fine network pattern）和低分化型腺癌特有的螺旋状类型（corkscrew pattern）。此外，Yagi等人[3)]将胃癌的NBI放大分类分为由筛孔状（mesh pattern）、袢状（loop pattern）、断裂状（interrupted pattern）组成的微小血管分类和由反映边缘腺窝上皮的白色带（white zone）组成的黏膜构造。小山等人[4)]将表面构造划分为小凹（pit）样构造和绒毛（villi）样构造，根据其有无"形状不规则""大小不等"，再根据血管构造有无"粗细不同""走行不规则"，从而进行胃癌的诊断。总之，NBI观察所见相同，但是用语和分类各异，希望今后能有统一的诊断标准。

▶ 分化型早期胃癌的NBI放大所见分类

我们[5)]也是基于表面微细构造和微小血管像对分化型早期胃癌NBI放大观察基本所见进行分类的（表）。**总的分类是乳头、颗粒状构造内有环状血管的归为A型（图1），类圆形、管状的腺管开口和围绕着的网格状血管，有其中一种或两种表现的归为B型（图2）**，以此进行病变的性质诊断和侧方进展范围诊断。同时，如果是**A型和B型的微细构造模糊不清或出现独立于腺管结构的走行异常的微小血管列为C型（图3）**。另外，周围非癌黏膜的NBI放大所见按照八木等人的A−B分类方法进行描述。

表 分化型黏膜内癌NBI放大所见分类

	表面微细构造	微小血管像
A	乳头状、颗粒状	环状血管
B	类圆形、管状开口	网格状血管
C	不属于A或B型，表面微细构造模糊不清或出现走行异常的微小血管，归为C型。	

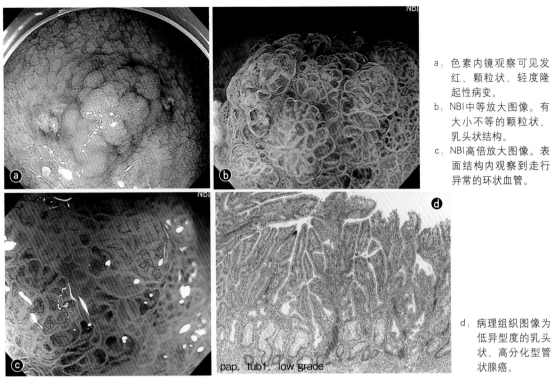

a：色素内镜观察可见发红、颗粒状、轻度隆起性病变。

b：NBI中等放大图像。有大小不等的颗粒状、乳头状结构。

c：NBI高倍放大图像。表面结构内观察到走行异常的环状血管。

d：病理组织图像为低异型度的乳头状、高分化型管状腺癌。

图1 A 型（颗粒状构造、环状血管）

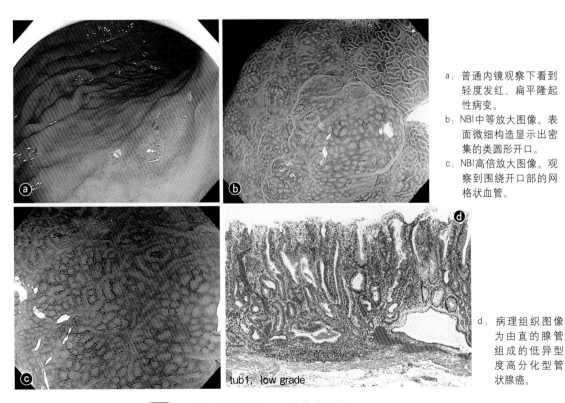

a：普通内镜观察下看到轻度发红、扁平隆起性病变。

b：NBI中等放大图像。表面微细构造显示出密集的类圆形开口。

c：NBI高倍放大图像。观察到围绕开口部的网格状血管。

d：病理组织图像为由直的腺管组成的低异型度高分化型管状腺癌。

图2 B 型（类圆形开口、网格状血管）

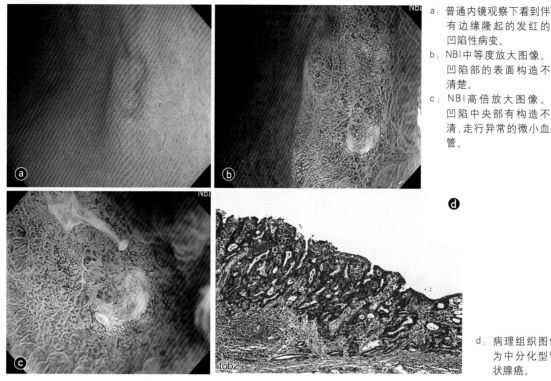

a：普通内镜观察下看到伴
　有边缘隆起的发红的
　凹陷性病变。
b：NBI中等度放大图像。
　凹陷部的表面构造不
　清楚。
c：NBI高倍放大图像。
　凹陷中央部有构造不
　清,走行异常的微小血
　管。

d：病理组织图像
　为中分化型管
　状腺癌。

图 3　C 型（构造不清、异常走行血管）

侧方进展范围诊断相关技巧和要点　　策 略

　　患者服用链霉蛋白酶20000单位，碳酸氢钠1g，Gascon水80mL进行术前准备。再用Gascon水充分除去胃内黏液。我科使用的放大内镜为GIF-H260Z(奥林巴斯公司)，放大观察时内镜前端需加上镜头罩，一般为黑色橡胶制镜头罩（MB46，奥林巴斯公司）或透明帽（D-12042，奥林巴斯公司），镜头罩插入内镜前端到普通倍率下画面上基本看不到的程度。在胃内，由于呼吸和心跳搏动的影响，稳定保持病变和内镜之间的距离很困难，装上镜头罩就可以避免这种影响。此外通过将NBI的构造强调功能设定为B模式的level 8，色彩模式为0，可以更清楚地观察到黏膜表面微细构造和微小血管图像。

ESD时NBI放大观察的实际过程

　　①非癌部位的观察：在普通内镜观察发现癌后，用低倍、中倍放大接近可能为界线部位的稍外侧（非癌部位）。此时不是仅仅通过推、拉内镜接近，诀窍是**通过充气和吸气来获得与病变的恰当距离**，过于接近会导致病变出血而无法进行仔细观察。同时**放大观察时稍进行水洗，不使用Gascon水，而使用生理盐水的话，可以抑制黏液渗出，所以更加有效**。

　　②癌部位的观察：用这个倍率观察到非癌部位为相当于八木等人放大观察分类中的胃炎，再用同样倍率向内侧（癌部位）进行观察，确定边界线。然后，在边界线处调至最大

放大倍率，观察癌部位的表面微细构造和微小血管图像，确定癌的类型。

　　③界线诊断（侧方进展范围诊断）：接下来，**对判断为界线的部位根据NBI放大所见进行仔细观察**，进行侧方进展范围诊断。如果是较小病变的话，保持低倍、中倍放大，沿着边界线通过慢慢地调节内镜角度操作或空气的出入来追踪观察病变的全周，对界线不明确的部位通过高倍放大再进行诊断。如果是广泛的病变，通过低倍放大来全周性地观察病变的范围，低倍放大不明确的部位，再通过中倍、高倍放大来判断界线。

　　④标记：通过这样观察，最后通过低倍放大追踪观察界线，全周性地进行标记。我们在边界线上任意标记2个点，然后将NBI放大所见和病理组织所见进行对比研究。

病例1 ┊ 范围广泛的0-Ⅱb病变　　　　　　　　　　　　　　　　　　　　　**图4**

　　胃窦部后壁普通内镜观察，病变的界线不清楚（图4a）。但对白框范围内进行NBI放大观察，可以看到癌部位有大小不等的颗粒状、乳头状构造和密集的类圆形腺管开口和不规则的微细血管，如箭头所示可看出其界线（图4b）。胃窦部小弯侧普通内镜观察也界线不清楚（图4c），但NBI放大观察，可见癌部位大小不等的颗粒状构造内有环状血管，如箭头所示可追踪界线（图4d）。普通内镜观察胃体中部大弯前壁（图4e）、胃体中部后壁（图4g）同样界线不清，通过NBI放大观察，也可看到大小不等的小型颗粒状构造内伴有粗细不等的不规则微小血管（图4f）和构造不清、走行异常的血管（图4h），分别如箭头所示进行了范围诊断。按上述方法采用NBI低倍放大全周观察，进行侧方进展范围诊断，进行标记（图4i，j），虽然病变是从胃窦部到体上部的前壁、小弯、后壁的广泛性病变，但没有显示出SM浸润的迹象，通过ESD进行了一次性切除（图4k，l）。切除标本固定照片如图（图4m）。切除标本直径为205mm×110mm。如红线部所示可见中分化型、高分化型黏膜内管状腺癌，脉管侵袭阴性，切除断端阴性，0-Ⅱb，肿瘤直径180mm×85mm（图4n）。图4n病变肛侧白框的病理组织图像为局限于黏膜内的中分化型腺癌，与肠上皮化生的非肿瘤部位无高低差（图4o，p）。此病例为MUC5AC，MUC6阳性，MUC2，CD10阴性的胃型胃癌。

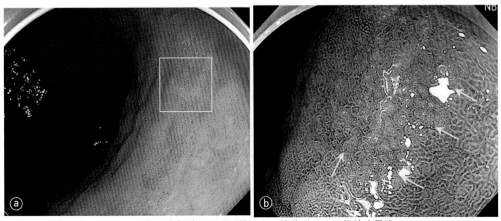

a，b：胃窦部后壁。NBI放大图像，观察到A型、B型的混合，箭头所示为可能的边界线。

病变范围广泛，在普通内镜下也观察不清时，有时也可以一开始就放人观察癌的部分，继而向外侧（非癌部位）观察来确定界线。本病例是在别的医院通过食道胃十二指肠内镜检查（EGD）诊断为胃体中部小弯直径30mm的癌，而介绍来我院的。图4b的界线确定过程是，从体中部小弯明显为癌的部位进行NBI放大观察，向边缘移动，直到确认为非癌部位，从而发现其边界线。

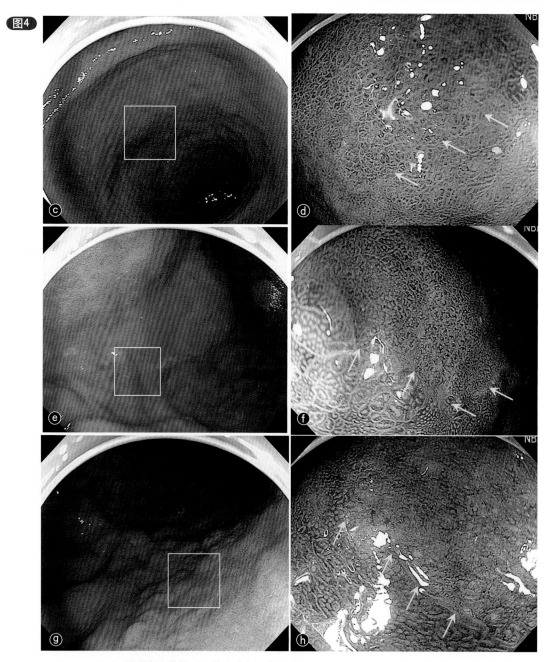

c，d：胃窦部小弯侧。NBI放大观察，确认为A型，箭头所示为边界线。
e，f：胃体中部大弯前壁。NBI放大图像，箭头所示内侧为A型。
g，h：胃体中部后壁。NBI放大图像，为C型，界线清楚明了。

图4

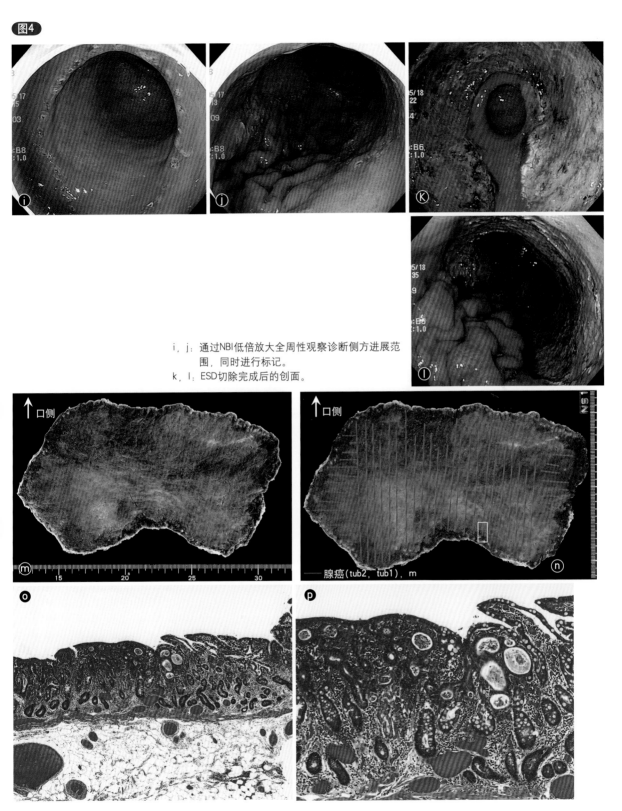

i，j：通过NBI低倍放大全周性观察诊断侧方进展范围，同时进行标记。
k，l：ESD切除完成后的创面。

腺癌（tub2，tub1），m

m：切除标本固定照片。切除标本大小为205mm×110mm。
n：如红线部所示可见中分化型、高分化型黏膜内管状腺癌，肿瘤大小180mm×85mm
o，p：病理组织图为局限于黏膜内的中分化型腺癌，与非肿瘤部无明显高低差。

病例2┊部分范围诊断困难的轻度隆起性病变　　图5

　　普通内镜观察胃体下部小弯有血管透见较差的褐色和发红混杂的轻度隆起性病变，前壁侧界线不清（图5a）。醋酸喷洒后仍然难以进行范围诊断（图5b）。在附近标记1个点，以此为基准进行NBI放大观察（图5c，d）。黄色箭头右侧见大小不等的乳头状、颗粒状构造内有环状血管，可诊断为A型的分化型腺癌。周围黏膜为小型的、大小均一的表面构造，诊断为符合八木等人的A-1型胃炎，可由此确定范围。ESD切除标本固定照片中，红线部分为包含部分中分化的高分化型黏膜内癌（图5e）（与图5b，c，d的蓝色箭头标记对应）。癌部位的病理组织图像，表层呈腺窝上皮样分化倾向，中间层有腺管蛇行扭曲及融合的表现（图5f）。

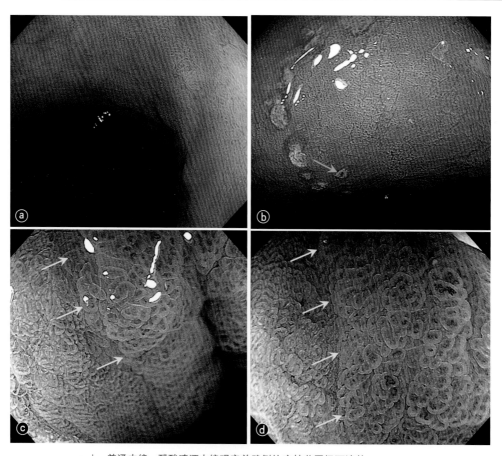

　　a，b：普通内镜、醋酸喷洒内镜观察前壁侧的病灶范围极不清楚。
　　c，d：前壁侧NBI放大图像可见黄色箭头右侧的癌部位呈A型改变。

图5

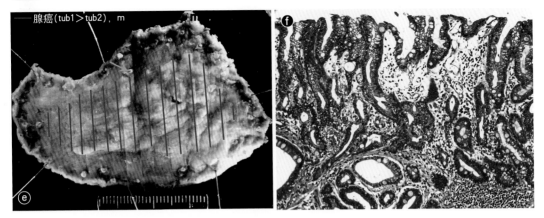

e：切除标本固定照片。红线部分为分化型腺癌。蓝色箭头标记与b，c中蓝色箭头对应。
f：癌部位的病理组织图像。

侧方进展范围诊断困难的病例、极端困难的病例

一直以来，对于分化型早期胃癌中具有胃型性质或没有明显高低差的Ⅱb进展部分，在普通内镜、色素内镜观察下其界线极不清楚，医生常会担心对病变侧方进展范围的误诊。在我科，对NBI放大分类和癌的黏液性质进行研究，发现乳头状、颗粒状构造的A型胃癌的黏液性质多为胃型和胃型为主的胃肠混合型，**在这种A型的胃癌中，周围非癌黏膜呈现胃炎放大分类的A1或A2的鳞状或颗粒状构造。癌部位和非癌部位的构造相似是导致普通内镜、色素内镜下范围不清楚的原因。**但是因为癌部位的乳头状、颗粒状构造和周围黏膜相比，大小不等，环状血管也有扩张、走行不整齐，所以下述病例也可通过NBI放大观察进行范围诊断。

病例3：癌部位、非癌部位构造相似的隆起性病变 图6

胃窦部小弯呈现轻度发红，中心轻微凹陷的隆起性病变（图6a）。图6a白框的NBI中等放大图像可见病变稍呈茶褐色，可观察到形态多样和大小不等的颗粒状、乳头状构造，但由于周围黏膜也呈现同样的构造，所以其界线不清楚（图6b）。NBI高倍放大观察，与周围黏膜间的结构区分较为清楚，上述区域内可看到不整齐的环状血管，可以确定病变范围（图6c）。在确定的边界线外侧约1mm处标记（图6d）。将NBI图像和切除标本的标记进行对照，红线部位可确认为黏膜内高分化型腺癌，病理组织图像标记也得到确认，界线诊断正确（图6e，f）。

图6

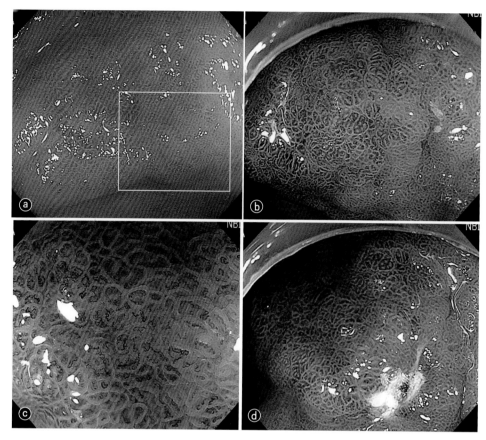

a：中心稍凹陷的轻度隆起性病变。
b：a白框的NBI中倍放大像，界线不清。
c：NBI高倍放大观察，病变为A型。
d：在确定的边界线外侧约1mm处标记。

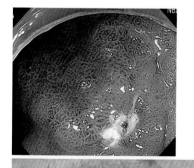

e，f：将NBI图像和切除标本的标记进行对照，红线部可确认有黏膜内高分化型腺癌，病理组织图像标记也得到确认，界线诊断正确。

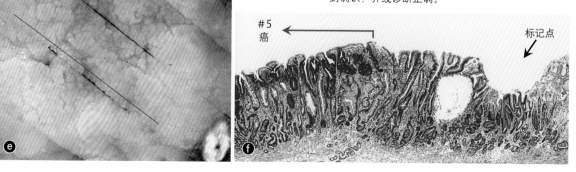

由于NBI光波长较短，原则上无法观察到黏膜深层的血管。因此，没有露出表层的癌以及不在表层附近的病变，即使使用NBI放大也不能正确地进行范围诊断。这种病变包括病理组织学上在黏膜中层、深层沿着腺颈部侧方进展的中分化型、低分化型腺癌。表层腺窝上皮即使为非肿瘤，癌如果进展到表层附近，存在表面微细构造的大小不等，环状血管扩张、走行不规则，也可以由此确定进展范围，但ESD后的病理诊断也可能是断端阳性。因此，现阶段低分化型腺癌必须要通过病变周围4点活检来决定范围的大小。

病例4┊NBI放大观察不能进行范围诊断的凹陷性病变　　图7

普通内镜观察胃体中部大弯有界线比较明显的褪色的凹陷性病变（图7a），在色素内镜下凹陷边缘也很明显（图7b）。接下来进行病变肛侧凹陷界线部位的NBI放大观察（图7c）。黑框的NBI放大观察可见表面微细构造消失、模糊不清，同时可见螺旋状的微小血管（图7d），病理组织检查可见直至表层都存在印戒细胞癌和低分化型腺癌，没有腺窝上皮存在（图7e）。肛侧黄框的NBI放大所见虽为稍微不清楚的表面微细构造，张开的腺窝部有扩张的高密度的螺旋状微细血管（图7f），病理组织图像可见腺窝上皮有部分残存，癌进展到表层附近（图7g），至此通过NBI放大观察可确定癌的范围。但是，肛侧的红框NBI观察发现完全无法将其和周围胃炎的变化做出区分，不能判断癌的有无（图7h），病理组织图像可见有残留的腺窝上皮，黏膜的中层、深层有低分化型腺癌、印戒细胞癌（图7i），无法通过NBI放大观察确定这个部位的进展范围。

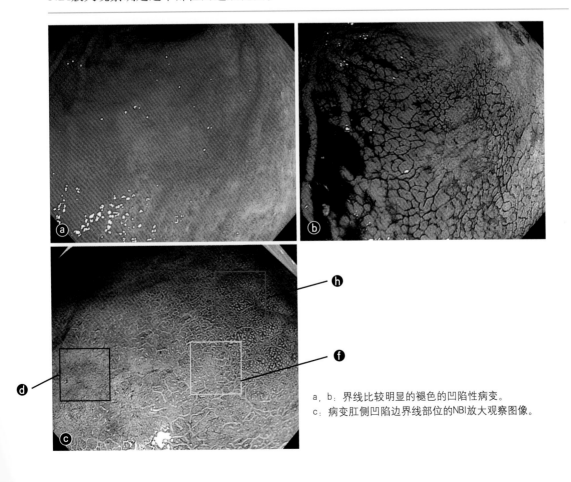

a，b：界线比较明显的褪色的凹陷性病变。
c：病变肛侧凹陷边界线部位的NBI放大观察图像。

图7

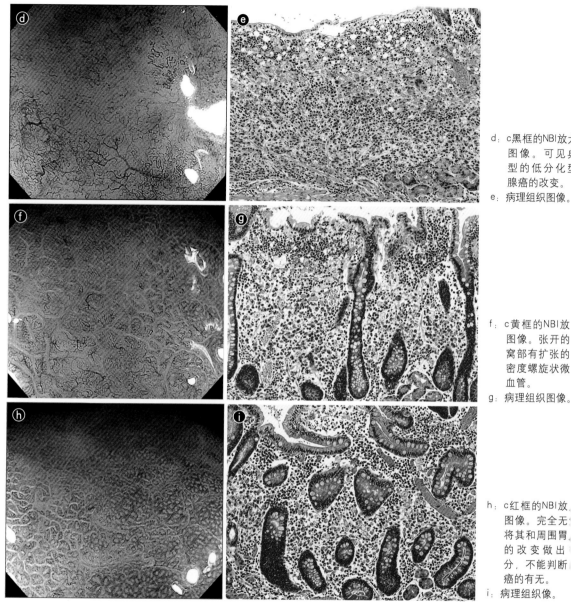

d：c黑框的NBI放大
图像。可见虫
型的低分化型
腺癌的改变。
e：病理组织图像。

f：c黄框的NBI放大
图像。张开的
窝部有扩张的
密度螺旋状微
血管。
g：病理组织图像。

h：c红框的NBI放大
图像。完全无
将其和周围胃黏
的改变做出
分，不能判断
癌的有无。
i：病理组织像。

文　献

1）Yao K, Anagnostopoulos GK, Ragunath K：Magnifying endoscopy for diagnosing and delineating early gastric cancer. Endoscopy 2009；41：462-468

2）Nakayoshi T, Tajiri H, Matsuda K, et al：Magnifying endoscopy combined with narrow band imaging system for early gastric cancer：correlation of vascular pattern with histopathology (including video). Endoscopy 2004；36：1080-1084

3）Yagi K, Nakamura A, Sekine A, et al：Magnifying endoscopy with narrow band imaging for early differentiated gastric adenocarcinoma. Dig Endosc 2008；20：115-122

4）小山恒男，高橋亜紀子，北村陽子，他：内視鏡による早期胃癌のⅡb進展範囲診断―NBI拡大内視鏡の立場から．胃と腸 2010；45：109-122

5）小林正明，竹内　学，橋本　哲，他：内視鏡による早期胃癌のⅡb進展範囲診断―NBI（narrow band imaging）拡大内視鏡の立場から．胃と腸 2010；45：123-131

（竹内　学，小林正明，橋本　哲）

4 | 进行侧方进展范围诊断的各种方法

3）NBI放大内镜
②注意观察表面构造（绒毛样／小凹样）和血管构造（网格状结构的有无）

要点：

- NBI放大观察需注意表面构造和血管构造。
- 表面构造分为绒毛样和小凹样。
- 侧方进展范围诊断中重要的是从外侧向癌的部位进行观察。
- NBI放大观察的极端困难病例：①背景黏膜为绒毛样，癌部位与之类似，也为绒毛样；②未分化型癌。

联合使用NBI和放大功能进行癌诊断的方法在增加，但要熟练使用，需要充分理解NBI放大的方法和观察的要点，特别是需行ESD的病例更要进行精密的侧方进展范围诊断。

准备

NBI放大观察最好在镜头前端装上前端透明镜头帽。镜头帽的长度也要考虑，高倍放大为2mm，中等放大为3～4mm，隆起型病变要长，凹陷型病变要短。放大观察时如接触黏膜会发生出血和黏液分泌而造成观察困难，要努力做到小心地观察和敏捷地诊断。

NBI放大内镜观察所见的基本要点[1]

NBI放大内镜观察的是"表面构造"和"血管构造"，其合适的放大率不同。**首先用中倍放大观察"表面构造"，然后用高倍放大观察"血管构造"。**

▶ "表面构造"的观察

表面构造总体分为"绒毛样"和"小凹样"。"绒毛样"指的是白色带（white zone）包围的指状或绒毛样构造。"小凹样"即是孔，大的孔显示为黑色。但是由于腺窝边缘上皮对光的杂乱反射，小的孔显示为白点。

胃内有贲门腺、胃底腺、幽门腺，没有萎缩的胃底腺区域呈"小凹样"，贲门腺、幽门腺呈

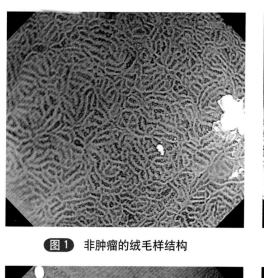

图1　非肿瘤的绒毛样结构

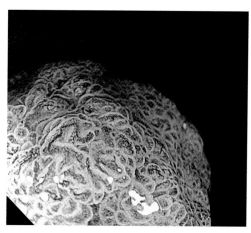

图2　分化型癌的绒毛样结构

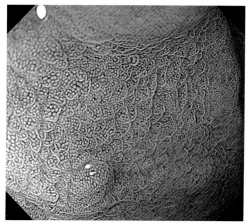

图3　非肿瘤的小凹样结构

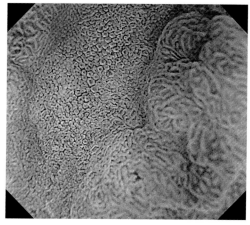

图4　分化型癌的小凹样结构

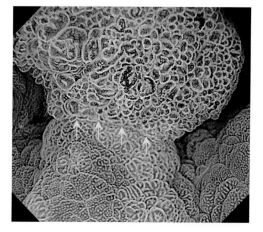

图5　分化型癌表面构造的差异

表面构造差异明显，边界清楚可以追踪。

"绒毛样"。受到萎缩或肠上皮化生的影响，腺体构造会有各种变化。

对这些情况要注意有无"不规则"，有无"大小不等"和"密度"的高低，"绒毛样"还要注意观察有无融合。此外和背景黏膜相比**有无界线**也很重要。

图1为非肿瘤的绒毛样结构。绒毛没有不规则，也基本没有大小不等，白色带（white zone）保

存完好。图2为分化型癌的绒毛样结构，可见不规则、大小不等的绒毛，密度也有增加。

　　图3为非肿瘤的小凹样结构。小凹基本没有大小不等，呈均匀排列。图4为分化型癌的小凹样结构，可见密集的大小不等的小凹，小的小凹呈白色，大的小凹为黑色。

　　分化型癌可以通过表面构造的差异，追踪其边界线（图5）。

▶ **"血管构造"的观察**

　　"血管构造"要注意有无"网格样结构"，同时观察各个血管病变有无"粗细不等"和"走行不规则"。其观察流程如图6所示。

　　分化型癌的血管构造，在大小不等的小凹样结构周围围绕着稍有粗细不等的血管，呈网格样结构（图4）。

　　未分化型癌由于表面构造整体不清楚，需通过血管构造来判断。**未分化型癌为非网格样结构**，有粗细不等和走行不规则的异常血管。此外，**边界线部位过渡平缓，所以侧方范围诊断困难**（图7）。

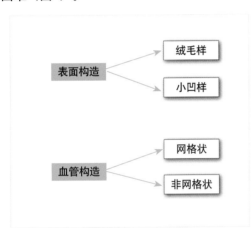

图6　"表面构造"和"血管构造"的观察流程

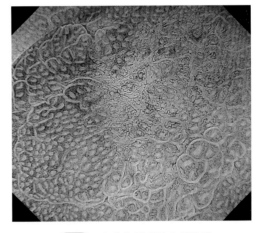

图7　未分化型癌的血管构造

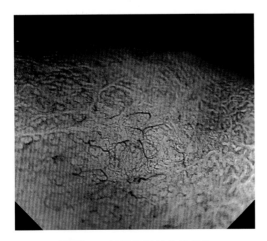

图8　局灶性萎缩的血管构造

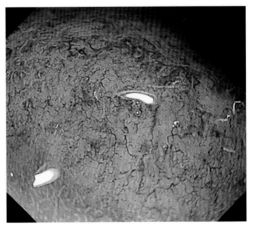

图9　MALT淋巴瘤的血管构造

局灶性萎缩表面构造不清楚，血管构造不规则，所以和未分化型癌或MALT淋巴瘤（图9）鉴别困难。

进行侧方进展范围诊断时的NBI放大观察方法　　策略

建议首先从明确诊断为非肿瘤的部位开始，即从外侧开始用NBI观察背景黏膜，**慢慢地向内侧进行观察**。首先用低倍放大观察表面构造，进行侧方范围诊断。然后根据需要通过高倍放大观察血管构造。一开始就进行高倍放大会出现定位不清，所以要按照**低倍放大→中倍放大→高倍放大的顺序进行观察**。

下面为通过NBI放大观察有效地进行侧方进展范围诊断的病例。

病例1┆胃贲门部小弯的隆起性病变　　图10

胃贲门部小弯有界线清楚的发红的隆起性病变（图10a），靛胭脂喷洒后隆起部分界线清楚，周围未见黏膜不规则（图10b）。NBI中倍放大观察，可见背景黏膜为无明显大小不等的规则绒毛样构造，隆起部的表面构造不清。此外如蓝色箭头所示，隆起的后壁侧有表面构造不清的区域（图10c）。基于以上所见，诊断为0-Ⅱa+Ⅱb型分化型癌，通过ESD进行一次性切除。最终诊断结果为胃腺癌，tub1，pT1a（M），ly0，v0，HM0，VM0，pType 0-Ⅱa+Ⅱb，9mm×5mm（图10d）。此为通过NBI放大诊断出Ⅱb型病变的病例。

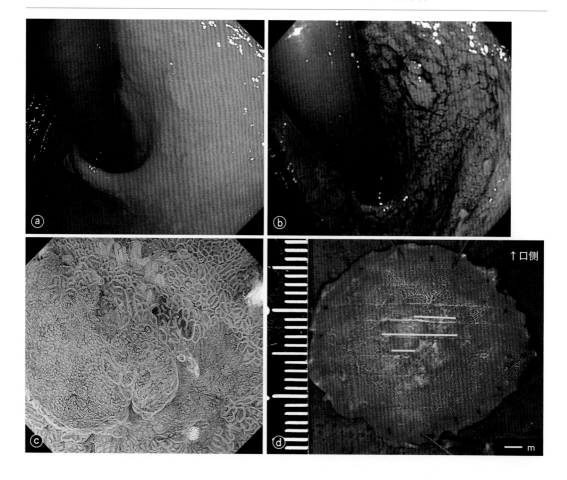

病例2：胃体上部后壁的凹陷性病变 图11

胃体上部后壁有发红的不规则凹陷性病变（图11a）。喷洒靛胭脂后，可见靛胭脂的沉积，与不规则凹陷范围一致（图11b）。图11a和图11b的箭头分别对应。图11c为前壁肛侧的NBI放大图像。背景黏膜可见稍有不规则的绒毛样构造，但口侧表面构造不清。判断箭头所示部分为病变界线，上方为癌，下方为非癌。基于以上所见，诊断为前壁和肛侧伴有Ⅱb型病变，NBI放大内镜下进行了全周的标记（图11d），图11c中NBI放大部分和用方框框出的部分一致。最终诊断结果为胃腺癌，tub2＞tub1＞por，pT1b（SM1），ly0，v0，HM0，VM0，pType 0－Ⅱc＋Ⅱb＋uls，62mm×36mm。

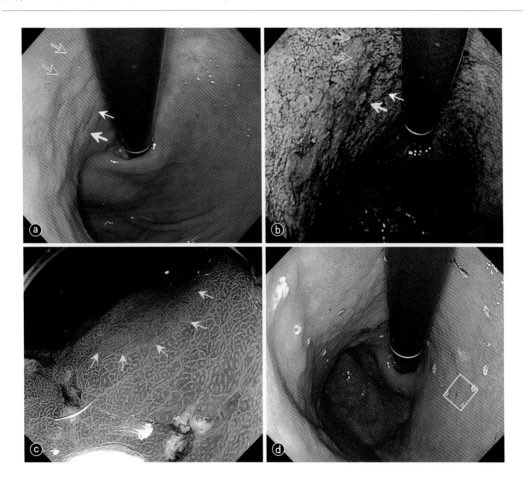

NBI放大内镜诊断的困难病例

● 1. 分化型癌

　　NBI放大内镜虽然有效但也不是万能的，也有一些短处。分化型癌通过表面构造和血管构造可基本明确界线，但是**背景黏膜呈现不规则的绒毛样构造，病变部也为类似的绒毛样构造的病例，进行侧方进展范围诊断就很困难**。在这种情况下，从确定的界线内外侧分别取活检，通过组织学的方法来判断边界线[2]。

病例3┊靠近胃体下部前壁大弯的凹陷性病变　　　　　　　　　　图12

　　胃体下部前壁大弯附近有混合发白和发红的浅凹陷性病变，界线清楚（图12a）。喷洒靛胭脂后，和周围黏膜相比，该区域黏膜粗糙，界线范围不清楚（图12b）。

　　图12c所示为病变口侧的NBI放大观察图像。与背景黏膜规则的绒毛样构造相比，病变部有大小不等的白色带（white zone）围成的不规则绒毛样构造。通过表面构造的差异判断箭头所示范围为病变界线，右侧为癌，左侧为非癌。

　　图12d为前壁肛侧的NBI放大观察图像。判断箭头处为边界线，下方有白色的大小不

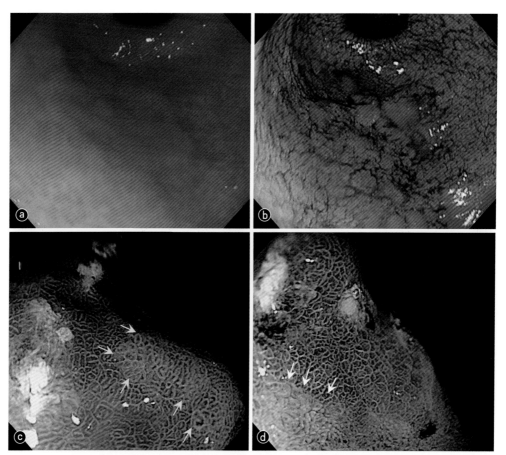

(a，b引用自小山恒男等：胃与肠，2010，45：109—122)

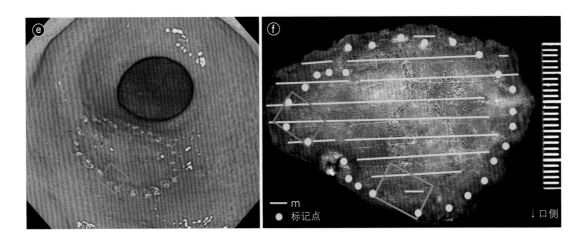

等、不规则的绒毛样构造，上方有密度高但比较规则的绒毛样构造。

　　根据以上所见，如图12e所示进行标记，通过ESD一次性切除病变。蓝色方框和图12c、绿色方框和图12d的NBI放大部位一致。图12f为在ESD切除标本上的对照图示。肛侧前壁为侧方断端阳性。蓝色方框（图12c所示放大部分）诊断正确，绿色方框（图12d放大部分）诊断错误。再次检查图12d，发现上方的绒毛样有轻度的不规则和大小不等，应诊断为癌。像这样范围诊断困难时，要从更外侧重新进行观察[3]。

● 2. 未分化型癌

　　由于未分化型癌从腺颈部向侧方进展，所以仅通过NBI放大观察进行侧方范围诊断就有其局限性。因此有必要事前进行活检，确认是阴性（图13）。

　　图14所示为未分化型癌的界线部位。红色圆圈处表面构造不清，为非网格样构造，有走行不规则和轻度粗细不等的异常血管。此为典型的未分化癌的所见（图14a）。黄色圆圈处左侧为规则的小凹样，右侧表面构造不清楚。此外，虽然左侧没有看到异常血管，但右侧观察到粗细不等和走行不规则的异常血管（图14b）。蓝色圆圈处有规则小凹样结构，其周围的血管较细，没有粗细不等和走行不规则，所以诊断为非肿瘤（图14c）。

　　如上所述，未分化癌由于界线过渡平缓，侧方进展范围诊断较难。癌也可能进展到表面构造和血管构造没有异常的区域，所以必须进行活检。

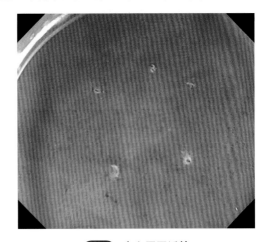

图13 病变周围活检

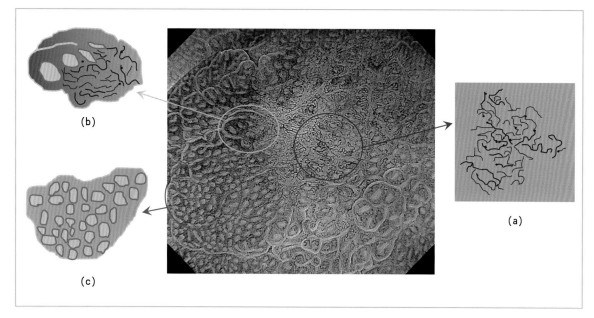

图14　未分化型癌的侧方进展范围诊断（与图13为同一病变）

结语

　　NBI放大观察对于分化型癌的侧方进展范围诊断很有用，但要注意背景黏膜和病变部位都为绒毛样构造时，诊断较为困难。此外，由于未分化型癌不露出表层，在腺颈部向侧方进展，所以即使通过NBI放大观察常常也难以诊断，要认识到现阶段还需要采用活检的方法。

引用文献

1）小山恒男：拡大内視鏡による胃癌診断．小山恒
　男 編：ESD のための胃癌術前診断．2010，43-
　59，南江堂，東京
2）高橋亜紀子：側方進展範囲診断．小山恒男 編：
　ESD のための胃癌術前診断．2010，34-42，南江
　堂，東京
3）小山恒男，高橋亜紀子，北村陽子，他：内視鏡
　による早期胃癌の IIb 進展範囲診断—NBI 拡
　大内視鏡の立場から．胃と腸　2010；45：109-
　122

参考文献

1）八木一芳，佐藤聡史，中村厚夫，他：早期胃癌
　の画像診断—範囲診断のための精密検査：拡大
　内視鏡検査—NBI 併用拡大内視鏡と"化学的"
　内視鏡診断．胃と腸　2009；44：663-674
2）Uedo N, Ishihara R, Iishi H, et al：A new
　method of diagnosing gastric intestinal meta-
　plasia：narrow-band imaging with magnify-
　ing endoscopy. Endoscopy　2006；38：819-
　824

（高橋亜紀子）

4 | 进行侧方进展范围诊断的各种方法

4）NBI放大内镜
③VS分类系统

要点：

- 理解诊断癌与非癌的VS分类系统。
- 恰当地设定电子内镜系统。
- 放大观察必须安装柔软的镜头帽。
- 可能的话，需给予制酸剂。
- 早期胃癌界线诊断的策略根据组织类型为分化型癌或未分化型癌而有很大的差异。
- 未分化型癌要根据活检来确定边界线。
- 观察的技巧是，让镜头帽前端的一部分接触非癌黏膜，固定内镜和黏膜，不要让镜头帽前端接触癌黏膜。

笔者等人报告了早期胃癌的典型放大内镜图像[1]，在世界上首次报告了放大内镜在早期胃癌的侧方进展范围诊断上的价值[2,3]。此后，我们又将NBI和放大胃镜联合使用，继续对此进行了系统的研究。对于分化型癌，我们报告NBI并用放大内镜对之前无法诊断的0-Ⅱb病变或伴有Ⅱb病变的界线诊断也是有效的[4,5]。NBI并用放大胃镜已成为现代ESD术前边界线诊断标准，本节中我们对此检查的方法和策略进行概述。

癌与非癌的诊断体系

▶ VS（血管加表面结构）分类系统[6,7]

笔者等人提倡以NBI并用放大内镜的视觉化解剖学构造为目标，将微小血管图像（V，microvascular pattern）和表面微细构造（S，microsurface pattern）分别分为规则、不规则、缺失，根据固定的诊断标准进行诊断，此即VS分类系统。其诊断标准是如果清楚的边界线内侧有不规则的微血管结构（MV）或不规则的表面微细结构（MS），诊断为癌，反之诊断为非癌。充分理解这些诊断体系，通过实际病例累积经验十分重要。

使用的机器，设备，术前用药与术前准备

● 1. 电子内镜系统

笔者等使用的是奥林巴斯公司生产的视频处理器CV260SL，可分别预设白光观察、NBI的3段构造强调，构造强调又可分为A模式和B模式，A模式下会随着构造强调水平的提高而使观察到的血管直径变粗。为避免这种情况，笔者使用的是B模式。在出厂时构造强调预设为A模式的1、3、5水平，使用者要根据自身的需要来设定视频处理器的构造强调。笔者在任何观察法下都设定为B模式的4，6，8水平，在非放大观察时使用B模式的4或6水平，放大观察时常切换为B模式的8水平。对于NBI的色彩模式，在胃的情况下使用的是色彩模式1。

● 2. 内镜和黑色软帽

笔者工作的地方，在光学放大观察时使用奥林巴斯公司生产的GIF-Q240Z和GIF-H260Z两种内镜。检查前一定要在内镜前端安装黑色软帽（MB162：GIF-Q240Z用，MB46：GIF-H260Z用）[8]。

● 3. 术前用药、术前准备

可能的话，提前1周以上内服质子泵抑制剂和H$_2$受体拮抗剂。通过这些药物使背景黏膜和肿瘤黏膜的炎症活动性降低，这样在检查中因为镜头罩前端接触引起黏膜出血和黏液分泌的情况也会减少，同时能得到清楚的放大内镜图像。

链霉蛋白酶2万单位，碳酸氢钠1g，巴罗斯®消泡剂（二甲硅油 20mg/mL，堀井药品，大阪）10mL溶于100mL自来水，在检查前30分钟让被检查者服用。施行咽喉麻醉，进行界线诊断时尽量使用解痉剂。在肌肉注射解痉剂后开始检查。

早期胃癌界线诊断的策略和临床对策　　　　　　　策　略

● 1. 并用色素内镜的普通内镜诊断

在笔者工作的地方，对于早期胃癌的诊断主要使用侧视镜进行普通内镜观察，同时合用色素喷洒的方法。界线诊断的同时进行病变大小的诊断、浸润深度诊断、有无合并溃疡，可能的话仔细观察判断组织类型。

● 2. NBI并用放大胃镜进行界线诊断的策略和临床对策（图1）[9]

如图1所示，通过内镜，包括NBI并用放大胃镜进行早期胃癌界线诊断的策略因癌的组织类型不同而有很多差异。

对于未分化型癌的诊断，即使使用NBI合并放大内镜，也并不优于普通内镜，所以在界线诊断时必须进行活检。对于未分化型癌，通过普通内镜进行仔细观察，如要行ESD治疗，还需在普通内镜下从癌周围肉眼判断为非癌黏膜部位取4点或5点活检，根据对所取活检的组

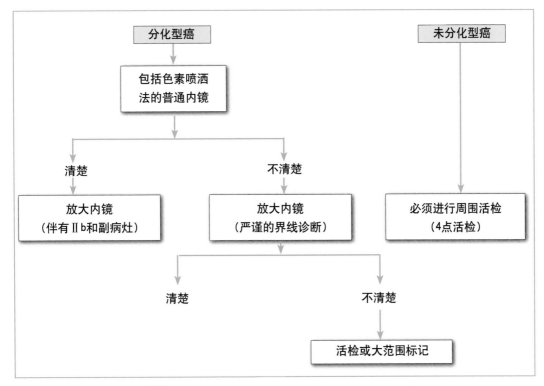

图1 早期胃癌界线诊断时放大内镜的定位和临床的对策

（引自八尾建史著：放大胃镜。p223，日本医疗中心，2009）[9]

织学诊断，确认为阴性，来进行界线诊断。如是手术病例，通过普通内镜进行癌的界线诊断，从估计切除线的病变外侧取多个活检，一定要确认活检部位不含癌组织。

　　另一方面，对于分化型癌，NBI并用放大胃镜是非常有效的方法。如图1所示，仅通过普通内镜即可诊断界线的病变，为了排除伴随Ⅱb或附近存在副病灶，要用低倍放大对周边的背景黏膜进行观察。

使用NBI并用放大内镜进行分化型癌界线诊断的相关技巧和要点（图2），极端情况和临床对策

● 1. 何时进行普通内镜和NBI放大内镜的界线诊断、标记？

　　在笔者工作的地方，原则上色素内镜、普通内镜诊断和放大内镜观察不在同一天进行。

　　普通内镜观察界线清楚的情况下，在ESD当天根据普通内镜所见进行标记。对于合用色素喷洒的普通内镜观察难以诊断界线的病变，需使用NBI放大内镜进行标记。使用NBI放大内镜进行界线诊断和标记的时间，较大的病变在术前几日，较小的病变在ESD当天。对于NBI放大内镜观察界线不清的病变，尽量在ESD的前一日或前两日使用NBI放大内镜，进行仔细的界线诊断。如果使用NBI放大内镜界线也不清楚的话，进行大范围的标记或在术前两日对界线不清部位进行必要的活检，待活检组织诊断结果出来后，将其作为最终界线诊断的标准。

● 2. 接近病变的原则

使用NBI并用放大内镜进行界线诊断的前提是，首先要对普通内镜所见进行仔细研究，充分研究什么部位界线不清，观察到的组织学所见是怎样的，而癌组织学所见又是怎样的，将二者进行仔细的对比分析。

原则是从病变外侧向病变接近。如果是反向从病变内侧向外侧推进的话，常常不能正确诊断界线，还可能导致癌黏膜受伤出血而无法观察。

另外，对于新手，进行观察时和进行4点活检一样，即使病变出血也要注意不让病变被血液盖住，出血时，可以顺着血液流淌的方向进行接近。

● 3. 使用低倍放大标记和全变焦标记的区别

①**通过低倍放大在非肿瘤黏膜上标记**：首先通过低倍放大对范围诊断容易的病变进行观察，用最大倍率进行连续的全周追踪界线来确定一些在技术上较困难的部位（胃体部大弯、胃角小弯等）的病变、容易出血的病变以及由于接触而黏液分泌较多的病变。通过低倍放大确定边界线后，在界线外侧非肿瘤部位进行标记（图2a~g）。标记后，用最大倍率重新（可能的话并用浸水法）对边界线的内侧进行仔细观察评价，观察有无不规则的微血管或不规则的表面微细结构存在。对低倍放大下在外侧非肿瘤黏膜的标记是否准确进行确认是非常重要的（图2h, i）。

②**通过全变焦进行全周标记**：一直使用最大倍率进行全周标记，不用说是最准确的。通过低倍放大确定边界线后，转换为最大倍率。如前述那样，将镜头罩前端接触非肿瘤黏膜，而不接触肿瘤（癌）黏膜，进行全周性的最大倍率观察，确认边界线的内侧有无不规则微血管或不规则表面微结构。确认其外侧为规则微血管或规则表面微结构的黏膜，在此部位进行标记。此操作要全周连续进行。

③**全变焦全周标记时不出血的技巧**：笔者控制内镜使安装在内镜头端的黑色软帽前端的一部分接触非癌黏膜，其他的前端绝对不接触癌黏膜（图3）。镜头罩前端接触非癌黏膜，接近病变，调节胃内的充气量，精细地进行内镜的操作和充气，进行界线诊断。

④**定位标记**：通过切除标本常常难以确定口侧还是肛侧。步骤①或②结束后，在常规标记后可在口侧或肛侧追加定位标记（图2g）。

⑤**将内镜所见和切除标本的病理学所见进行对比**：在切除标本上确定定位标记（图2j）。然后将标本按内镜所见进行同方向旋转（图2k），和术前观察的放大内镜所见相应的部位进行对照确定。同一部位的组织学所见可见背景黏膜的上皮下肿瘤腺管浸润图像（图2l）。

⑥**对NBI并用放大内镜所见进行再次研判**：其后，再次仔细观察图2h的图像，图2m中黄色圆圈的范围，周围慢性胃炎黏膜，有亮蓝嵴（light blue crest, LBC）存在，其腺窝边缘上皮结构虽然部分仍然存在，但窝间部上皮下有不规则微血管存在，癌浸润到上皮下的图像 [上皮内微浸润intraepithelial microinvasion（IEMI），上皮下浸润subepithelial invasion] 从视觉上被表现出来。如上所述，研读NBI并用放大内镜图像的结构，不仅能判断界线诊断正确与否，对于提高诊断效能也有很大作用。

图2

病例┊胃体中部小弯的0-Ⅱc型早期胃癌

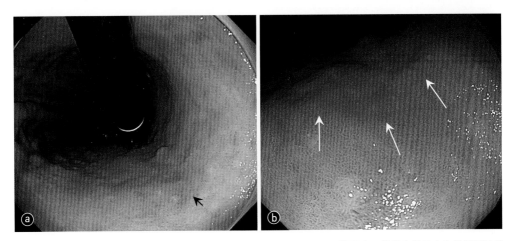

a：白光非放大观察。胃体中部小弯有界线不清的淡淡发红的0-Ⅱc型早期胃癌。从箭头所示病变外侧通过反转接近病灶，开始放大观察。
b：白光低倍放大观察。保持内镜反转观察，稍稍拔出内镜，慢慢放松角度旋钮，在画面中将镜头罩的一部分与黏膜进行接触，将镜头罩前端固定。保持接触状态，稍稍提高放大倍率，接近病变，在白光低倍放大观察，发现此处非癌黏膜的规则黏膜微细结构消失，可确定为边界线（箭头所示）。

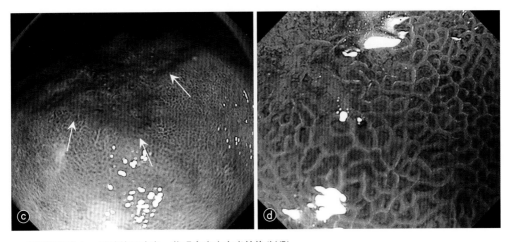

c：保持低倍放大，继续接近病变，将观察光由白光转换为NBI。
d：NBI并用放大观察（稍高倍放大）。提高放大倍数，高倍放大观察，规则的微血管加上规则的表面微结构消失的边界线内侧，确认存在癌所特有的不规则微血管或不规则表面微结构，确定为癌特异的边界线。此时，镜头罩的前端离开癌黏膜，如画面中的方向，仅和非癌黏膜微微地接触。这种技术是极为重要的。

图2

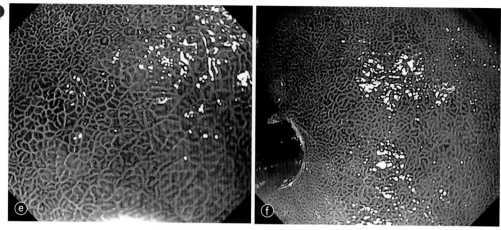

e：NBI并用放大观察（稍高倍放大）。在d后接下来，通过旋转内镜，错开内镜前端，确认界线稍外侧非癌黏膜的规则表面微血管和规则表面微结构。

f：标记。不要伸出钩刀前端，将电刀前端轻轻插入黏膜，稍稍操控内镜，回到低倍放大，在直视下确认钩刀前端所在部位存在规则微血管结构和规则表面微结构，同时进行标记。

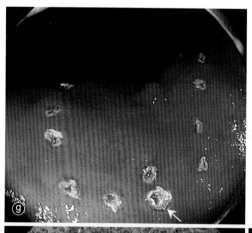

g：白光非放大观察。重复e～g的操作，从低倍放大到稍高倍放大NBI并用放大观察，在边界线外侧的非癌黏膜进行全周标记。如箭头所示，为了能在切除标本上确定方位（肛侧），追加纵向标记（定位标记）。

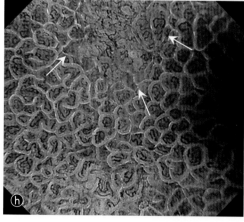
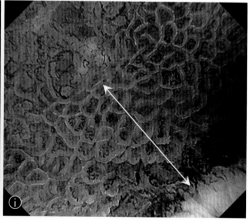

h：NBI并用放大观察（最大倍率，并用浸水法）。所有的标记完成后，通过最大倍率（全变焦）最后全周性地检查标记是否正确地位于边界线的外侧。通过全变焦（浸水观察），可清楚地观察到非癌黏膜和癌黏膜的详细的微小血管图像和表面微细结构，能进行更加准确的诊断（箭头为边界线）。此时，画面下方的镜头罩虽然和非癌黏膜接触，但镜头罩前端没有和画面上方的癌部位相接触。

i：NBI并用放大观察（最大倍率，并用浸水法）。在标记点和边界线之间（←→），通过全变焦全周性地确认有无非癌黏膜的存在，完成界线诊断和标记。

图2

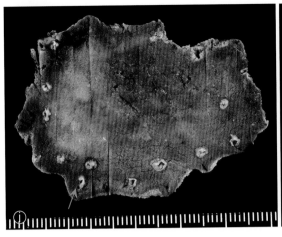
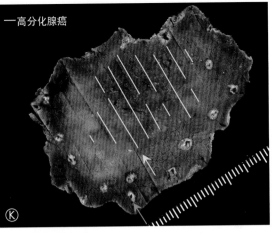

j：ESD切除后，福尔马林固定后的标本。箭头部位为定位标记，间隔为2～3mm。
k：ESD切除后，福尔马林固定后的标本（重新组合图像）。标本上癌的进展范围确认后，以蓝色箭头所示的定位标记作为标准，和内镜观察进行同方向旋转，和术前的内镜所见进行对比。h的内镜图像和黄色箭头部位相对应，同部位的组织学所见如i所示。

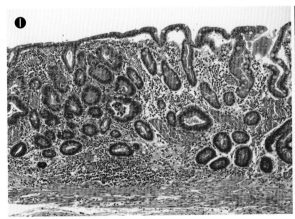
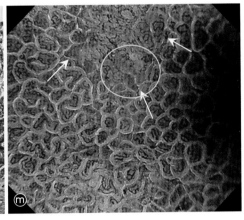

l：h的放大内镜像和相对应的k的黄色箭头部位的病理组织学所见。界线部位的背景黏膜由肠上皮化生构成，可充分解释h中NBI并用放大内镜观察背景黏膜所见的存在LBC的表面微细构造。界线部位可见非癌上皮下有高分化腺癌的组织像（subepithelial invasion，上皮下浸润）。

m：NBI并用放大内镜观察（最大倍率，并用浸水法）。黄色圆圈部分是上皮内微浸润（intraepithelial microinvasion；IEMI）中的上皮下浸润（subepithelial invasion）的图像。

● 4. 极端情况及其临床对策

　　笔者工作的地方，对于ESD的病例，即使使用NBI并用放大内镜也无法进行全周性界线诊断的病变发生率为4%。产生这样的极端病例的原因，除去技术因素或病变的大小、肉眼类型等，更重要的是早期胃癌的组织学所见。也就是说，对于大范围的病变和Ⅱb的肉眼类型，本内镜观察方法也是有效的。

　　极端病例的组织学所见是未分化型癌，结构异型较小的一部分分化型癌（超高分化腺癌、中分化腺癌）。

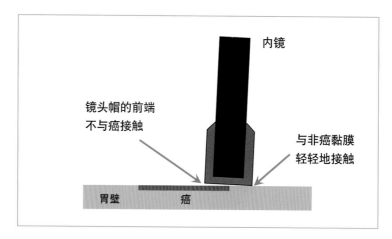

图 3　**界线诊断的要点**
镜头帽前端的一部分接触非癌黏膜，以固定黏膜，绝对不
要接触癌黏膜，这样的操作是很重要的。

对此的临床对策是，未分化型癌首先通过活检等在确认为未分化型的情况下，如前所述那样进行仔细的普通内镜观察，从考虑为非癌黏膜的周围黏膜取4点到5点进行活检，依活检的组织学所见确认为非癌，这和一直以来的方法是一样的。

对于结构异型较小的分化型癌，在一部分界线不清楚的情况下，可以进行扩大范围的标记或者进行活检确定没有癌组织的黏膜。全周结构异型较小的分化型癌，癌置换了黏膜表层，且混杂有非癌腺管，这样的组织构造诊断很困难。在术前无法预测这种癌的进展情况。即使采取活检，病理组织学上也常常难以确认癌的存在。现阶段除了对切除标本进行评价以确定诊断外，没有其他办法。

结语

如上所述，对于早期胃癌，不论是背景黏膜还是癌的组织学形态，在消化道癌中极为多样。即使采用本节所述的最新诊断方法，一些极端的情况虽然很少见，但也是存在的，在日常的诊疗中，要认识到这一点。

文 献

1） Yao K, Oishi T, Matsui T, et al：Novel magnified endoscopic findings of microvascular architecture in intramucosal gastric cancer. Gastrointest Endosc 2002；56：279-284

2） Yao K, Yao T, Iwashita A：Determining the horizontal extent of early gastric carcinoma：two modern techniques based of differences in the mucosal microvascular architecture and density between carcinomatous and non-carcinomatous mucosa. Dig Endosc 2002；14：S83-S87

3） Yao K, Iwashita A, Kikuchi Y, et al：Novel zoom endoscopy technique for visualizing the microvascular architecture in gastric mucosa. Clin Gastroenterol Hepatol 2005；3：S23-S26

4） 八尾建史，長浜 孝，槙信一郎，他：0 IIb に対する進展範囲度診断：通常内視鏡・境界不明瞭病変に対する拡大内視鏡の有用性と限界―フルズーム派の立場から．胃と腸 2010；45：86-100

5） Nagahama T, Yao K, Maki S, et al：Advantage of magnifying endoscopy (ME) with narrow-band imaging (NBI) over standard endoscopy for determining the margins of lateral extent of early gastric cancer. Endoscopy 2010；42 (Suppl 1)：A99

6） Yao K, Anagnostopoulos GK, Ragunath K：Magnifying endoscopy for diagnosing and delineating early gastric cancer. Endoscopy 2009；41：462-467

7） 八尾建史：第 12 章 早期胃癌診断に用いる VS classification system．八尾建史 著：胃拡大内視鏡．2009, 107-118, 日本メディカルセンター，東京

8） 八尾建史，長浜 孝，松井敏幸：胃粘膜微小血管像をターゲットにした胃拡大内視鏡観察手技．Gastroenterol Endosc 2008；50：1145-1153

9） 八尾建史：第 14 章 白色光・NBI 併用胃拡大内視鏡の新しい臨床応用．八尾建史 著：胃拡大内視鏡．2009, 183-223, 日本メディカルセンター，東京

（八尾建史，八坂太親，松井敏幸）

4 │ 进行侧方进展范围诊断的各种方法

5）醋酸法

要点：

- 醋酸的使用方法分四种：①醋酸轮廓法；②醋酸动态化学法；③醋酸+靛胭脂三明治法；④醋酸喷洒后NBI观察法。
- 醋酸轮廓法是指通过喷洒醋酸黏膜产生白色化，呈现立体的状态，再用放大内镜进行仔细观察，诊断黏膜构造的方法。
- 醋酸动态化学法是指喷洒醋酸后黏膜白色化，癌部位的白色化和周围非癌黏膜相比会消失较早，依此原理来进行诊断的方法。
- 醋酸+靛胭脂三明治法是指在喷洒醋酸后追加喷洒靛胭脂，非癌黏膜会附着靛胭脂，癌部位不会附着靛胭脂，依此原理来进行诊断的方法。
- 醋酸喷洒后NBI观察法是醋酸喷洒后用NBI观察，癌的部位为茶色，非癌的部位为绿色，依此原理进行诊断的方法。
- 以上使用醋酸的方法，笔者称之为"化学"色素法。

侧方进展范围的诊断策略   策略

1）**大致确定癌的组织类型**。癌是高分化、中分化还是未分化，如果是分化型的话，又是由什么样的腺管构成的。

　　通过NBI放大观察白色带和血管来做出上述判断，在此基础上确定癌和胃炎的边界线。通过血管进行诊断时最好采用全变焦模式，通过白色带进行诊断时采用低倍率放大观察常常更有效。

　　未分化和中分化型癌表面常常被覆非癌上皮，这也是醋酸法误诊的原因。

2）NBI放大下无法看清腺管时，通过喷洒醋酸来观察腺管结构，然后根据所见来假想组织图像。

3）对于范围较大的病变，联合采用AI三明治法，对整体图像进行观察也十分重要。

4）必须做出可以将内镜图像和组织图像进行一一对应的标记。特别要对诊断缺乏自信的部分做出明确的标记，在切除后进行对比。这也是锻炼自己，提高诊断能力的最重要的"策略"。

用醋酸喷洒进行胃癌内镜诊断的方法

用醋酸喷洒进行胃癌内镜诊断法分为以下4种。

①醋酸轮廓法：喷洒醋酸后，用放大内镜仔细观察黏膜构造的方法。

②醋酸动态化学法：喷洒醋酸后，利用癌部位白色化会较早消失这一原理的方法。

③醋酸+靛胭脂三明治法：在喷洒醋酸后追加喷洒靛胭脂的方法。

④醋酸喷洒后NBI观察法：在喷洒醋酸后用NBI进行观察的方法。

以上的醋酸使用方法，笔者称为"化学"色素法[1],[2]。下面分别举例加以说明。

醋酸轮廓法

喷洒1.5%的醋酸数秒后，**黏膜产生白色化，进行放大观察会看到立体的图像**，像扫描电子显微镜的图像一样，这对于观察胃癌的构造非常有效。

▶ 技巧

如果认为喷洒醋酸就可鉴别出癌和非癌而随意地进行喷洒的话，反而会使诊断更为困难。**需要对血管图像和白色带进行NBI放大观察，对组织结构有初步印象后，再喷洒1.5%的醋酸。**

▶ 要点

对确认白色带不明显的病变构造十分有效。

▶ 极端情况

白色带不明显这一特征在内镜诊断癌或非癌的界线时很重要[2]。通过喷洒醋酸可使黏膜结构更加清楚，但边界线常常变得不清楚了。

病例1┃胃体中部小弯的0-Ⅱa病变　　　　　图1

在普通白光内镜观察下也可诊断病变的范围（图1a）。白色方框中NBI放大观察图像如图1b所示，可见白点线内为癌的区域，红点线内为虽有断裂但呈网眼状的血管像，可诊断为筛孔样（mesh pattern）血管结构[1],[2]（图1b）。其周围的血管在黏膜表层延伸后，向黏膜深部发展（图1b），可诊断为袢状（loop pattern）血管结构[1],[2]。但白色带不明显且未能观察到黏膜构造。喷洒1.5%醋酸后观察，红点线内可观察到圆形至狭缝状的凹陷[2]（图1c），这是在筛孔状的分化型管状腺癌中常见的凹陷形态[1],[2]。红点线的周围判断为乳头状、颗粒状的黏膜类型[2]（图1c）。像这样不用NBI放大观察，而通过醋酸喷洒来清楚地观察黏膜形态的情况很常见[2]。图1b，c的红点线范围在ESD标本上也用红点线表示（图1d）。红点线内的组织病理图像由直的管状腺癌构成，为高度较低的癌黏膜（图1e）。此外，红点线周围乳头状、颗粒状黏膜的组织病理图像由腺窝间部及间质的棒状癌腺管构成，为高度较高的癌黏膜（图1f）。

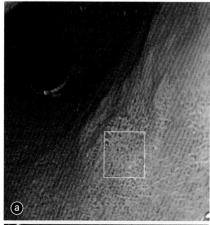

图 1

a：胃体中部小弯的Ⅱa病变。

b：图1a中白框的NBI放大图像。白点线的上方为癌。红点线内为筛
孔样区域（构造强调：B-8，色彩模式：0）。[引自文献7]

c：喷洒1.5％醋酸后的NBI放大图像。红点线内观察到圆形至狭缝状
的凹陷。[引自文献7]

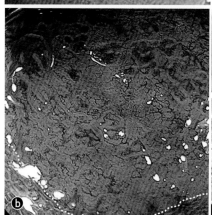

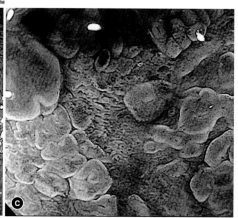

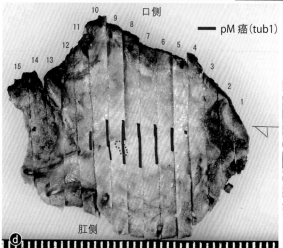

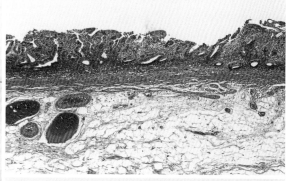

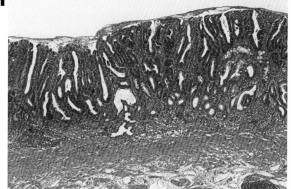

d：ESD标本。同样用红点线来表示b，c
　图中红点线的区域。

e：红点线内的组织病理图像。

f：红点线外的癌部位的组织病理图像。

醋酸动态化学法

喷洒醋酸后，癌部位和非癌部位都发生白色化，**但癌的部位较非癌的部位消失更早**[3~5]。因此通过白色和红色的对比可观察到癌和非癌的对比。

▶ 技巧

喷洒1.5%醋酸后，经过10秒左右癌部位的白色化消失。但非癌部位白色化持续（非癌黏膜白色化持续1分钟左右）。结果，癌部位呈现有透明感的发红改变。根据这个红色和白色的对比来进行范围诊断。

▶ 要点

高分化腺癌10秒左右白色化消失，但中分化腺癌常常两三秒就消失。此外，异型度较低的高分化腺癌或肿瘤白色化持续数十秒，有时和周围非癌黏膜间的对比不明显。要实际观察体会不同种类病变的白色化消失现象。

▶ 极端情况

异型度低的高分化腺癌或肿瘤在醋酸喷洒后有时反而范围不清。此外，癌部位的表面如果被覆非癌上皮的话，白色化会一直持续，从而会观察到象非癌部位那样的图像。在未分化型癌及一部分中分化腺癌中要注意这点。

病例2 ┇ 胃体上部小弯的0-Ⅱa病变　　图2

普通内镜观察考虑病变范围为白点线或黄点线（图2a②）。NBI放大观察可见病变呈现筛孔样改变[1),2)]（图2b①）。病变的范围包括图2a②的白点线部分，为典型的容易识别的筛孔样结构（图2b②中蓝点线的范围），图2b②的绿点线部分也可看出是由不规则网格构成的筛孔样结构，为癌的区域。在图2b②的绿点线肛侧先进行2点标记（图2c①，黄色箭头），然后再进行整体的标记（图2c①）。图2b②的蓝点线和绿点线与图2c②的蓝点线和绿点线范围是一致的。标记后，喷洒1.5%醋酸尝试确定范围。醋酸喷洒后数秒，轮廓显现，可观察到立体的黏膜结构，放大图像确认为由圆形小凹构成的管状腺癌，圆形小凹和图2b②的绿点线部分相同（图2d，绿点线），癌的范围诊断一致。经过10秒左右，癌部位的白色化消失，但周围的非癌黏膜的白色化持续（图2e）。这种通过红色和白色的对比来进行范围诊断即是醋酸动态化学法。肛侧诊断为白色化消失的绿点线（图2e）。提高放大倍数观察，由于癌部位白色化消失，可观察到筛孔样的血管（图2f）。图2b的NBI放大，图2d的醋酸轮廓法，图2e、f的醋酸动态化学法，这几种方法的范围诊断是一致的。对病变进行ESD切除。从切除标本映射图（图2g）可以看到癌的肛侧范围和图2b~f所示的绿点线部分相一致。图2h为第7号切片，图2i为第8号切片。癌部位的主体由直的管状腺癌构成。

图2

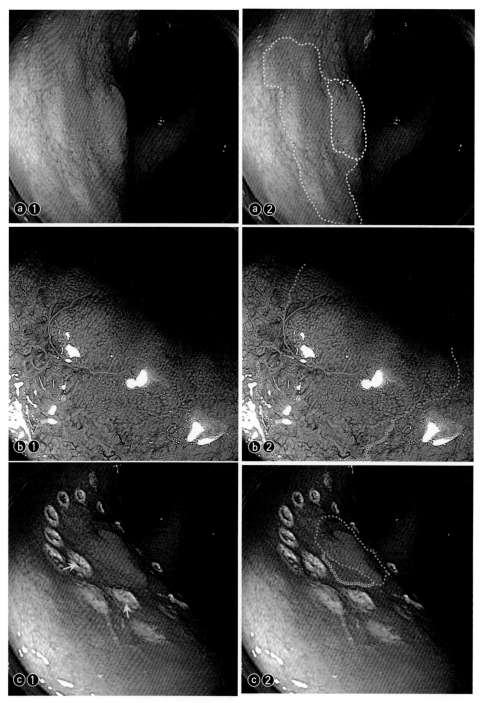

a：①胃体上部小弯的Ⅱa病变。②有必要判断病变范围是仅仅为稍高隆起的白色点线内部分，还是包含类似Ⅱb的黄色点线内部分。

b：①NBI低倍放大观察。②蓝点线为典型的筛孔样结构，绿点线也可诊断为由不规则网络构成的筛孔样结构（构造强调：B-8，色彩模式：0）。

c：①在b2的绿色点线肛侧进行2点标记（黄色箭头）。②普通内镜图像显示b2的蓝点线和绿点线部分。

图2

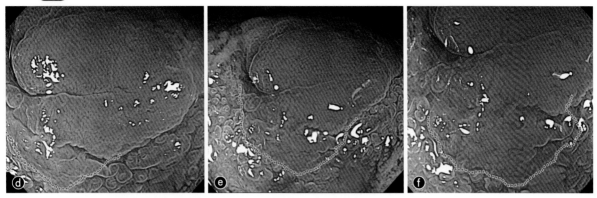

d：醋酸轮廓法的放大图像。观察到显示圆形小凹的癌的范围为绿点线。
e：醋酸动态化学法（低倍放大）。肛侧范围诊断为绿点线。
f：醋酸动态化学法（高倍放大）。肛侧范围至绿点线。

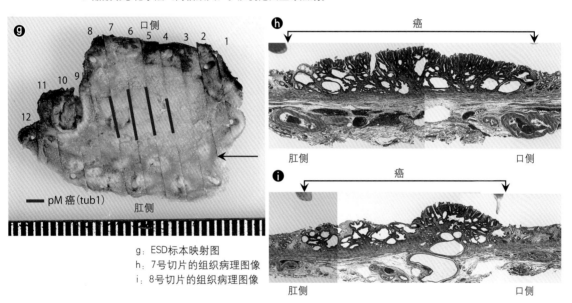

g：ESD标本映射图
h：7号切片的组织病理图像
i：8号切片的组织病理图像

醋酸+靛胭脂三明治法

喷洒1.5%醋酸后再喷洒靛胭脂，会出现癌部位未附着靛胭脂，而非癌部位附着靛胭脂的现象。一直以来我们都将这种方法称作醋酸+靛胭脂三明治法（AI三明治法）[1),2),6)]。

AI三明治法对于观察范围较广的病变整体图像，以及对于因搏动而难以进行放大观察的病变是非常有效的。

病例2：胃体上部小弯的0-Ⅱa病变（接上病例） 图3

此为病例2的延续。在实施醋酸动态化学法后，喷洒了靛胭脂。癌部位未附着靛胭脂，而非癌部位附着靛胭脂，通过这种红绿对比，可以做出范围诊断（图3a）。因为红绿为互补色，因此范围很清楚，看起来也很漂亮。也能清楚地观察到肛侧的界线（图3a，绿点线）。由于癌部位没有附着靛胭脂，所以进行放大观察也可以观察到血管（图3b）。

图3
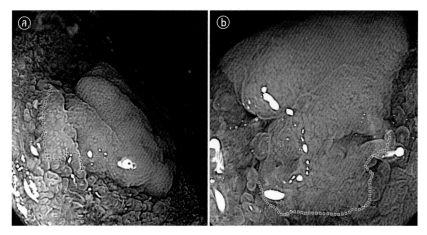

　　a：醋酸+靛胭脂三明治法。图2f之后，喷洒靛胭脂，很清楚地显示
　　　出绿点线为肛侧边界线。
　　b：放大观察可观察到癌部位筛孔样的血管。

▶ **技巧**

　　在喷洒1.5%醋酸癌部位的白色化开始消失后，再喷洒稀释2倍的靛胭脂。**几秒到十几秒内癌部位的靛胭脂消失**，但非癌部位持续附着靛胭脂。根据由此产生的红绿对比来进行癌的范围诊断。癌部位的靛胭脂消失不彻底，虽然可尝试用水来洗净，但剧烈的清洗也会同时洗去非癌部位的靛胭脂。所以要注意在洗净时，尽可能缓和地进行操作。

▶ **要点**

　　对于醋酸动态化学法显示不清楚的病变，通过这种方法有很多都会变得清楚。

▶ **极端情况**

　　和醋酸动态化学法一样，癌部位的表层被非癌上皮覆盖时，也会附着靛胭脂，会显现出和非癌部位一样的图像。所以在未分化型癌以及部分中分化腺癌中要特别注意。

病例3｜胃窦部小弯的EMR瘢痕　　　　　　　　　　　　　　　　　　　**图4**

　　胃窦部小弯可见以前进行EMR产生的多处分割的瘢痕部位（图4a，黄线范围内），从小弯到后壁可见Ⅱb病变（图4a）。虽然可以判断出部分癌的范围，但是不能做出全周性的诊断（图4a～c）。通过NBI放大观察虽然可以做出全周范围诊断（内镜照片略），但由于病变范围广泛，所以采取了AI三明治法。病变的口侧界线（图4d，黄点线）和肛侧界线（图4e，黄点线）都是癌的部位，未附着靛胭脂，与附着靛胭脂的周围非癌黏膜间产生了对比，范围非常明显。

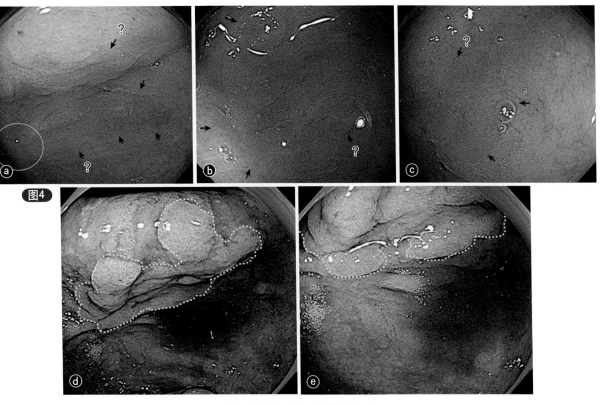

a：胃窦部小弯至后壁的Ⅱb病变。黄线范围是以前的EMR瘢痕。
　→虽可认为是癌与非癌的界线，但一部分不清楚。（引自文献7）
b：前壁侧。→虽可认为是癌与非癌的界线，但一部分不清楚。
c：后壁侧。→虽可认为是癌与非癌的界线，但一部分不清楚。
d：AI三明治法。黄点线为癌的区域（引用自文献7）。
e：AI三明治法。病变的肛侧，黄点线为癌的区域。

醋酸喷洒后NBI观察法

　　喷洒1.5%醋酸后用NBI光观察病变的方法。白光下由于癌部位的白色化消失较早，癌部位为红色，而非癌部位为白色，根据对比进行范围诊断。**但在NBI光下醋酸喷洒后，癌部位为茶色，非癌部位为绿色。**白光下消失不明显的病变在切换为NBI后，通过茶色和绿色的对比也常常可以判断出来[2),6)]。此时构造强调设为B8，色彩模式为0。

病例4 胃窦部后壁的0-Ⅱa病变　　　　图5

　　胃窦部后壁可见Ⅱa病变（图5a①）。口侧的范围是根据隆起来诊断（图5a②，白点线）还是根据色调变化来诊断（图5a②，黄点线），难以确定。通过NBI放大观察癌部位呈祥状结构，伴有白色带形状不均一、方向不同（图5b①），可确定与周围的胃炎黏膜间的界线（图5b②，黄点线）。为慎重起见，进行醋酸喷洒后NBI放大观察（图5c①）。可见癌部位为茶色，非癌部位为绿色，两者的范围一致（图5c②）。标记后采用AI三明治法，描绘出病

变的整体图像（图5d，黄点线）。从ESD标本来看，范围和术前诊断一致（图5e）。中心有
1000μm的SM浸润，超出治疗的适应证范围。图5f为4号切片的口侧组织病理图像。癌组织
与周围胃炎黏膜构造类似。图5g为SM浸润部位的组织病理图像。

图5

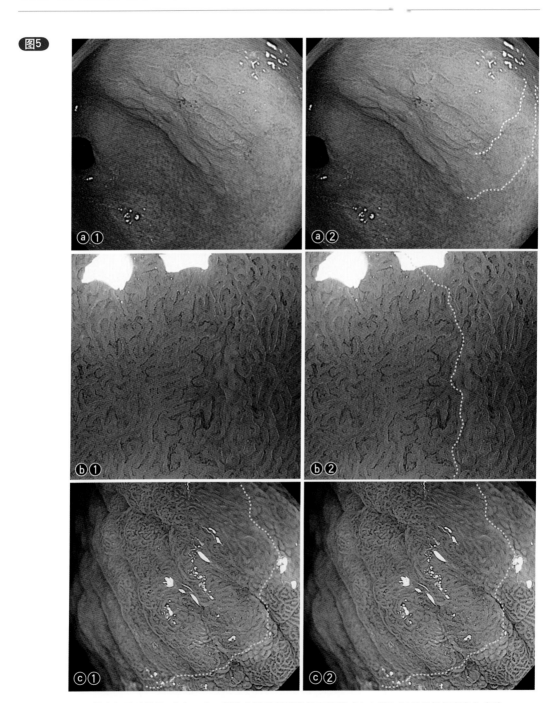

a：①胃窦部后壁的Ⅱa病变。②口侧的范围是根据隆起来诊断（白点线）还是根据色调变化来诊
　　断（黄点线），难以确定。
b：①NBI放大内镜图像。②黄点线左侧为癌。
c：①喷洒1.5%醋酸后NBI低倍放大观察图像。②黄点线左上方为癌。

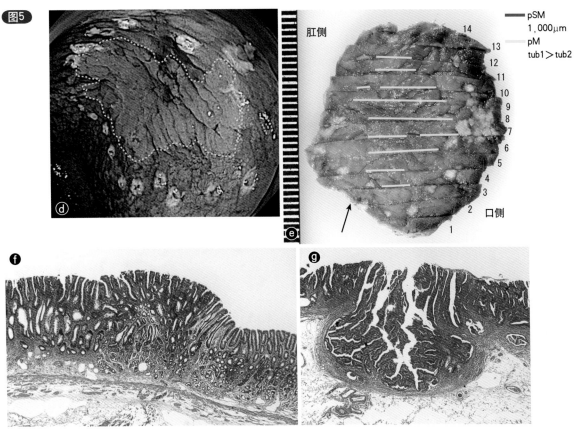

d：标记后AI三明治法的内镜图像。黄点线内为癌的区域。
e：ESD标本映射图。
f：4号切片的口侧组织病理图像。
g：7号切片的SM浸润部位的组织病理图像。

▶ 技巧、要点和极端情况

与醋酸动态化学法相同。

文 献

1）八木一芳，佐藤聡史，中村厚夫，他：5．早期
胃癌の画像診断 3）範囲診断のための精密検査
(3)拡大内視鏡検査—NBI 併用拡大内視鏡と「化
学的」内視鏡診断．胃と腸 2009；44：663-674

2）八木一芳，味岡洋一：胃の拡大内視鏡診断 第
Ⅲ章 分化型早期胃癌の拡大内視鏡．2010，31-
49，医学書院，東京

3）Yagi K, Aruga Y, Nakamura A, et al：The
study of dynamic chemical magnifying en-
dosopy in gastric neoplasia. Gastrointest
Endosc 2005；62：962-969

4）八木一芳，有賀諭生，中村厚夫，他：切開・剝

離法（ESD）に必要な胃癌術前診断—新しい診
断法：拡大内視鏡．胃と腸 2005；40：799

5）八木一芳，坪井清孝，中村厚夫，他：陥凹性小
胃癌の診断—酢酸散布拡大内視鏡の立場から：
dynamic chemical magnifying endoscopy．胃
と腸 2006；41：811-818

6）八木一芳，水野研一，中村厚夫，他：内視鏡に
よるⅡb 進展範囲診断—酢酸拡大内視鏡検査の
立場から．胃と腸 2010；45：60-70

7）八木一芳，水野研一，中村厚夫，他：酢酸を併
用した内視鏡診断．Gastroenterol Endosc
2011（in press）

（八木一芳，中村厚夫，関根厚雄）

4｜进行侧方进展范围诊断的各种方法

6）AFI

要点：

- AFI下荧光强度强的区域为绿色，荧光减弱的区域为紫色。
- 没有萎缩、肠上皮化生的正常胃底腺为紫至深绿色，有萎缩性胃炎的胃体部黏膜为鲜艳的绿色。
- 肿瘤的颜色和形态有很大关系，原则上隆起性病变呈紫色，凹陷性病变呈绿色。
- AFI观察应在色素、放大观察之前进行。背景黏膜和肿瘤易受到炎症的非特异影响，所以要注意对伴有炎症和溃疡的病变所见的解读。

自体荧光内镜

　　对荧光物质照射短波长的激发光，会产生和照射不同波长范围（多为长波长）的光，即荧光。生物组织所含的NADH和卟啉、弹性蛋白、胶原蛋白等都是荧光物质的一种，被激发光照射都会发微弱的荧光，这种内源性荧光物质产生的荧光叫作自体荧光。自体荧光由于非常微弱，所以通常不能被肉眼观察到。但用激发光照射消化道时，对产生的自体荧光通过高灵敏度摄像元件（CCD）加以捕捉，对图像进行处理，在屏幕上用近似的颜色来表示，这就是自体荧光内镜装置。已知在消化道组织中，黏膜下层所包含的胶原蛋白会产生较强的绿色波长范围的荧光，但在肿瘤中由于黏膜的厚度和血流（血红蛋白）量的增加、组织构造的差异（核浆比和腺管密度的差异）等原因，自体荧光的强度会减弱。这种荧光特性的差异（主要是强度）在荧光内镜图像上被显示为色调差（图1）。

　　以前的自体荧光内镜由于使用纤维内镜系统，所以实际临床中难以大范围应用。新研发的自体荧光图像内镜系统（Autofluorescence imagine videoendoscopy system，AFI）将荧光观察用的高灵敏度CCD藏在电子内镜前端，外观、操作性和普通的电子内镜一样，从高分辨率电子内镜的白光观察转换到荧光观察只需要按一下按钮[1]。此外，由于AFI可区分肿瘤部位和血流增加的部位，所以可以用帧连续方法合成被血液（血红蛋白）明显吸收的绿色光反射图像（图2）。在这个系统中，自体荧光和绿色光都很鲜艳的部位显示为绿色，仅自体

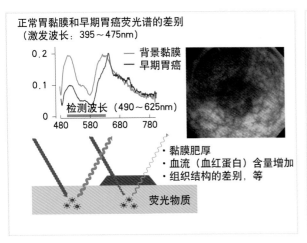

正常胃黏膜和早期胃癌荧光谱的差别
（激发波长：395～475nm）

图1 自体荧光内镜的原理

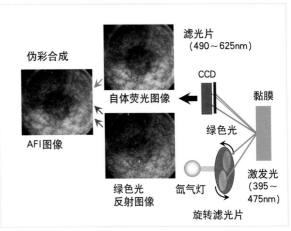

图2 AFI的结构

荧光减弱的部位（肿瘤）显示为紫色（紫红色），自体荧光和绿色光两者都减弱的部位（血液）显示为深绿色。

AFI下背景黏膜的色调（萎缩性胃炎的诊断）

通常，在AFI图像中，食道、大肠的黏膜显示为鲜艳的绿色，幽门螺旋杆菌阴性、无萎缩的正常胃体部黏膜显示为自体荧光减弱的紫色；与此相对，幽门腺黏膜和由于萎缩性胃炎而胃底腺减少的萎缩黏膜与其他的消化道一样显示鲜艳的绿色。以幽门螺旋杆菌阳性的萎缩性胃炎病例为研究对象，分别从胃体部的绿色区域和紫色区域取组织活检，按照悉尼分类法评价胃炎的程度（活动性：中性粒细胞浸润；炎症：单核细胞浸润；萎缩：腺管减少，肠上皮化生）。紫色区域为基本没有萎缩、肠上皮化生的胃底腺黏膜；与此相对，绿色区域的炎症、萎缩、肠上皮化生和紫色区域相比，程度明显较高（图3）。因此，在AFI下胃体部的萎缩性胃炎区域可通过绿色区域来判断（图4）[2]。AFI观察到的胃体部绿色黏膜，对于组织学萎缩诊断的敏感性72%、特异性78%，对肠上皮化生诊断敏感性77%、特异性75%[3]。

早期胃癌的组织类型和肉眼型，与背景胃黏膜的萎缩情况以及腺体所在部位有密切的联系。由于AFI可以很容易地对它们做出诊断，所以根据胃癌高危人群和与萎缩性胃炎的相关性，进行系统的内镜诊断成为可能。在早期胃癌的色调类型和侧方进展范围诊断上，对背景黏膜的色调进行评价很重要。

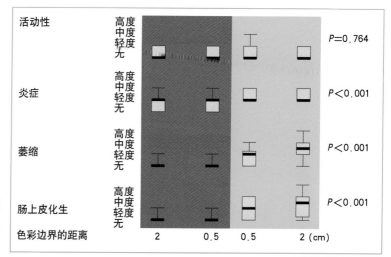

活动性	高度 中度 轻度 无				$P=0.764$
炎症	高度 中度 轻度 无				$P<0.001$
萎缩	高度 中度 轻度 无				$P<0.001$
肠上皮化生	高度 中度 轻度 无				$P<0.001$
	色彩边界的距离	2	0.5	0.5	2 (cm)

图3 胃体部黏膜AFI图像的颜色与组织学胃炎的严重程度

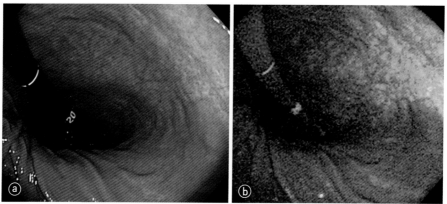

图4 胃体部胃炎的白光观察（a）和AFI图像（b）。

早期胃癌的AFI图像

　　早期胃癌AFI图像的颜色大体分为紫色和绿色两种。肿瘤的颜色与肉眼型（隆起、凹陷，比值比16.4）和背景黏膜的颜色（紫色、绿色，比值比3.4）相对独立而又有明显的联系。因此，在AFI图像中，早期胃癌的颜色根据癌与背景黏膜的颜色关系如图5所示，大致可分成4种。理解各种类型对于AFI图像中肿瘤形态的把握、进展范围的诊断是十分重要的。其中胃底腺区域内背景黏膜有较重炎症的隆起型胃癌，AFI图像中背景黏膜和癌都为紫色，虽然较少见，但从AFI图像的颜色难以判断。因此，对早期胃癌进展诊断有用的AFI图像色调类型主要有以下3种。

　①绿色背景黏膜内的紫色区域：萎缩、幽门腺黏膜内的隆起型癌（图6）。
　②绿色背景黏膜内的紫色包围的绿色区域：萎缩黏膜内的凹陷型癌（图7）。
　③紫色背景黏膜内的绿色区域：胃底腺黏膜或腺边界线部位的凹陷型癌（图8）。
　此外，凹陷型癌的内部常伴有癌或再生上皮等隆起而出现紫色结节。

在AFI图像的色调类型中，萎缩黏膜由于黏膜较薄，黏膜下层有较强的自体荧光发出，而胃底腺黏膜由于较厚，所以自体荧光减弱。此外，隆起型癌由于病灶的厚度和血流的增加而荧光减弱，凹陷型癌的黏膜厚度减弱和肿瘤自身的纤维化等组织学变化使荧光强度相对较强（图9）。

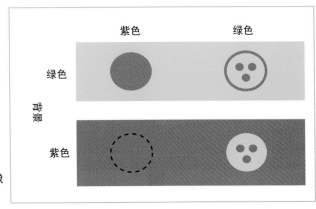

图5 早期胃癌AFI图像的颜色类型

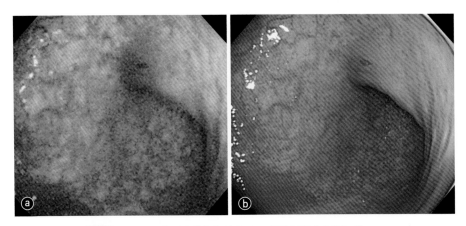

图6　a：绿色背景中的紫色肿瘤。b：胃体下部小弯的0-Ⅱa。

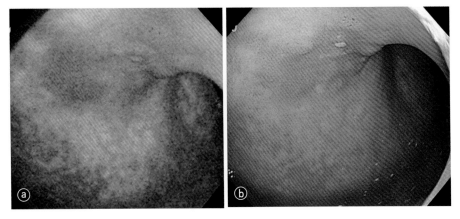

图7　a：绿色背景中被紫色包围的绿色肿瘤。b：胃体下部前壁的0-Ⅱc+Ⅱa。

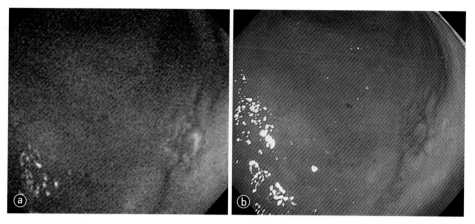

图8 a：紫色背景的绿色肿瘤。b：胃体下部后壁的0-Ⅱc。

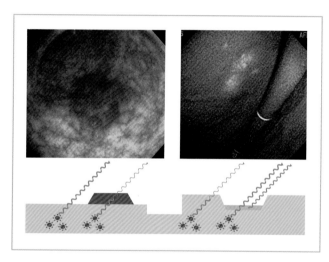

图9　早期胃癌色调类型的区别

　　幽门腺、萎缩黏膜内有隆起型肿瘤时，背景黏膜荧光减弱较少而呈现鲜艳的绿色，与此相对，可见肿瘤部位为荧光减弱的紫色（左图）。另一方面，胃底腺黏膜内有凹陷型肿瘤时，背景黏膜为荧光减弱的紫色而肿瘤部位为荧光强烈的绿色。

AFI对早期胃癌进展诊断的效能

　　基于以上的颜色类型，以已知的早期胃癌病例（n=22）为研究对象，对其进展情况进行AFI的诊断效能研究，用白光观察、色素内镜加以比较验证，AFI的准确率为68%，优于白光的36%，但比色素内镜的91%要差。究其原因，溃疡和背景黏膜中炎症性病变（n=5）的水肿和黏膜肥厚等导致假阳性，诊断准确率低至33%，但**对形态和色调变化较少的平坦病变（n=5），诊断的准确率为80%**，基本和色素内镜（100%）相同[4]。

操作方法、观察技巧和注意事项　　　策　略

　　AFI荧光观察时，进展期胃癌由于周围黏膜的炎症和水肿等影响，与背景黏膜没有明显的色调差，所以观察的主要对象是早期胃癌。

AFI是将较弱的自体荧光进行增强的图像，所以在靠近观察时图像会过于明亮。此外，切线方向观察时，也很难捕捉病变和周围黏膜荧光特性的差别。因此，**必须要在稍远的情况下，尽可能靠近病灶正面直视进行观察。**

唾液和黏液等会对荧光观察产生影响，所以最好给予患者消泡剂或祛黏液剂。但要注意清洗力量过强的话，会使黏膜产生水肿或出血而对观察产生影响。此外在放大观察后，内镜前端接触的部位会产生水肿，导致AFI图像下色调的变化。色素喷洒也会使AFI图像的色调差下降，所以，**要在白光观察后先进行AFI观察补充诊断**（图10）。

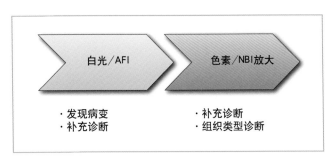

图10　AFI检查的顺序

病例┊幽门前部小弯隆起性病变　　　　　　　　　　　　　　　　　　　**图11**

70多岁，男性。前次接诊的医生诊断为胃窦部有隆起性病变，活检诊断为group 4，介绍来我科进行精查及治疗。普通内镜可见幽门前部小弯有5～6mm大小发红的不规则隆起性病变（图11a）。AFI观察病变为绿色背景中的紫色区域。不规则隆起的后壁侧有20mm左右紫色的平坦黏膜。此外，不规则隆起的前壁侧有5～6mm大小的小片紫色区域（图11b）。NBI放大观察平坦的紫色区域边缘（白框内），可见紫色部分腺管不规则，附着白色沉积物（白色不透明物，white opaque substance；WOS）的不规则腺管存在（图11c）。靛胭脂色素内镜观察，可清楚地观察到后壁侧平坦的肿瘤区域和前壁侧的副病变呈稍褪色的区域（图11d）。标记后，采用ESD对病变整体一次性切除（图11e）。后壁侧平坦肿瘤边缘部的病理组织图像显示，肿瘤从黏膜固有层的中间层到表层，形成比周围黏膜更密集且稍不规则的管状腺管（图11f）。切除标本的映射图，可见AFI下隆起的后壁侧的紫色部位和前壁侧的小片区域一样，确认黏膜内有低度异型的高分化型管状腺癌（图11g）。

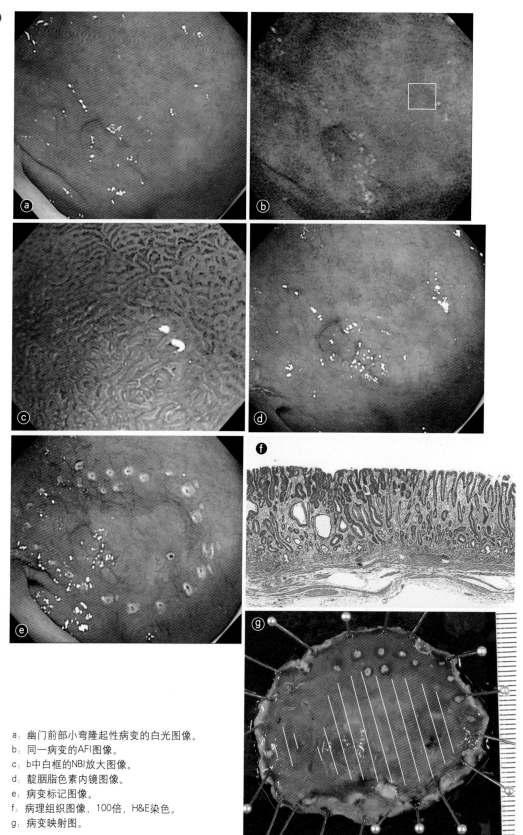

a：幽门前部小弯隆起性病变的白光图像。
b：同一病变的AFI图像。
c：b中白框的NBI放大图像。
d：靛胭脂色素内镜图像。
e：病变标记图像。
f：病理组织图像，100倍，H&E染色。
g：病变映射图。

结语

　　AFI图像由于分辨率低和电子增强而容易产生噪点，所以观察时常有假阳性的问题。在进行精密诊断时，要比高分辨率电子内镜的白光和NBI图像差。此外，背景黏膜、病灶都容易受到炎症和溃疡性变化的影响，所以从整体来看，其诊断效能很少能超过色素法。不过，对于白光下难以发现的平坦型病变的诊断来说，可以提供一个线索，比喷洒色素简便。在进行早期胃癌筛查以及在术前进行精查时，我们可以把AFI作为进行侧方进展范围诊断最初的一种辅助诊断方法。将AFI所见与白光观察进行对比诊断，然后再通过色素内镜和NBI放大观察对同一病变进行评估。但是，周围黏膜和病灶自身由于受炎症、溃疡等的影响而导致对所见难以进行解释时，我们只能记录其图像，此时要重视其他方法的观察所见来进行诊断。此外，AFI还可用于早期胃癌ESD术后病例的检查，背景黏膜为均匀绿色的高度萎缩性胃炎病例的检查，以及在筛查时寻找异常所见[5]。

　　图像强调观察法可以检查出在白光下难以捕捉的病变，这种观察法凸显出特定的信息，强调某一方面。但白光观察包含我们通常在可见光下用肉眼进行观察的所有信息，是进行内镜诊断的基础。图像强调观察不是可以取代白光观察的万能方法。今后在充分了解其原理的基础上，要在与白光图像和病理组织图像的对比中明确其优势、劣势，将其灵活运用于消化道疾病的诊断中。

文　献

1) Uedo N, Iishi H, Tatsuta M, et al：A novel videoendoscopy system by using autofluorescence and reflectance imaging for diagnosis of esophagogastric cancers. Gastrointest Endosc　2005；62：521-528

2) Inoue T, Uedo N, Ishihara R, et al：Autofluorescence imaging videoendoscopy in diagnosis of chronic atrophic fundal gastritis. J Gastroenterol　2010；5：45-51

3) Kato M, Uedo N, Ishihara R, et al：Analysis of the color patterns of early gastric cancer using an autofluorescence imaging video en-doscopy system. Gastric Cancer　2009；12：219-224

4) Uedo N, Iishi H, Ishihara R, et al：A novel autofluorescence videoendoscopy imaging system for diagnosis of cancers in the digestive tract. Dig Endosc 2006；18(Suppl 1)：S131-S136

5) Uedo N, Iishi H, Takeuchi Y, et al：Diagnosis of early gastric cancer using endoscopic screening with autofluorescence videoendoscopy. Endoscopy　2005；37(Suppl I)：A26

（上堂文也）

4 | 进行侧方进展范围诊断的各种方法

7）FICE

要点：

- FICE默认有10种模式，与胃癌相关的建议采用第一种（R550，G500，B470）。
- 观察的要点是要尽量正面观察病变。正面观察困难时也可考虑使用前端附件等。
- 黏液附着明显时，要仔细进行洗净，但要注意不要引起出血。
- 对于早期胃癌的性质诊断，在FICE下中倍放大观察就足够了。

对于早期胃癌的ESD，从2007年适用保险后的数年间，在日本得到爆炸性的普及。由于ESD技术的提高，各种设备的研发、改良，在技术层面上取得了长足的进步。但同时要在早期胃癌的存在诊断、浸润深度诊断、范围诊断等方面提高诊断能力，才称得上是真正的ESD技术的发展。普通白光观察和使用靛胭脂色素内镜观察发现早期胃癌的典型表现是基础，这一点是没有疑问的。但是随着FICE（富士公司生产）、NBI（奥林巴斯医疗系统公司）和i-scan（HOYA公司宾得）等分光内镜的显著发展，这些器械成为早期胃癌性质诊断的必需也逐渐得到大家的公认。从2010年4月开始，由于FICE，NBI并用放大内镜可以合并进行计算，可以预见这也将促进分光内镜的普及。

本节将探讨分光内镜FICE技术（富士胶片公司生产）在早期胃癌的侧方进展范围诊断方面的有效性。

FICE的原理、特征

可扩展电子分光色彩强调技术（Flexible spectral Imaging Color Enhancement，FICE）常和奥林巴斯公司的NBI混淆，但其原理是不同的。NBI发出的光为针对血红蛋白的吸收特性而专设的415nm和540nm波长的光，在血管的辨识性上很优秀。**而FICE是采用普通可见光，通过图像处理，构成任意RGB图像，在进行胃癌诊断时，血管的显示效果自不必说，在观察表面腺管构造时也很优秀。**此外对静止图像可进行分光图像处理，在检查之后也可查看其他参数设定的图像。默认有10种设置方式（FICE No.0–9）。对于胃的病变，多数报告采用FICE预置No.1（R550，G500，B470）和No.0（R525，G495，B495）效果较好。**我科建议主要使用No.1（R550，G500，B470）。**

此外需要强调的是，在管腔比较大的胃内进行远景观察时，NBI由于太暗而效果不佳，而FICE由于比较明亮，在胃内远景观察时会有明显的颜色区别，对病变的筛查更有用。

早期胃癌侧方进展范围诊断的实际过程　

以下为实际诊断顺序。内镜为富士胶片公司生产的具备放大功能的EG-590ZW，处理器最好为可得到高画质、可发挥FICE最大效果的advancia。

> ●观察顺序
> ①普通白光远景观察。
> ②FICE［我科主要是切换为No.1（R550，G500，B470）设置］进行远景观察。→通过颜色对比可以大致观察识别病变。
> ③靠近病变后通过中等放大（30～50倍）FICE来观察病变的表面结构模式（structure pattern）和不规则的表面微血管模式（irregular microvascular pattern，IMVP），确定边界线（demarcation line，以下简称为DL）。

背景黏膜萎缩和肠上皮化生比较严重的话，DL识别困难，有时可以通过阴性活检来确认病变的范围。

观察的要点是尽可能地正面观察病变，如果只能通过切线方向来靠近病灶的时候，使用前端附件会更有效。我科使用的是黑色镜头帽（奥林巴斯公司生产的MB-46）。

此外，**常常也会碰到病变表面附着黏液，使得放大观察结构模式很困难。此时要不厌其烦，仔细洗净，甚至有时要用活检钳等仔细地去除黏液。**不过，洗净时如果不小心，会很容易引起出血。出血也不要停顿，有时在持续缓慢的清洗过程中，出血会停止而能够继续进行观察。如果停下来稍后再进行的话，会产生凝血而难以进行仔细的观察。

> ●为了获得更清楚的图像而需要做的工作
> ①通过构造强调功能（处理器上有on-off切换按钮），FICE的结构显示模式会变得更加锐利。
> ②防止手的抖动，可提高快门速度（60倍→100倍→200倍）。
> ③进行靠近观察，有光晕的时候，通过浸水观察，有时可得到良好的图像。

FICE放大观察早期胃癌的所见（表面结构模式，微小血管）

FICE下观察有无IMVP是很重要的，但是更应重视结构模式的观察。在很多情况下，中等放大观察可获得充分的诊断信息。进行全变焦观察时，较大的病变会发生定位不准或引起

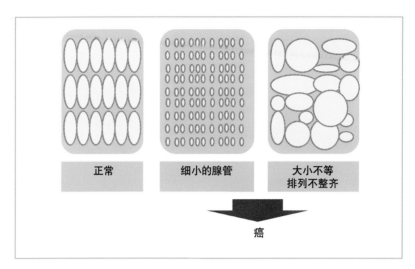

正常   细小的腺管   大小不等排列不整齐

癌

图1 FICE放大观察下的胃癌诊断要点

无谓的出血，而中等放大可以做到低侵袭、简便地观察。

实际的胃癌诊断要点包括（图1）：

① 乍一看为无结构，但放大观察后可见排列整齐的微小腺管，为细小腺管类型。

② 普通正常腺管的大小和排列很规则，但病变处腺管大小不等且排列混乱，为大小不等类型。

③ 腺管结构缺失，为无构造类型。

根据上述特征可将病变进行分类。

病例1 ┆ 胃窦部小弯的0-Ⅱa病变   图2

66岁，女性。普通白光（图2a）和FICE非放大图像（图2b）都难以确定DL。50倍左右放大FICE观察（图2c），可见大小不等且排列不规则的典型的癌的特征。病变范围较大，超出预期，标记也更加广泛（图2d）。

最终病理的结果，该病例不得不追加手术，但由此我们可以感到FICE在伴有Ⅱb、侧方进展范围诊断困难的病例诊断中的作用（图2e）。

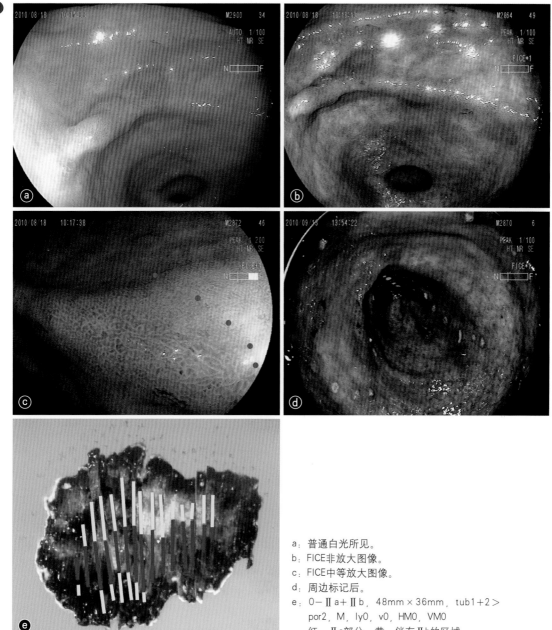

a：普通白光所见。
b：FICE非放大图像。
c：FICE中等放大图像。
d：周边标记后。
e：0－Ⅱa＋Ⅱb，48mm×36mm，tub1+2＞
　　por2，M，ly0，v0，HM0，VM0
　　红：Ⅱa部分；黄：伴有Ⅱb的区域。

　　对于Ⅱa和Ⅱc等高度差和色调对比比较容易把握的病变，其界线诊断也相对较为容易。但是对于对比不明显的Ⅱb病变和背景有高度萎缩和肠上皮化生的病变、伴有Ⅱb的病变，常常难以确定其界线，即使采用FICE观察，也不得不进行全变焦观察。

病例2┊胃角小弯的0 Ⅱa病变 　　　　　　　　　　　　　　　　　　图3

63岁，男性。普通白光观察（图3）。切换为FICE后通过色调对比，其界线清楚（图3b）。放大观察病变的中心部位，可见除了大小不等的类型外，还有细小腺管类型，很容易得到癌的诊断（图3c）。

通过色调对比和表面腺管类型也很容易判断出DL（图3d）。后壁侧有一部分虽然难以确

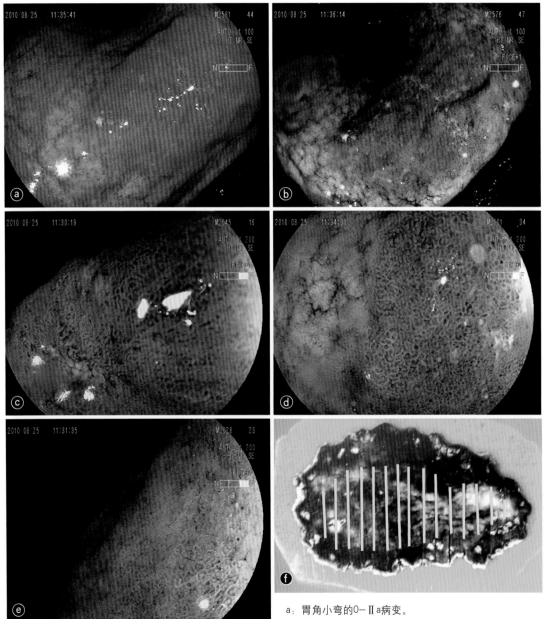

a：胃角小弯的0-Ⅱa病变。
b：FICE非放大图像。
c：病变中心部位的放大FICE图像。
d：比较明显的DL。
e：诊断稍困难的后壁侧的DL。
f：0-Ⅱa，56mm×33mm，tub1＞tub2，M，ly0，
　　v0，HM0，VM0。

定诊断，但靠近病变进行FICE放大观察，通过与周围正常黏膜和腺管构造的差异进行比较，基本也可确定DL（图3e）。ESD后的病理结果为完整切除（图3f）。

结语

近年分光内镜得到显著发展，特别是FICE，即使在远景观察时，也可得到明亮的色调对比，对于早期胃癌的筛查诊断很有效。从存在诊断到精细检查侧方进展范围诊断，效能都很高。在我的印象中，需要喷洒靛胭脂的病例数急剧减少，不久的将来可能会替代色素内镜。

因此，有必要进一步提高图像质量，普及分光内镜，让更多的人了解分光内镜下早期胃癌的典型表现。

（阿治部弘成，山本博德）

4 ｜ 进行侧方进展范围诊断的各种方法

8) i-scan

要点：

- 使用i-scan进行胃癌侧方进展范围诊断是运用i-scan中的色调强调（tone enhancement，TE）模式来进行的。
- 现阶段i-scan专用放大内镜还在研发当中，胃癌侧方进展范围诊断的非放大观察常常使用TE中用于胃精查的TE-g模式。
- TE-g的胃癌侧方进展范围诊断（非放大），可发现微细黏膜构造的差异，确定边界线，但根据病例的具体情况，要合用色素内镜，进行综合判断。
- TE-g的非放大观察难以诊断构造差别较小的病变，同时也无法观察微小血管构造，对于构造不规则部位判断是否为癌，有其局限性。
- 从使用研发中的放大内镜（原型机）的经验来看，并用TE-r可观察到微小血管构造，希望有助于胃癌侧方进展范围的诊断。

　　随着ESD的研发和普及，对于一直以来力不能及的消化道肿瘤的内镜切除也成为可能。对于早期胃癌，如果淋巴结转移的可能性可以忽略不计，即使是巨大的病变，技术上也是可以完全切除的。以前要全胃切除的病变，现在很多可以通过内镜切除从而避免手术。但是，对于可以自由设定切除范围的ESD来说，术前诊断的失误直接导致切除断端阳性，胃癌的残留、再发，所以术前范围诊断的重要性急剧增加。

　　在这种情况下，近年内镜图像诊断技术的发展非常显著，各家内镜公司也研发出各种图像增强功能。本节就使用HOYA股份有限公司宾得关怀生命事业部研发的图像强调功能i-scan进行早期胃癌范围诊断进行讨论。

i-scan

　　i-scan是由HOYA有限公司宾得关怀生命事业部研发的内镜系统，搭载了EPKi的内镜图像强调功能，由3种功能构成：识别病灶边缘进行构造强调的表面强调功能

（surface enhancement，SE），对低亮度区域着色来强调凹陷部位的对比强调功能（contrast enhancement，CE），通过改变每个像素RGB（red，green，blue）的构成来进行图像强调的色调强调功能（tone enhancement，TE）。

　　SE和CE在不对白光色调进行大的改变的情况下，对微细的构造和凹凸进行强调，现阶段主要用于胃癌的筛查。而TE主要针对不同的脏器和需强调的部位，对无数的RGB组合进行不同的设置。如今可使用的有6种设置，主要用于对已确认病变的精查，分别为观察食道用的TE-e、观察胃用的TE-g、观察大肠用的TE-c、观察发红区域用的TE-r、观察褪色区域用的TE-d、观察血管用的TE-b。对胃癌侧方进展范围诊断主要使用TE，所以我们首先介绍TE的原理。

▶ TE的原理

　　普通内镜图像是用CCD捕捉照射于黏膜的白光的反射光，将其图像显示在监视器上。TE是分解白光图像的RGB成分，根据各个模式将R、G、B各成分分别按照固定的曲线进行转换后再合成而构成的图像（图1）。虽然有前述6种模式，但可以通过一个按钮进行瞬间切换，毫无压力地进行观察。

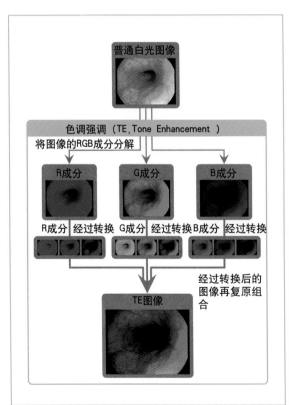

图1　TE的原理
　TE将白光图像的RGB成分加以分解，分别将其按曲线进行变换，通过再合成来构成图像。

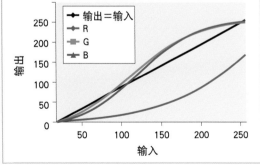

图2　TE-g曲线
　曲线通过改变各模式的R、G、B成分色调而制作出的设计图，TE-g制作出压低R成分色调，强调G、B成分强弱的图像。

表1 TE-g处理前后各成分的色调变化

加上TE-g后，正常黏膜的血管构造、发红黏膜与处理前相比，R成分的色调差变得更明显，正常黏膜、腺管开口部、褪色病变与处理前相比，G、B成分的色调差变得更明显，在内镜图像上可以进行对比。

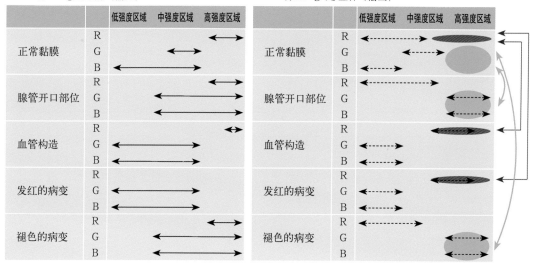

所谓曲线相当于改变各模式的R、G、B成分的设计图，有很高的自由度，可制作出各种形态。非放大观察进行胃癌侧方进展范围诊断的TE-g曲线（图2），将R成分的输出（output）整体压低于输入（input），从而产生红色色调被压低的图像。G、B成分的输出使输入强的区域更强，输入弱的区域更弱，以此制作出强调G、B强弱的图像。这种曲线的设计目的是将想强调的构造的色调差加以放大，同时配合临床使用的便利性。TE-g对正常胃黏膜的色调与胃发红肿瘤、褪色肿瘤的色调差，正常黏膜与血管、腺管开口部的色调差进行图像强调后再加以放大（表1）。因此，无论是发红的病变或褪色的病变，进行处理后都提高了病变整体的色调变化，增加了与正常黏膜之间的对比而变得容易辨识，并且也可以清楚地观察到色调变化的部分。此外，由于可以观察到微细的黏膜构造，对于微细构造发生变化的部位也可以加以识别。

采用TE进行早期胃癌侧方进展范围诊断（非放大）　　策略

TE是把RGB各成分通过曲线进行变换，根据模式的不同，图像可能或多或少会变暗。TE-g设定为在保持亮度的同时进行图像强调，所以在管腔开阔的胃内也能以接近白光观察的广阔视野进行观察。可使用i-scan的放大内镜正在研发中，**现在一般使用i-scan进行内镜观察都是非放大观察**，但是，由于搭载TE的内镜系统EPKi的特征之一是megapixel（约130万像素），所以即使是非放大观察，也可以得到和其他公司内镜系统的低倍放大程度相当的分辨率，可以清楚地辨认黏膜表面的微细构造。

以下为使用TE-g对早期胃癌进行侧方进展范围诊断的方法。

①通过白光来识别病变（原则上为经过活检得出胃癌病理诊断的病变）。从明显可辨识为非肿瘤的点出发，向（明确诊断为胃癌）病变中心移动视线，过渡到不规则的表面构造，确定边界线（demarcation line）。

②通过TE-g观察，采用和①一样的方法来确定边界线。

③通过TE-g观察可以全周性确定边界线时，则诊断此范围为胃癌侧方进展范围。不能全周确定时，进行靛胭脂色素内镜观察，确定边界线。

采用TE-g进行胃癌侧方进展范围诊断的极端情况（非放大）

采用靛胭脂色素内镜时，对于有高度差的病变可以清楚地描绘出其界线，但对于0-Ⅱb这样没有高度差的肿瘤则难以识别其界线。因此，**对于通过TE-g观察到表面构造变化而识别出界线的肿瘤，与靛胭脂色素内镜比较后，可以确定正确的界线。对于通过TE-g不能识别界线的病变，也能够通过靛胭脂比较容易地识别出界线（只要识别出病变界线的个别点，就可以通过靛胭脂将点与点连成线），所以使用TE-g的非放大观察进行侧方进展范围诊断时，有的病例也要使用色素内镜。**

上述的TE-g胃癌侧方进展范围诊断由于是非放大观察，所以对于构造差异很小的病变诊断比较困难。此外由于尚未确立微小血管构造的观察方法，现阶段对于确认有构造变化的区域还不能完全判断出是否为肿瘤性变化。通过使用正在研发中的EPKi放大内镜原型机的经验来看，采用放大观察并用TE-r（或TE-d），不仅可以描绘出黏膜表面的微细构造，也可以描绘出微小血管构造，将来可以进行更高精度的胃癌范围诊断。

病例1：非放大观察病例：使用TE-g　　图3

60多岁，男性。胃体中部后壁有褪色的不规则黏膜。之前的医生通过活检诊断为高分化型腺癌。在白光观察下其界线不清楚（图3a）。通过TE-g图像观察，周围的背景黏膜有规则的腺管构造，从周围向病变移动视线可全周性地确定有构造变化的线（边界线）（图3b，c）。靛胭脂色素内镜观察，构造的变化变得难以分辨，界线变得不清楚（图3d）。通过TE-g图像得到病变的边界线诊断，采用ESD进行完整的切除。为和内镜图像进行对比，切除标本（图3e）的左侧定为口侧。病变的口侧有之前医生活检的瘢痕（白色箭头所示），和复原图作比较后，癌的进展范围和TE-g所得出的区域是一致的（图3e）。最终诊断为腺癌，tub1，T1（M），ly0，v0，LM0，VM0，0-Ⅱc，11mm×8mm。

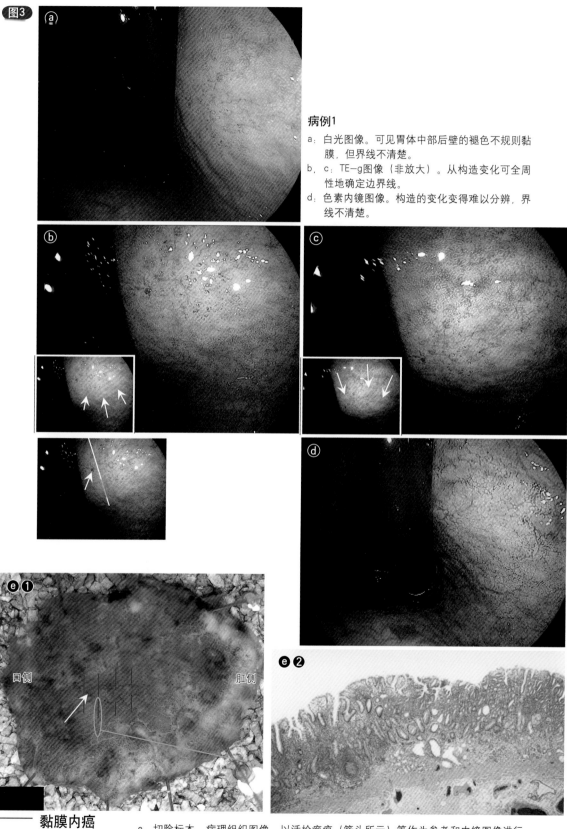

图3

病例1

a：白光图像。可见胃体中部后壁的褪色不规则黏膜，但界线不清楚。

b，c：TE-g图像（非放大）。从构造变化可全周性地确定边界线。

d：色素内镜图像。构造的变化变得难以分辨，界线不清楚。

口侧　　　　肛侧

—— 黏膜内癌

e：切除标本，病理组织图像。以活检瘢痕（箭头所示）等作为参考和内镜图像进行对比，诊断为高分化型黏膜内癌，病变范围与TE-g观察的范围一致。

病例2┊放大内镜（原型机）观察病例：使用TE-r　　图4

　　70多岁，男性，胃体下部前壁有明显凹凸不规则的黏膜。白光观察，发现小弯侧的界线特别不清楚（图4a）。靛胭脂色素内镜观察，白光观察到的不规则黏膜附近有不吸收靛胭脂的区域，虽然可推测为病变范围，但无法明确边界线（图4b）。靠近后用TE（TE-r）进行低倍放大观察，可清楚地看到周围的背景黏膜有规则的腺管构造，从周围向病变中心移动视线后可全周性地辨认出构造有变化的界线（边界线）（图4c，d）。对同一部位进一步靠近进行高倍放大观察后，边界线内侧可见不规则的异型血管构造（图4e）。基于以上，诊断为以边界线为病变界线的早期胃癌，采用ESD进行完整切除。为了和内镜图像进行对比，切除标本（图4f）的左侧定为口侧。病变中心伴有发红的隆起（白色箭头所示），其周围有肿瘤生长，在复原图中，癌的进展范围和TE所发现的区域一致。最终诊断为腺癌，tub1，T1（M），ly0，v0，LM0，VM0，0-Ⅱc，25mm×24mm。

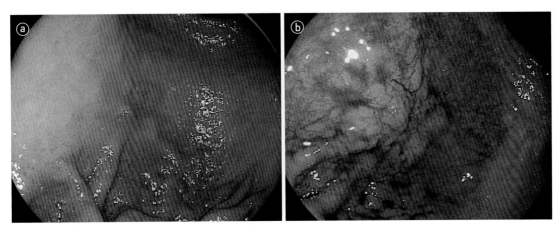

　　a：白光图像。胃体下部前壁有凹凸不规则黏膜，但界线不清楚。
　　b：色素内镜图像。有不吸收靛胭脂的区域。虽然可推测为病变范围，但无法认清正确的界线。

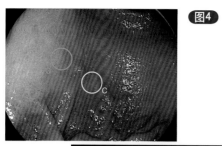

图4

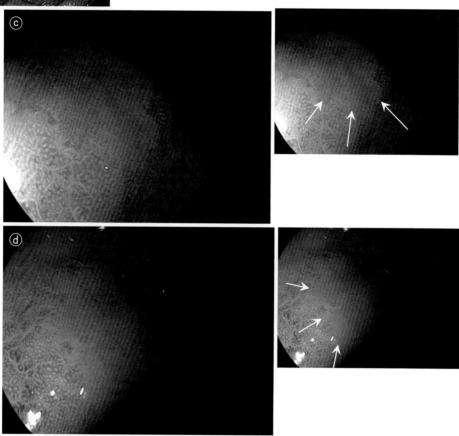

c，d：TE—r图像（低倍放大观察）。可全周性地确定边界线。

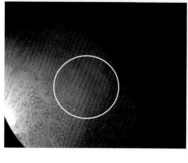

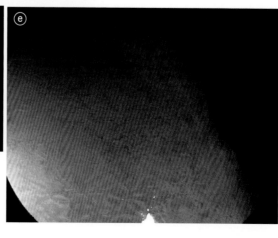

e：TE—r图像（高倍放大图像）。低倍放大
　确定的界线内侧可见不规则的异型血
　管构造。

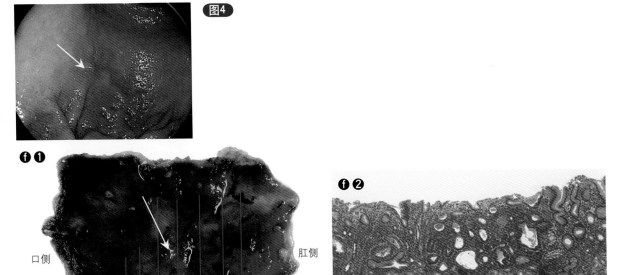

f：切除标本，病理组织图像。与内镜图像对比后，诊断为高分化型黏膜内癌，范围和TE-r（低倍放大观察）观察的一致。

结语

　　本节就采用i-scan（TE）进行胃癌侧方进展范围诊断进行了叙述。现阶段，主要采用TE-g的非放大观察来进行范围诊断，对于确定内镜治疗病变的切除界线来说，这是一个简便有效的方法。现在放大内镜的研发也在不断进步，可以弥补非放大观察的缺陷。如前所述，通过原型机的使用经验来看，未来和微细血管构造同时进行观察，有望可以进行更高精度的胃癌侧方进展范围诊断。

（小田岛慎也，藤成光弘，小池和彦）

5 | 采用超声内镜进行浸润深度诊断

要点：

- EUS观察胃壁呈高低高低高的5层构造。
- UL(−)早期胃癌中，第3层上缘没有观察到变化的诊断为M～SM1癌，第3层有明显破坏的诊断为SM2癌。
- UL(+)早期胃癌中，第3层的前端收缩得越来越细，呈现和UL−Ⅱ～Ⅳ期溃疡、溃疡瘢痕类似的EUS图像。
- 注意UL(+)早期胃癌是否伴有胃壁增厚，胃腔内侧有增厚的诊断为M～SM1癌，胃内外两侧都有轻度增厚的诊断为SM2癌。
- 对于UL（−）早期胃癌，EUS诊断效率很高。但要注意的是，对UL(+)病灶的诊断效率比UL(−)病灶要低。

近年来随着胃癌治疗方法的多样化，浸润深度诊断对于治疗方法选择的重要性也在增加。本章将对超声内镜（以下简称为EUS）的早期胃癌浸润深度诊断的技巧和要点进行论述。

EUS仪器

1. 仪器种类，扫描方式，检查方法

EUS的仪器种类分为专用超声内镜（图1a）和超声微探头（图1b）。**专用超声内镜**为前端有超声波探头的内镜，由于探头较大，所以比较容易得到清晰的图像。一般可以进行低频率、高频率切换，适用于各种病灶。但由于内镜的直径较粗，前端硬性部较长，所以操作性较差，对于有的病变扫描较为困难。而**超声微探头**可从内镜的活检口插入进行扫描，所以基本不受病灶部位的制约。但是由于探头较小，进行扫描的范围较窄，而且画质较差。此外，由于频率较高，所以对于隆起较高的病灶、伴有溃疡性改变的病灶或者黏膜增厚的病灶，扫描时病变深部会有衰减。

EUS的扫描方式有两种，一种是和内镜的长轴垂直进行360°扫描的环扫式，一种是和与内镜长轴平行，约60°扫描的线阵式。线阵式虽然画质良好，但是进行全周扫描时较困难，

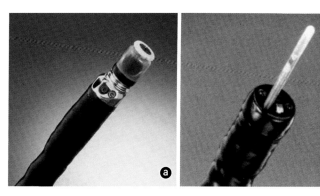

图1 EUS仪器
a：专用超声内镜（Olympus GF TYPE UMQ240；7.5/20MHz）
b：超声微探头（Olympus UM-2R；12MHz，UM-32；20MHz）

所以扫描时较为普及的一般是环扫式。

关于**检查方法**，一是将胃内灌入无气水后在其中进行扫描的**无气水充满法**，二是将探头周围的气囊灌水后，让气囊接触病灶进行扫描的**气囊压迫法**。

● 2. 术前准备，检查前用药和检查技巧

胃的EUS检查中，**提高检查精度的重点是如何清除胃液**。我们在检查前和普通内镜一样，给予链霉蛋白酶处理（口服链霉蛋白酶 MS® 2万单位+碳酸氢钠1g+ BALGIN消泡剂® 1mL+水50mL）。由于EUS检查时间长达15～20分钟，特别是由于专用超声内镜直径较粗，所以最好在镇静下进行检查。其次，重要的是将胃内充分洗净。用无气水100～200mL洗净胃腔且吸出后，重新在胃内灌入无气水。

要根据病灶的大小、部位、形状来决定使用专用超声内镜还是超声微探头。原则上，不伴有溃疡性改变、较小的、高度低的或凹陷较浅的病灶，使用超声微探头；伴有溃疡性改变的病灶、范围较大的病灶、隆起高度较高或伴有深凹陷的病灶等，选择专用超声内镜。

无气水充满法虽然是一般常用的方法，但对于胃体部大弯侧等黏膜皱襞间病变的诊断，病灶硬度的判断，或无气水很难充满的部位，要随时并用气囊压迫法。在部位上，贲门部大弯、幽门前部、近端胃窦部小弯的病灶检查较为困难，此时可以选择使用专用超声内镜的气囊压迫法或超声微探头。

EUS观察正常胃壁的基本构造 （图2）

以**5层构造为基础**[1]，**高回声的第1层**为边界回声+黏膜固有层（M层）浅层，**低回声的第2层**为黏膜固有层（M层）深层+黏膜肌层（MM层），**高回声的第3层**为黏膜下层（SM层），**低回声的第4层**为固有肌层（MP层），**高回声的第5层**为浆膜下层（SS）+浆膜（S层）+边界回声。有时第2层和第3层之间会有1层高回声层，相当于M层和MM层的边界回声，其外侧的低回声层相当于MM层。另外，第4层内侧有时也有1层高回声层，这是肌层间

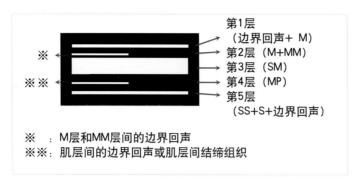

图2 正常胃壁的基本层次构造

的边界回声或肌层间结缔组织。

早期胃癌的EUS浸润深度诊断

根据有无溃疡、溃疡瘢痕（以下简称UL）来介绍我们的分类，说明诊断的技巧[2]~[5]（图3a，b）。

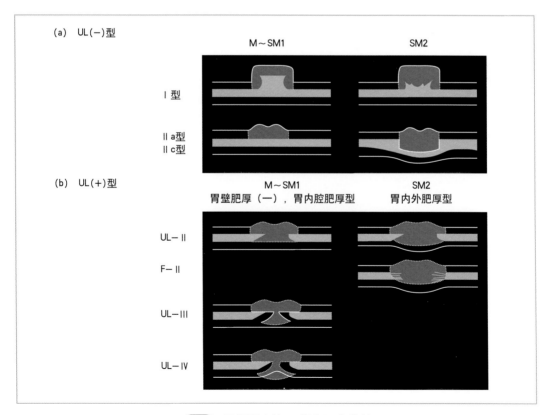

图3 早期胃癌的EUS浸润深度诊断
a：UL（－）型，b：UL（＋）型

● 1. UL(−)型早期胃癌的EUS浸润深度诊断（图3a）

对癌灶内不伴有溃疡的UL(−)型病变，进行浸润深度诊断要一直观察到被癌灶破坏最深的层次。**第3层上缘无变化的病变诊断为M−SM1癌，第3层明显被破坏但第4层以下无变化的病变诊断为SM2癌。**

另外，诊断时需要注意，在Ⅰ型病变中，由于隆起内的黏膜肌层呈杯状上抬，EUS观察，SM层也在隆起内上抬。也就是说，上抬的第3层不规则的病变诊断为M−SM1癌，有明显破坏的诊断为SM2癌。

病例1 ┊ UL(−)Ⅱc型早期胃癌（SM2）　　　　　　　　　　　　　　　　　图4

图4a为UL（−）Ⅱc型早期胃癌的微探头图像。第3层上缘有明显的破坏，可诊断为浸润深度SM2。组织病理学上为浸润0.8mm的pSM2癌（图4b）。

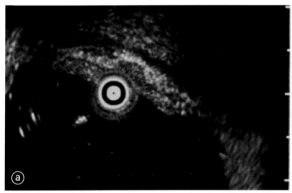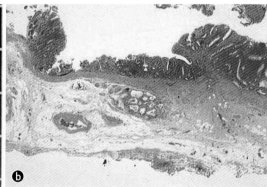

a：UL（−）Ⅱc型SM2癌的微探头图像
b：同病例的组织病理图像

● 2. UL(+)早期胃癌的EUS浸润深度诊断（图3b）

早期胃癌中伴有溃疡的病灶很多，但癌和溃疡的回声水平基本相同，难以分辨，因此对于UL(+)病灶我们常常通过分类来尝试进行浸润深度诊断[2)~9)]。

UL(+)病灶中第3层前端收缩得越来越细，和Ⅱ，Ⅲ，Ⅳ期的溃疡、溃疡瘢痕呈现相同的EUS像。我们要重视病变是否伴有胃壁增厚，胃壁增厚程度如何。**如果伴有胃壁增厚，但只是在胃内壁侧有轻度增厚的，诊断为M~SM1癌；胃内外两侧都有增厚的诊断为SM2癌**[2)~5)]。

病灶部位第3层向两侧扩散但中断不明显，且有胃内外两侧壁增厚的，则对应SM层纤维灶内弥漫浸润癌，诊断为F-Ⅱ，SM2癌。此外，对于伴有Ⅲ，Ⅳ期溃疡的病变，癌灶内的纤维化灶会影响到MP层以下，由于纤维化MP层上抬，所以很少为SM癌。如果胃内外两个方向都有胃壁增厚的话，则诊断为进展期癌[2)~5)]。

病例2┊UL(+)Ⅱc型早期胃癌（合并UL-Ⅱ，SM1）   图5

图5a为UL(+)Ⅱc型早期胃癌的EUS图像。第4层完好，第3层呈前端变细中断。和周围比较发现没有壁肥厚，诊断为伴UL-Ⅱ溃疡瘢痕的M~SM1癌。组织学上为伴深UL-Ⅱ溃疡瘢痕的Ⅱc，浸润深度0.3mm的pSM1癌（图5b）。

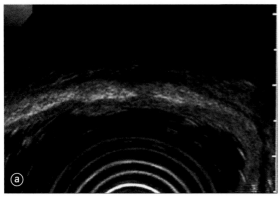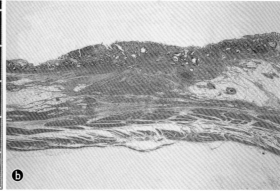

a：UL-Ⅱ合并SM1癌的EUS图像
b：同一病例的组织病理图像

病例3 ⋮ UL(+)Ⅱc型早期胃癌（合并F−Ⅱ，SM2） 〔图6〕

　　图6a为UL（+）Ⅱc型早期胃癌的EUS图像。第4层完好，第3层不规则中断，胃壁在胃的内外两侧都有轻度增厚。诊断为伴有深F−Ⅱ纤维化灶的SM2癌。组织学上为纤维化灶内伴有弥漫浸润的Ⅱc癌，浸润深度pSM2（图6b）。

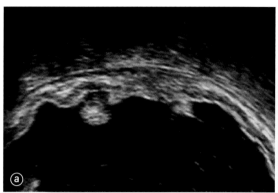 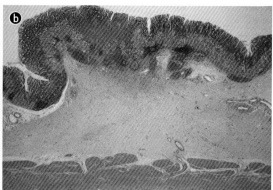

a：F−Ⅱ合并SM2癌的EUS图像。
b：同一病例的组织病理图像。

病例4 ⋮ UL(+)Ⅱc型早期胃癌（合并UL−Ⅳ，M） 〔图7〕

　　图7a为UL（+）Ⅱc型早期胃癌的EUS图像。第3层前端变细中断，第4层呈八字形上抬和第2层相融合，第5层也有切痕。无胃壁增厚，诊断为伴有UL−Ⅳ溃疡瘢痕的M癌。组织学上也为伴有深UL−Ⅳ溃疡瘢痕的Ⅱc，浸润深度为pM（图7b）。

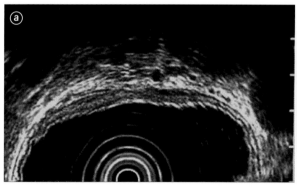 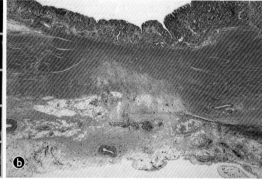

a：UL−Ⅳ合并M癌的EUS图像。
b：同一病例的组织病理图像。

● 3. EUS对早期胃癌浸润深度的诊断效能

　　对于UL(−)病灶的诊断效能，在M～SM1癌中达到80%～100%，SM2癌达到74%～85%[3]，[8]，[9]。但在Ⅰ型等隆起高度较高的病灶中，常常难以诊断SM浸润。对于UL(+)病灶的诊断效能，M～SM1癌为62%～86%，SM2癌为65%～75%[3]，[8]，[9]，相比UL(−)病灶要低。其中对于伴有开放性溃疡病灶的诊断很困难。此外还需注意将淋巴滤泡、黏膜下囊肿等和癌浸润进行鉴别。

结语

　　EUS在浸润深度诊断中起着很大的作用，但要和内镜、X光诊断同时进行，相互补充进行诊断。

文　献

1）相部　剛：超音波内視鏡による消化管壁の層構造に関する基礎的，臨床的研究(1)─胃壁の層構造について．Gastroenterol Endosc　1984；26：1447-1464

2）長南明道：陥凹型早期胃癌における超音波内視鏡（EUS）深達度診断能の検討─癌巣内線維化巣の深さに基づく新深達度基準を中心に．Gastroenterol Endosc　1993；35：1269-1281

3）望月福治，長南明道：EUSからみた早期胃癌の深達度分類─潰瘍合併病変を中心に．胃と腸　1999；34：1087-1093

4）長南明道，三島利之，石橋潤一，他：胃癌の超音波内視鏡診断．胃と腸　2003；38：31-42

5）長南明道，三島利之，松田知己：超音波内視鏡による消化管癌の深達度診断．日本消化器病学会誌　2004；101：755-761

6）木田光広，西元寺克禮，岡部治弥：超音波内視鏡による胃癌深達度診断に関する臨床病理学的研究─陥凹型胃癌を中心に．Gastroenterol Endosc　1989；31：1141-1155

7）大橋信治，中澤三郎，芳野純治：超音波内視鏡による陥凹型早期胃癌の深達度診断─潰瘍合併例を中心に．Gastroenterol Endosc　1989；31：1471-1479

8）木田光広，国東幹夫，渡辺摩也，他：潰瘍の有無からみた早期胃癌のEUS診断．胃と腸　1999；34：1095-1103

9）中村常哉，鈴木隆史，松浦　昭，他：潰瘍の有無からみた早期胃癌のEUS診断─X線・内視鏡診断学との比較を含めて．胃と腸　1999；34：1105-1117

（長南明道，三島利之，三宅直人）

6 进行组织类型、黏液性质诊断的各种方法
1）普通内镜

要点：
- 肉眼型是进行内镜组织类型诊断的重点。隆起型大部分是分化型。
- 呈褪色改变的凹陷性病变为未分化型。
- 使用色素内镜观察构成病变肉眼型的因素，有没有形成反应性的隆起（分化型）、凹陷是否为断崖状（未分化型）等特征，在此基础上可进行组织类型诊断。

普通内镜图像是早期胃癌诊断的基础，仅仅通过靛胭脂色素内镜图像就可确定大部分病例的治疗方针。使用放大内镜、超声内镜虽然可以提高诊断能力，但也都是基于普通内镜的观察。要在使用普通内镜进行肉眼型、范围诊断、性质诊断之后，再进入下一阶段的诊断。

普通内镜组织类型诊断要点　　　　　策　略

1. 肉眼型；
2. 色调；
3. 构成肉眼型的要素：通过靛胭脂色素内镜进行诊断。

肉眼型

在进行普通内镜检查预测组织类型时，最重要的是病变的肉眼型。检索癌研有明医院的手术病例可以发现，隆起型的病例中90%是分化型。与此相反，在凹陷型病例中分化型、未分化型大约各占一半（表1）。因此可以认为，隆起型的早期胃癌基本是分化型。

表1 手术病例中的各肉眼型的组织类型

		分化型	未分化型
隆起型	514	469 (90)	50 (10)
凹陷型	3 625	1 820 (50)	1 805 (50)

（　）：%　　　　　　　　　　　　　癌研有明医院手术病例

色调

▷ 发红还是褪色

界线清楚的发红病变提示典型的分化型早期胃癌。

病例1：典型的分化型癌（表现为发红的病变）　图1

　　典型的分化型癌Ⅱc，M癌病例。表现为发红的界线清楚的凹陷，边缘有黏膜样隆起（图1a～c），大小约为10mm。病变符合ESD适应证，施行ESD后，诊断为浸润深度M的Ⅱc型分化型腺癌（图1d，e）。

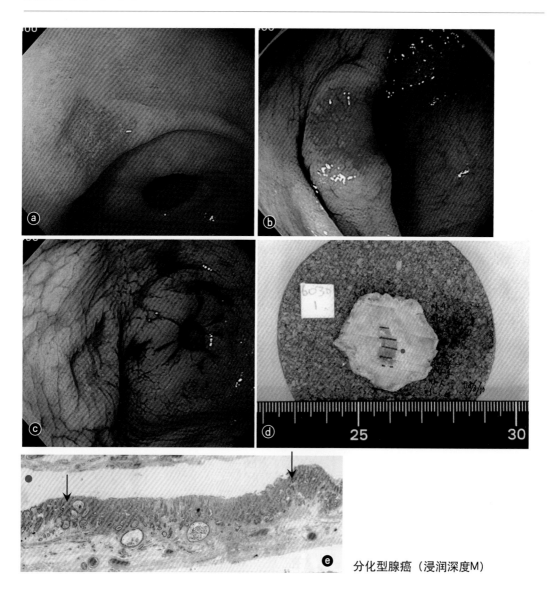

e　分化型腺癌（浸润深度M）

八尾等人用血红蛋白指数（Hb index）来描述分化型、未分化型的色调差，分化型的血红蛋白指数较高[1]。这样做的理由是分化型病变发红，未分化型病变呈褪色改变。

下面是褪色未分化型癌。

病例2┊典型的未分化型癌（表现为褪色的病变） 图2

典型的未分化型癌的病例。胃体中部前壁的褪色病变。病变由于位于胃底腺区域，所以界线清楚（图2a，b），大小约1cm。病变符合ESD扩大适应证，施行ESD后，诊断为局限于黏膜中间层的印戒细胞癌，浸润深度M（图2c，d）。

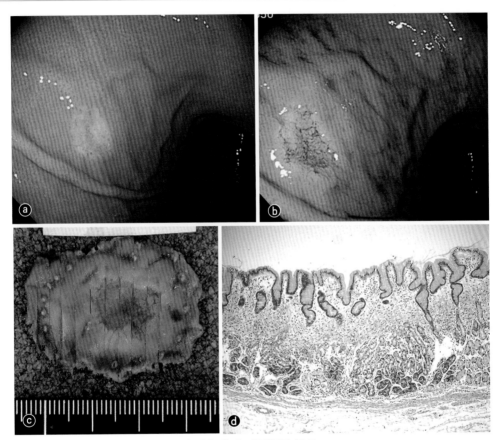

印戒细胞癌（浸润深度M）

病例3、4┊表现为褐色的病变（胃底腺区域，萎缩区域） 图3 图4

胃底腺区域褪色的界线清楚的病变，比较容易识别（图3）。与此相反，萎缩区域的褐色病变由于周围的背景也呈褐色改变，所以识别病变比较困难（图4）。胃体下部小弯后壁的Ⅱc病变。观察褐色的区域，病变位于萎缩范围内，所以病变的界线，特别是肛侧的界线不清楚。

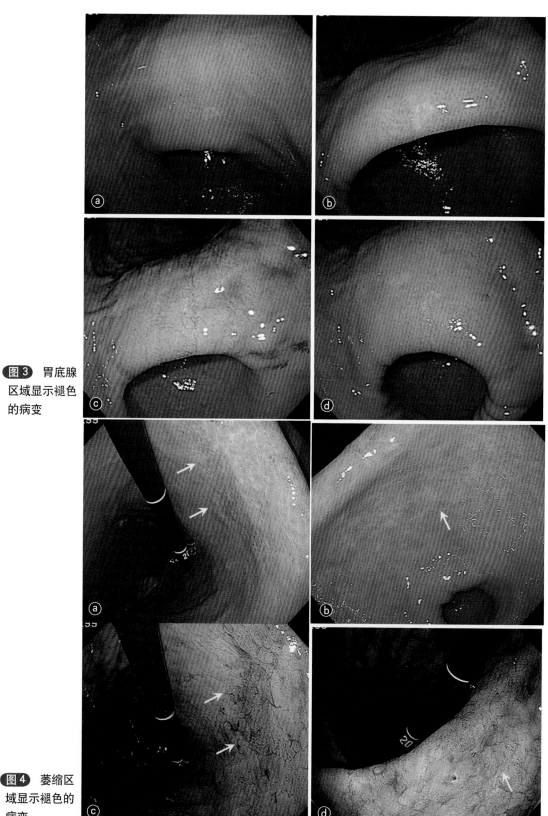

图3 胃底腺区域显示褪色的病变

图4 萎缩区域显示褪色的病变

▶ **未分化型癌的色调**

　　未分化型癌显示出不同的色调。从施行了ESD的82例未分化型癌的研究中发现，呈褪色的病例87%为印戒细胞癌，呈发红的病例64%为差分化腺癌（表2）。

　　印戒细胞癌呈褪色改变，但是差分化腺癌往往呈发红改变（图5）。

表2 凹陷型　未分化型癌的组织类型和色调（施行ESD的病例）　　　（　）：%

		褪色	发红
褪色	67（82）	58（87）	9（13）
发红	11（13）	4（36）	7（64）
褪色+发红	4（5）	1（25）	3（75）
	82	63	19

褪色　　　　　　　发红　　　　　　　褪色+发红

病例5 表现为发红的低分化腺癌　　　　　　　　　　　　　图5

构成肉眼型的要素

通过靛胭脂色素内镜精查来了解构成肉眼型的要素。注意观察色素内镜下病变的边缘状态和凹陷内的凹凸，可进行组织类型诊断。

表3所示为凹陷型早期胃癌中分化型和未分化型的特征[2]。

表3 凹陷型早期胃癌的特征

	分化型	未分化型
凹陷面		
色调	发红	褪色
深度	浅	深
表面性状	平滑，有胃小凹纹理模样	糜烂状
再生黏膜岛	没有	多见
凹陷边缘		
性状	锯齿状，边缘隆起，蚕食像	平滑
形状	不清楚，凹陷平缓	清楚，断崖状

(引用自中村恭一：胃癌的构造。2005，p361，医学书院。部分有补充)

▷ 分化型癌

分化型癌的凹陷较浅，表面平滑，或呈黏膜模样，没有糜烂形成，或者只存在局部糜烂，因此凹陷内基本没有再生黏膜岛。由于分化型癌的表面没有广泛的糜烂形成，所以在癌和正常黏膜的分界处，癌的表面形成平缓的斜面。

病例6┆表现为分化型癌特征的凹陷型病变　　　　**图6**

伴有周围挤压性隆起（图6a，b）。浸润深度M，分化型癌（图6c，d）。

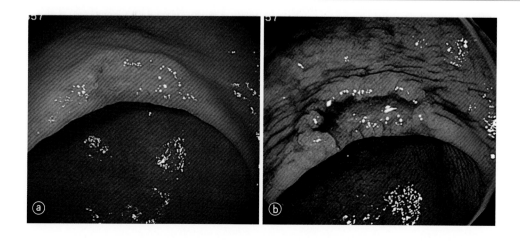

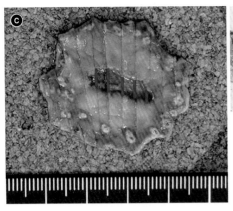

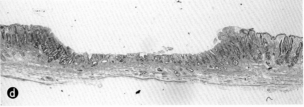

分化型腺癌，浸润深度M

▶ 未分化型癌

为了更好地观察凹陷的边缘，可以进行色素喷洒。凹陷边缘像刀切一样锐利的胃癌是未分化型（图7）。喷洒靛胭脂后可以清楚地呈现出断崖状的边缘。凹陷面褪色，凹陷内多散在红色隆起，这种隆起称为残留黏膜，是沿着增殖带进展的未分化型癌的特征（图8）。

Ⅱc型未分化型癌的特征是凹陷面比分化型深，糜烂范围比较广，癌在黏膜内进展所残留的正常上皮局部增生，形成岛状结节（岛状隆起，岛），所以凹陷面呈颗粒状。凹陷面糜烂，与正常黏膜界线清楚，凹陷边缘一般陡峭，呈断崖状。

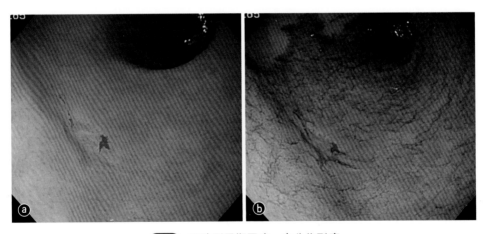

图7 凹陷型早期胃癌：未分化型癌

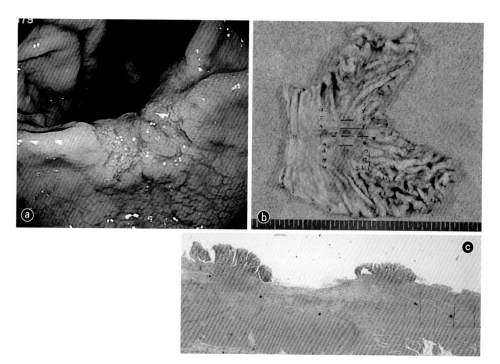

图 8　凹陷型早期胃癌：未分化型癌

病例7┊表现为未分化型癌特征的凹陷型病变　　　　　　　　　　　　　　**图9**

伴有皱襞集中的Ⅱc病变。凹陷部褐色，中央有发红的隆起，仔细观察后发现为岛状结节（岛状隆起，剩余黏膜），凹陷部边缘为断崖状，这些都集中体现了未分化型癌的特征（图9）。

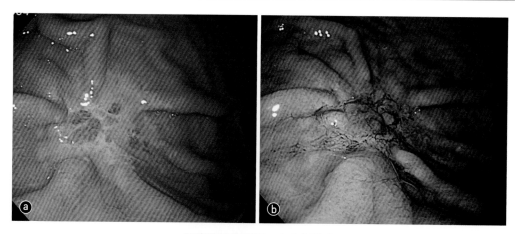

凹陷型早期胃癌：未分化型癌

凹陷型早期胃癌中，未分化型癌是从腺颈部起始发生，沿着腺颈部进展。癌增大后发育到全层，累及黏膜肌层。因此，微小的未分化型癌往往只能通过色调变化才能观察到。上述病变为胃体下部小弯的褐色区域，活检为印戒细胞癌。施行ESD后癌仅见于腺颈部，尚未发育至全层。与分化型癌不同的是，癌由腺颈部发生，沿着增殖带进展，最终在表层有正常黏膜残留。

中分化型腺癌

中分化型癌中，手拉手型癌的癌腺管沿着腺颈部横向发展，经常导致范围诊断困难。这样的病例常常呈Ⅱb样向侧方进展。

病例8┊胃体下部前壁的Ⅱb病变　　　　　　　　　　　　　　　　　图10

胃体下部前壁的Ⅱb病变。普通内镜下确定范围比较困难。前壁可以看到之前医生标记的墨点。喷洒靛胭脂后可以看到微微隆起的边缘，施行了ESD治疗，病理上显示为手拉手型腺管的中分化型癌（图10）。

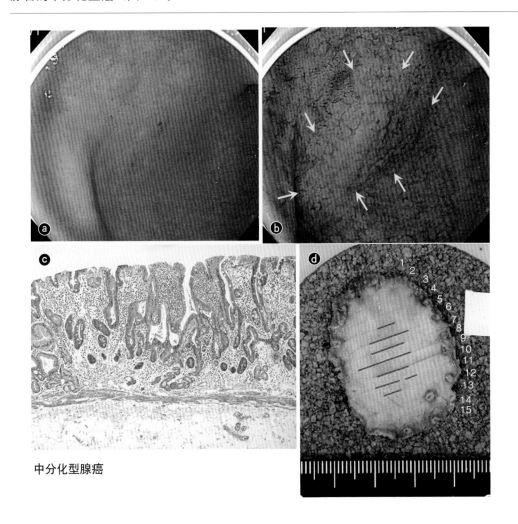

中分化型腺癌

醋酸靛胭脂混合法（Acetic acid–Indigocarmin mixture，AIM法）

AIM由河原等人研发，胃内喷洒醋酸后，由于胃黏膜的防御反应，黏液增加。由于在酸刺激下黏液产生的不同，肿瘤部分的靛胭脂色素被洗脱，非肿瘤部色素残留，由此可有效地进行界线诊断[3]。

病例9┊胃窦部小弯的Ⅱa病变　　　　　　图11

胃窦部小弯的Ⅱa病变（图11a，b）。常规靛胭脂喷洒后，边缘的界线较为清楚地显现出来。进行AIM喷洒后，隆起的界线清楚但病变中央附着靛胭脂。施行ESD后，在标本的映射图中，病变中央无癌的存在，和AIM法所示的病变界线一致（图11c，d）。所示病理标本中，图中央的蓝点、红点所示为标本的放大镜像（图11e，f），红线所示部分为高分化型腺癌，黑线所示部分为非癌部位。中央的非癌部位为在AIM法下附着靛胭脂的部分。图11g为蓝点所示部分的高倍放大像，显示为高分化型腺癌。

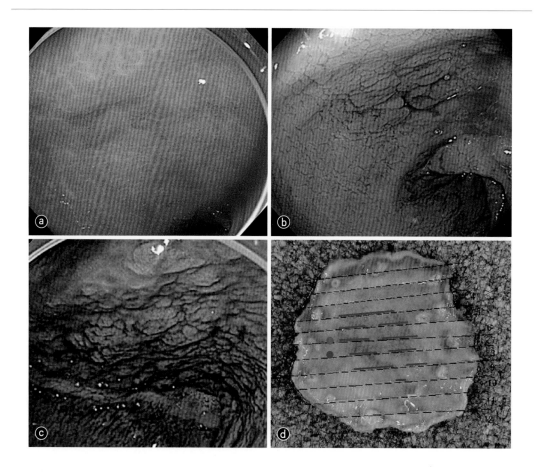

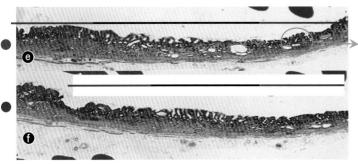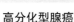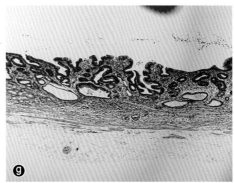

高分化型腺癌

结语

　　普通内镜是确定早期胃癌治疗方针的基础。通过普通内镜并用靛胭脂色素内镜，可得到对治疗来说很重要的组织类型、范围诊断等信息。虽然在普通内镜下，对于中分化型癌、在增殖带中大范围进展的未分化型癌的范围诊断有时会比较困难，但对于大部分病例来说是有效的，至少对于ESD适应证范围内的病变来说，可以得到充足的信息。

文　献

1）Yao K, Yao T, Matsui T, et al：Hemoglobin content in intramucosal gastric carcinoma as a marker of histologic differentiation：clinical application of quantitative electronic endoscopy. Gastrointest Endosc 2000；52：241-245
2）中村恭一：胃癌の構造(第3版). 2005，医学書院，東京
3）Kawahara Y, Takenaka R, Okada H, et al：Novel chromoendoscopic method using an acetic acid-indigocarmine mixture for diagnostic accuracy in delineating the margin of early gastric cancer. Dig Endosc 2009；21：14-19

（藤崎順子）

6 | 进行组织类型、黏液性质诊断的各种方法

2) NBI 放大内镜

要点：

- 放大内镜观察表面构造可以反映腺管构造的异型，有助于组织类型诊断。
- NBI 放大观察有绒毛样和小凹样构造时，可根据其异型程度来诊断组织类型。
- 血管虽然不是癌，但由于其在腺管和腺管之间（间质）走行，也可通过血管类型来推测构造的异型和间质中癌的浸润情况。
- 因此，在表面构造不清时，分析血管构造有助于组织类型诊断。
- 有网格状血管的为高分化腺癌。
- 褐色凹陷内有非网格状血管的为低分化腺癌。
- 褐色凹陷以外的病变内有非网格状血管的，组织类型诊断较为困难，要进行醋酸喷洒。
- 喷洒醋酸后可以更仔细地观察表面构造，有助于组织类型诊断。

内镜医生应该知晓的胃黏膜病理学知识

● 1. 正常胃黏膜

胃的固有腺体从口侧开始依次为贲门腺、胃底腺、幽门腺。幽门腺存在于幽门部，贲门腺存在于贲门部，胃底腺存在于两者之间。组织学上，黏膜表层有腺窝上皮，深部有胃固有腺体（贲门腺、胃底腺、幽门腺）。

● 2. 萎缩和肠上皮化生

由于 *H.pylori* 感染和老化导致胃固有腺体和腺窝上皮萎缩。胃黏膜萎缩的内镜特征是黏膜变薄、褐色以及黏膜下层的血管透见性增高。此外，由于肠上皮化生黏膜可产生较多的黏液，所以一般呈现褐色的小颗粒状隆起。

◉ 3. 分化型癌

有腺管形成的癌称为分化型癌。可细分为：腺管走向较规则的为高分化管状腺癌（tub1），不规则的为中分化管状腺癌（tub2），乳头状的为乳头状腺癌（pap）。由于血管在间质（腺管和腺管的缝隙）中走行，所以血管构造比较清楚，呈发红的颜色。肉眼型多样，常为凹陷型，也有隆起型、平坦型。

◉ 4. 低分化型癌

黏合因子消失，细胞分散的癌称为低分化型癌。可细分为细胞内有大量黏液的印戒细胞癌（sig）和黏液含量较少的低分化型癌（por）。这类癌在非肿瘤腺管的间质内向侧面方向进展，破坏增殖带，所以呈凹陷或平坦型癌。虽然由于破坏了间质的血管而呈褪色改变，但在缺血的病灶内，糜烂反复再生，再生部位会呈发红的颜色。

NBI放大内镜观察的重点

放大观察要观察的是表面构造和血管构造。表面构造直接反映癌腺管构造的异型，是直接观察癌。而血管不是癌，是因癌而发生变形的受害者。是直接审问犯人还是从受害人那里得到信息呢？要抓住癌这个凶犯，两种方法都是需要的。

◉ 1. 表面构造

表面构造基本可分为隆起（绒毛样构造）和凹陷（小凹样构造）[1]。绒毛样构造是呈指状隆起的构造（图1），小凹样构造是指黏膜表层的孔（图2）。表面构造虽然可分为这两大类，但两者常常混杂在一起。此外，如不能判断表面构造，则评价为表面构造不清楚。

构成腺管的腺窝边缘上皮杂乱地反射NBI光，所以看到的是白色。八木等人将其命名为白色带(white zone)[2]。由于构成绒毛样结构的腺窝边缘上皮在NBI放大观察下显示白色，**所以观察到的绒毛样结构是被白色带所包围的茶色区域**（图3）。另一方面，由于小凹样结构是孔，所以观察到的是被白色带包围的黑孔。在低倍放大观察时，由于只能看到白色带，无法看清中央的黑孔，所以看到的是小凹样是白点（图4）。所以**NBI低倍放大所观察到的白点就意味着小凹样构造。**

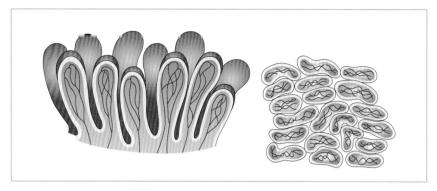

图 1 绒毛样构造（非肿瘤性）

（获许引自小山恒男：放大内镜的胃癌诊断。小山恒男 编.胃癌ESD术前诊断.p44，
2010，南江堂，东京）

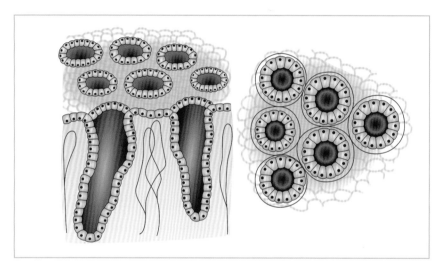

图 2 小凹样构造（非肿瘤性）

（获许引自小山恒男：放大内镜的胃癌诊断。小山恒男 编.胃癌ESD术前诊断.p48，
2010，南江堂，东京）

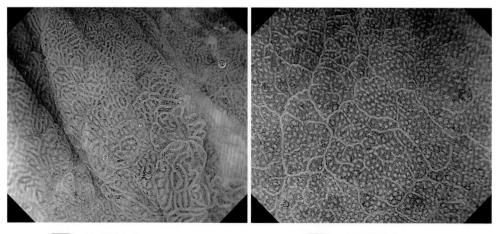

图 3 绒毛样构造   **图 4** 小凹样构造

▷ 内镜的设置

　　奥林巴斯的EVIS系列具有构造强调和色彩强调功能，进行放大观察时要充分利用这些功能。NBI的色彩强调1是用于上消化道，3用于下消化道，2用于中间。因此，胃的NBI观察使用色彩强调1。构造强调可选择A或B，分别又可以进行0～8的9段调整，所以总计可选择18种强调。笔者推荐的设置为构造强调A8，色彩强调1。

　　下面举实例说明。同一病变，从同一距离、同一角度拍摄的NBI放大内镜图像，色彩强调都为1，构造强调分别是B0，B8，A8（图5a～c）。表面构造、血管构造都是在A8（图5c）下显示得更清楚。与A8相比，B8（图5b）的表面构造强调较弱，看到的血管很细。因此在全变焦下进行微细血管观察时，B8较为有效。构造强调有如上所述的18种方式，可预置任意3种，笔者一般预置为B0，B8，A8。

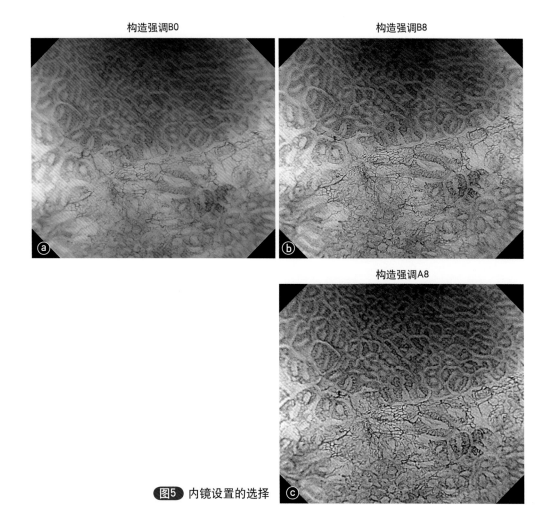

构造强调B0

构造强调B8

构造强调A8

图5 内镜设置的选择

▷ 表面构造的观察技巧

斜着观察会有阴影产生，所以比较容易观察表面构造。从正面进行观察，不产生阴影，但不容易看清表面构造。高倍放大观察时由于景深变窄，侧面观察只能看到焦点范围有限的一部分。因此，在高倍放大观察时要使用前端附件对病变进行正面观察。但正面观察时表面构造观察困难，所以**观察表面构造时的技巧是通过低倍放大从侧面进行观察**。

下面举实例进行说明。胃体中部小弯侧有扁平隆起性病变。低倍放大观察界线部位可见背景黏膜有规则的绒毛样构造，病灶部有黄色箭头所示的小白点，即可见小凹样构造（图6a）。但是，靠近病变用高倍放大观察后，小凹样构造消失（图6b）。这是由于高倍放大从正面观察所造成的表面构造观察困难。在这种情况下合并使用醋酸喷洒，可以更清楚地观察小凹样构造（图6c）。

从本病例我们可以学到以下两点：

①观察表面构造时，要用低倍率放大从侧面进行观察。

②必须进行高倍率放大观察时，可通过并用醋酸喷洒来观察表面构造。

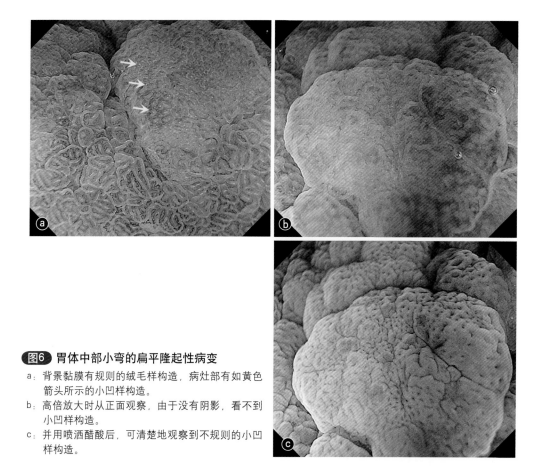

图6 胃体中部小弯的扁平隆起性病变

a：背景黏膜有规则的绒毛样构造，病灶部有如黄色箭头所示的小凹样构造。

b：高倍放大时从正面观察，由于没有阴影，看不到小凹样构造。

c：并用喷洒醋酸后，可清楚地观察到不规则的小凹样构造。

▷ **绒毛样构造的观察重点**

　　幽门腺区域和肠上皮化生黏膜呈绒毛样构造，绒毛形状规则，大小一致。腺窝边缘上皮宽度一致，被均匀的白色带所包围（p210，图1）。与此相反，癌的绒毛样构造不规则，大小不等，密度高。此外，白色带不规则，有的部位薄，有的部位厚（图7）。

> ●形状不规则，大小不等
> ●密度
> ●白色带的均一性

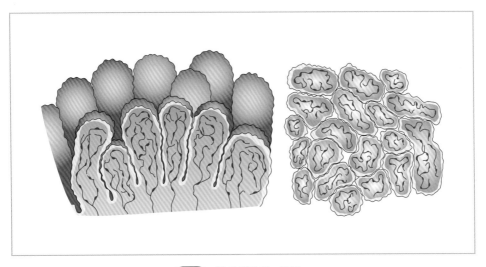

图7　绒毛样构造（癌）

　　（获许引自小山恒男：放大内镜的胃癌诊断。小山恒男　编.胃癌ESD术前诊断.p44，2010，南江堂，东京）

▷ **小凹样构造的观察重点**

　　胃底腺区域可见圆形、没有明显大小不等、排列规则的小凹样构造（p210，图2）。与此相反，癌的小凹样构造不规则、大小不等、排列不规则（图8）。

> ●形状不规则
> ●大小不等
> ●排列的规则性

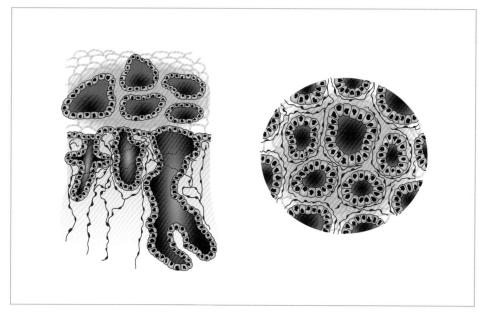

图8　小凹样构造（癌）

（获许引自小山恒男：放大内镜的胃癌诊断。小山恒男　编.胃癌ESD术前诊断.p49，2010，南江堂，东京）

▷ 表面构造不清楚

如前所述，即使确实存在小凹样构造的病变，从正面观察的话也会看不清表面构造。此时，由于实际上存在构造，所以"无构造"这样的表述是不恰当的。因此，在本书中对于在NBI放大观察下无法观察到表面构造的情况用"不清楚"来代替"无构造"。

表面构造不清楚的原因有以下4种：

> ①从正面观察病变，所以表面构造观察困难。
> ②腺窝（腺管开口部）过小，无法看见。
> ③被黏液覆盖无法观察。
> ④因糜烂、溃疡等导致黏膜脱落。

表面构造不清楚的情况包括高分化型腺癌、中分化型腺癌、低分化型腺癌、MALT淋巴瘤、糜烂、萎缩、溃疡等各种可能，所以要进行鉴别[参见糜烂章节（p251）]。

▷ 醋酸喷洒法

喷洒醋酸后黏膜表面发生白浊化，会看不见血管，可更仔细地观察表面构造。即使是NBI放大内镜下表面构造不清楚时，在喷洒醋酸后，94%的病变都可以进行表面构造观察。如上所述，由于表面构造和组织类型有密切的联系，所以醋酸喷洒法对于组织类型的诊断也是有用的。

2. 血管构造

血管构造要注意有无粗细不同、走行不规则和网格状的有无。粗细不同指的是血管突然变细或变粗，血管直径有2倍以上的变化有意义。走行不规则指的是对血管的走行和分叉是否不规则做出评价，是一种主观的认识。本书将"网格状"定义为血管的封闭曲线，追踪血管走向后回到原始位置的情况判断为有网格状（图9）。没有形成网格状，向侧方分叉扩展的判断为非网格状（图10）。

●粗细不同
●走行不规则
●有无形成网格状

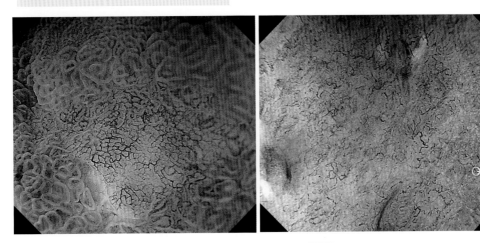

图9 网格状血管   图10 非网格状血管

3. 表面构造和血管构造的相关性

血管的走行和表面构造有密切的相关性，可从血管的构造推测出表面构造。

▸ 表面构造为小凹样

由于血管行走于间质中（腺管和腺管之间），所以从表面可以看到包围腺管的血管构造。Nakayoshi等人将此种血管构造称为网格状改变[3]。

●可见网格状血管时，表面构造为小凹样。

▸ 表面构造为绒毛样

血管只在绒毛内部走行，不会跨越绒毛走行。绒毛样构造为被白色带包围的茶色区域，血管只在此区域内行走。

●血管的走行距离短，被白色带包围时，表面构造为绒毛样。

组织类型诊断的策略   策 略

普通内镜观察进行组织类型诊断的标准为：红色病变=分化型癌，白色病变=低分化型癌，隆起性病变=高分化型癌。但是按此标准，诊断的正确率只有50%。

● 1. 首先通过低倍放大进行表面构造观察（图11）

低倍放大观察有不规则的小凹样或绒毛样构造的可诊断为高分化型癌（图12）。小凹样和绒毛样高度异型且密度较高的为中分化型癌。另一方面，NBI放大观察表面构造不清楚的，存在高分化型、中分化型、低分化型癌的各种可能性，所以要按以下步骤进行血管构造观察。

● 2. 血管构造的解析

▷ 网格状血管

呈小凹样构造的高分化型腺癌，由于血管在腺窝（腺管开口部=小凹）的周围行走，所以形成网格状。因此，**看到网格状血管的可诊断为高分化型**（图9）。

▷ 非网格状血管

表面构造不清楚，见到非网格状血管时，有高分化、中分化、低分化癌等各种可能性，此时通过血管构造来诊断组织类型很困难。但是褐色的凹陷性病变内有非网格状血管时可诊断为低分化型癌（图13a，b）。Nakayoshi等人将这种低分化型癌所特有的血管表述为螺旋状（corkscrew）[3]。但是，发红的中分化型癌也可看到同样的血管，并不一定呈"开瓶器"样扭曲改变，所以在本文中不使用"螺旋状"，而称为非网格状血管。

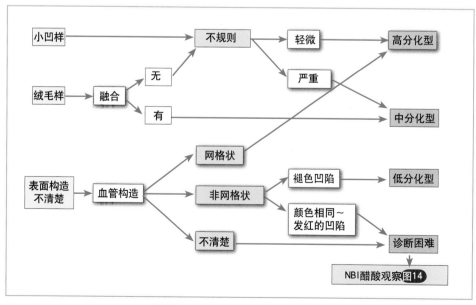

图11 NBI观察所见与组织类型

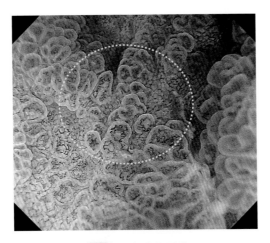

图12 高分化型癌

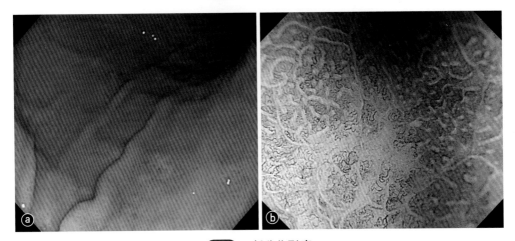

图13 低分化型癌

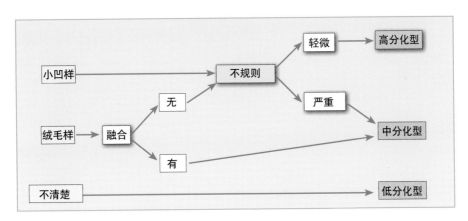

图14 NBI醋酸观察所见与组织类型

　　褐色凹陷内看到有非网格状血管的，可诊断为低分化型癌，但褐色凹陷以外的病变内有非网格状血管时，组织类型诊断困难，**要进一步进行醋酸喷洒。**

●表面构造不清楚，看到非网格状血管时，有高分化、中分化、低分化型癌的可能性。

●褐色凹陷内有非网格状血管的，可诊断为低分化型癌。

●褐色凹陷以外的病变内有非网格状血管的，要进行醋酸喷洒。

3. 醋酸喷洒（图14）

一般使用1.5%的醋酸，但由于在水中进行观察时醋酸会被稀释，所以使用3%的醋酸。NBI放大观察表面构造不清楚的病变，在水中喷洒3%醋酸后，94%的病变都可以观察到表面构造[4]。

观察到小凹样构造时，可诊断为高分化型癌（图15a，b），但是小凹明显不规则，密度较高时，则诊断为中分化型癌。观察到绒毛样构造时，诊断为高分化型癌（图16a，b），但是绒毛较小、密度高、明显不规则以及有融合时，诊断为中分化型癌。此外，即使喷洒醋酸也无法看清表面构造的为无构造，诊断为低分化型癌。

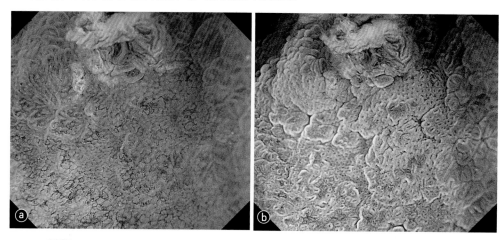

图15　观察到小凹样构造的高分化型癌

a：NBI放大观察表面构造虽然不清楚，但是可看到内部有网格样血管，诊断为高分化腺癌。

b：NBI醋酸观察，可清楚地看到不规则的小凹样构造。

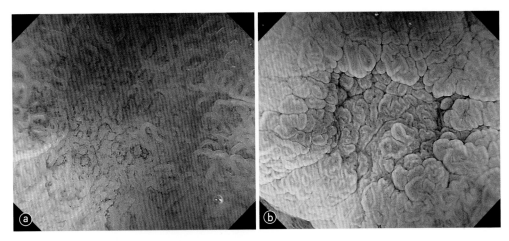

图16 观察到绒毛样构造的高分化型癌

　a：NBI放大观察表面构造不清楚，有非网格状血管。
　b：NBI醋酸观察，可清楚地观察到不规则的绒毛样构造，诊断为高分化型腺癌。

结语

　　如上所述，醋酸喷洒对于组织类型的诊断是有效的，但并不需要在所有的病例中使用。在常规NBI放大观察就可以确认表面构造，以及观察到网格状血管时，只需要通过NBI放大就可做出诊断。**对于表面构造不清楚，看到非网格状血管时，喷洒醋酸是有效的。**

文　献

1）小山恒男 編：ESD のための胃癌術前診断．
　　2010，南江堂，東京
2）八木一芳，水野研一，中村厚夫，他：NBI 拡大
　　内視鏡と酢酸を併用した化学的色素法．消化器
　　内視鏡　2011；23：748-757
3）Nakayoshi T, Tajiri H, Matsuda K, Kaise M,
　　et al：Magnifying endoscopy combined with
narrow band imaging system for early gastric
cancer：correlation of vascular pattern with
histopathology. Endoscopy　2004；36：1080-
1084
4）小山恒男，友利彰寿，岸埜高明，他：拡大内視
　　鏡による胃癌組織型診断．胃と腸　2011；46：
　　933-942

（小山恒男）

6 | 进行组织类型、黏液性质诊断的各种方法

3）黏液性质的诊断
（从放大内镜的角度出发）

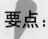

要点：

- 对于占黏膜内癌20%～30%的胃型腺癌，在病理学和临床上都需要进行谨慎地处理，所以基于黏液性质的内镜诊断是必需的。
- 胃型分化型癌常显示正常色调，典型的为界线不清楚的浅表扩大型病变和胃体上部表面性状呈乳头、颗粒状的隆起性病变。
- 高分化型癌的NBI放大所见有表面呈凸起（乳头、绒毛、叶状构造）的类型和凹陷（开口构造）的类型，分别对应胃型和肠型黏液性质。
- 浅表扩大型胃型分化型癌中，周围黏膜也呈乳头、颗粒状时，由于构造相似，所以必须使用NBI放大观察进行慎重的界线诊断。

黏液性质诊断的意义

对早期胃癌的黏液性质进行诊断的必要性究竟在哪儿呢？近年来，免疫组织化学的方法使得准确地判断黏液性质成为可能。我们在判断胃型、肠型等不同性质的基础上，开展了分化型腺癌研究。**胃型和肠型虽然同为分化型黏膜内癌，但肿瘤的特性稍有不同。和肠型腺癌相比，胃型腺癌比较容易转化为未分化型，浸润到黏膜下层以下，伴有脉管侵袭，因而发生转移的可能性较大。**另一方面，部分胃型腺癌由于细胞、组织异型度极低，所以病理组织学上诊断很困难。**和腺窝上皮近似的高度分化的癌，由于和周围的非肿瘤性腺窝上皮相似，肿瘤表面凹凸不平和色调变化比较少见，所以有时内镜诊断很困难。**因此，对于胃型腺癌必须要谨慎地进行病理学诊断和临床应对。

据报道，早期胃癌中胃型的发生频率为20%～30%，并不少见，这就要求我们内镜医生要在内镜下进行黏液性质的诊断。此外，最近在学会的报告中提出，幽门螺杆菌除菌后再发的胃癌中，以胃型和胃型为主的胃肠混合型居多，所以今后黏液性质诊断可能会受到更大的重视。

胃型腺癌的普通内镜所见

胃型腺癌的研究不断发展，其内镜图像也渐渐更为人所熟知。**胃型分化型腺癌的普通内镜所见包括：①界线不清楚；②色调正常；③凹陷型多见**，病变边缘常伴有色调正常、高度较低的轻微隆起[1]。从既往报告中可以看出，典型的病例是胃体部呈侧向发育进展为主的浅表扩大型病例（图1a，b），以及胃体上部白色至稍发红的隆起性病变，其特征为表面有乳头、颗粒状改变（图2a）。在内镜下怀疑为恶性肿瘤但活检未能诊断为癌，经过随访观察，最后发展为进展期癌的病例，以及因界线不清楚而进行内镜切除、断端为阳性的病例，这些都需要引起注意。

NBI放大内镜所见的基本类型

胃癌即使是分化型癌，也常表现出非常多样的组织图像，所以NBI放大内镜诊断并非是一件容易的事。我们以最基本的高分化型黏膜内癌为对象进行研究，将NBI放大内镜图像和病理组织图像进行严密的对照研究。研究结果发现内镜图像可分为两大类，**一类是乳头、颗粒状构造内部有环状血管，另一类是网格状血管包围着类圆形、管状的腺管开口。所以我们建议将这两种类型作为高分化型黏膜内癌的基本类型**[2]。

在此之前，很多研究者也对胃癌的NBI放大观察所见进行了研究。Nakayoshi等人最先报告将分化型癌特有的网格样微小血管称作"细网格状（fine network pattern）"[3]。Yagi等人报告指出，将有这种网格状血管的病变切除后喷洒醋酸进行观察，发现有圆形和类圆形的腺管开口存在，网格状血管有断裂、变细、消失等，并非一定为"细网格状"，所以将其称为"筛孔状（mesh pattern）"。此外，除了筛孔状，还有表现为鳞状和绒毛样微细构造的分化型癌，这些被白色带包围的构造内从深部到浅表均有环状血管行走，所以将其命名为"袢状（loop pattern）"[4]。Yokayama等人也报告指出在分化型癌中，除了细网格状外，还有报告在小叶状构造内部存在环状血管的"小叶间袢状血管（intra-lobular loop）"[5]。小山等人在重视表面微细构造的同时，更加强调分类的简单易用，因而分为"绒毛样构造"和"小凹样构造"[6]。

如上所述，虽然各位研究者对于诊断标准和用语尚未统一，但是表面呈凸起（乳头、绒毛、叶状构造）以及表面呈凹陷（开口构造）这两种基本类型，意见基本是一致的。

表面为凸起（乳头、绒毛、叶状构造）的类型 表面为凹陷（开口构造）的类型	高分化型胃癌的基本类型 （NBI放大观察）

病例1：胃体部前壁小弯界线不清楚的0-Ⅱb+Ⅱa型病变 图1

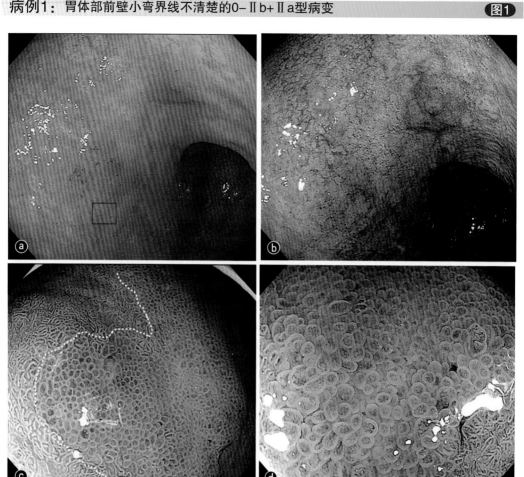

a，b：胃体前壁小弯有80mm大小的界线不清楚的0-Ⅱb+Ⅱa型病变，采用醋酸色素法也比较难以确定病变
　　进展范围。

c，d：NBI放大观察图像（构造强调E_H：B8，色彩C_E：0）。a的框内部分放大后，可见区域性乳头、颗粒状的
　　表面构造和内部的环状血管。

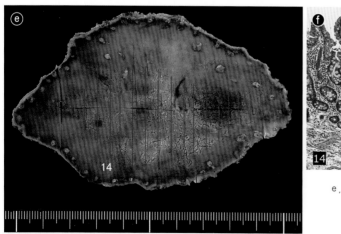

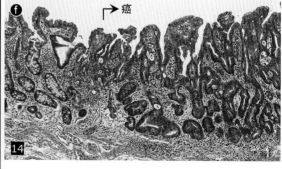

e，f：采用ESD完全切除后，病理诊断为腺癌
　　（tub1＞pap，tub2），pT1a（M）。对应c的
　　14号切片中可见，癌与周围黏膜高低差不明
　　显，呈胃型为主的胃肠混合型性质。

病例2┊胃体上部前壁的0-Ⅰ型病变　图2

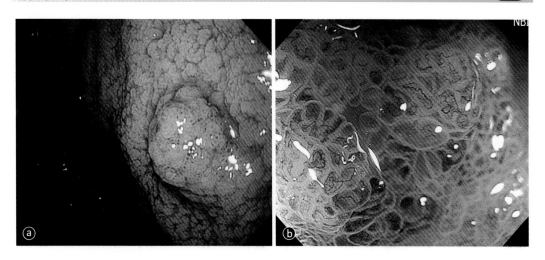

a：胃体上部前壁有10mm大小的0-Ⅰ型病变，表面性状为颗粒状，色调稍发红。
b：NBI放大观察（E_H：B8，C_E：0），可见比较均匀的乳头、颗粒状的表面构造和其内部的环状
　微小血管。

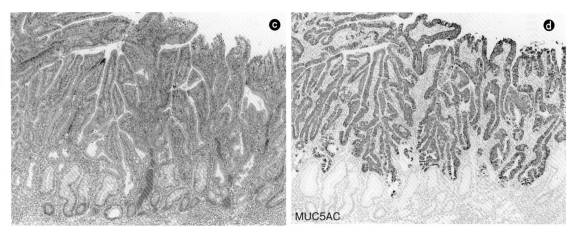

c，d：病理诊断为腺癌（tub1＞pap，低级别异型），pT1a（M），呈MUC5A强阳性，MUC2和CD10阴
　性的胃型性质。

黏液性质与NBI放大内镜观察所见

　　同为高分化型腺癌，为何存在这样不同的构造类型呢？我们认为这两种构造之所以不
同，是和黏液性质的差异有关。既往报告指出乳头状腺癌中胃型性质较多见，浅表型胃癌中
所见的开口构造和大肠肿瘤的小凹样构造相似。所以，不难想象，乳头构造类型对应胃型，
开口构造类型对应肠型，我们的研究结果也证明了这一点[2]，[7]，[8]。

　　大部分胃型性质的高分化腺癌，都有乳头、颗粒状的表面微细构造，可通过白色带来确

病例3┊胃体中部小弯的0-Ⅱa型病变　　　　　　　　　　　　图3

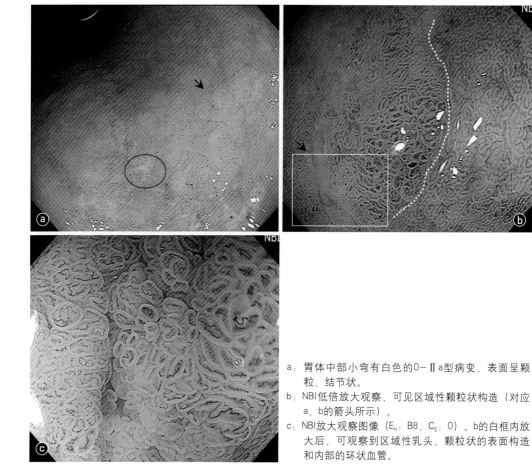

a：胃体中部小弯有白色的0-Ⅱa型病变，表面呈颗粒、结节状。

b：NBI低倍放大观察，可见区域性颗粒状构造（对应a，b的箭头所示）。

c：NBI放大观察图像（E_H：B8，C_E：O）。b的白框内放大后，可观察到区域性乳头、颗粒状的表面构造和内部的环状血管。

认边缘。在各个乳头、颗粒状构造内部可观察到蜿蜒曲折的微细血管，没有走行到相邻的构造内（图1d，2b，3c）。

　　大部分肠型性质的高分化腺癌可见腺管开口，开口部位形态多样，呈类圆形至管状。虽然**最典型的情况是腺管开口周围包围网格状血管**（图4b），但也有血管不清楚而无法观察的病例。同时，也有因腺管开口过小而无法观察，要通过包围的网格状血管来推测开口存在与否的病例。

　　在进行胃型、肠型的性质诊断时，整个病变中能均匀地观察到各种特征性的微细构造时，诊断比较容易。此外，在高分化型癌中，如果异型程度较低的话，可见表层分化，各种性质微细表面构造的特征也表现得比较明显。而在向中分化型癌过渡的病例中，因微细构造被破坏，使得评价变得困难。在病变内存在构造不均一且混杂时，或者凸凹相互抵消而呈中间型构造时，判断较为困难，在组织学上也常显示为胃肠混合型的性质[7]。

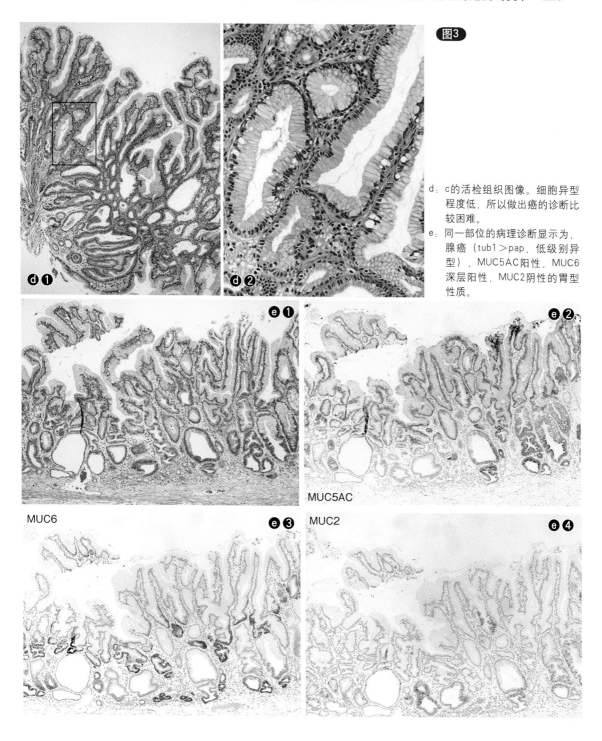

图3

d：c的活检组织图像。细胞异型
　　程度低，所以做出癌的诊断比
　　较困难。

e：同一部位的病理诊断显示为，
　　腺癌（tub1＞pap，低级别异
　　型），MUC5AC阳性，MUC6
　　深层阳性，MUC2阴性的胃型
　　性质。

NBI放大内镜进行黏液性质诊断的实际过程

策　略

　　在临床上需要注意胃型性质的癌。在浅表扩大型的胃型腺癌中，对与周围黏膜高度差不明显的Ⅱb部分进行界线诊断比较困难，通过比较癌部位和周围黏膜的NBI放大类型来进行

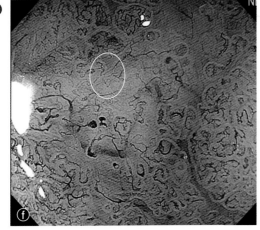

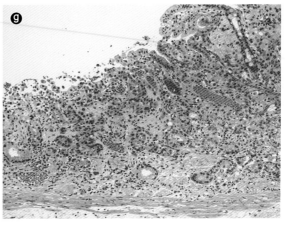

f：a圆圈内的放大图像，可见表面微细构造不清楚和分支、扭曲的微小血管，怀疑合并存在低分化型癌。

g：f白圈内的组织病理图像。确认为腺癌（por2，sig），pT1a（M）。

病例4 ┆ 胃体中部小弯的0-Ⅱa型病变　　　图4

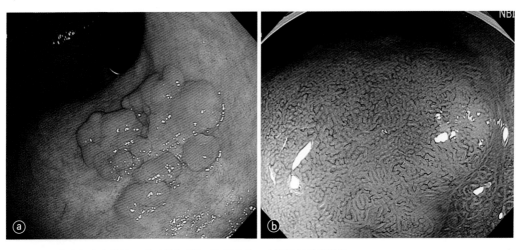

a：胃体中部小弯的40mm大小发红的0-Ⅱa型病变，表面呈结节分叶状。

b：NBI中等放大观察（E_H：B8，C_E：0），可发现包围管状开口的网格状血管。

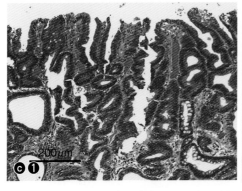

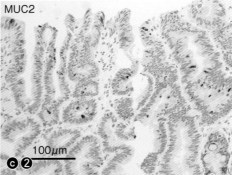

c：病理诊断为腺癌（tub1，低＞高级别异型），MUC2阳性，CD10阴性，呈肠型（大肠型）性质。

判断是一个有效的方法[9]。**周围黏膜呈鳞状和颗粒状构造时[八木分类的A-2[10]]，由于和癌部位的乳头、颗粒状构造近似，所以界线诊断极为困难**。但是，癌部位的颗粒状构造大小不等，同时环状血管也有扩张倾向，因此可判断出其差异（图1c，d）。此外，由于显示为鳞状和颗粒状构造的周围黏膜伴有肠上皮化生，所以如果观察到亮蓝嵴（light blue crest，LBC）的话也是一个有用的指标。乳头、颗粒状的NBI放大类型，是癌的话对应胃型，是慢性胃炎的话对应肠型，应该注意这是一种相反的关系。

此外，胃体部白色至淡淡发红的隆起性病变进行NBI放大观察，发现存在乳头、颗粒状改变时（图2b，3c），虽然怀疑为胃型腺癌，但有时**肿瘤异型程度低，活检诊断也比较困难（图3d）**。此外，也有由于**并存中至低分化型癌，导致隆起周围的Ⅱb～Ⅱc样进展的情况，所以要谨慎地进行边界诊断**[9]。此时进展部可观察到微细构造不清楚和分支、扭曲的微小血管图像，通过NBI放大观察，可推测其组织类型（图3f，g）。

另一方面，肠型腺癌虽然常表现为界线清楚的隆起和凹陷（图4a），但在和肠上皮化生非常近似、细胞异型度较低的癌中，有时在组织学上也难以判断良恶性，通过NBI放大观察微细构造和微小血管也难以做出癌的判断。此外，在和腺瘤进行鉴别时，不规则微小血管比较清楚的病变，很容易判断为癌（图4b，c）。但在血管不清楚的情况下，即使注意观察表面微细构造，也难以鉴别低异型度肠型腺癌和腺瘤（参看第7节第2部分）。

文 献

1）小田一郎，後藤田卓志，蓮池典明，他：胃型分化型早期胃癌の内視鏡像．胃と腸 2003；38：684-692

2）Kobayashi M, Takeuchi M, Sato A, et al：NBI magnifying endoscopy for predicting the grade of differentiation and the mucin phenotype in early gastric cancers. Endoscopy 2008；40(Suppl 1)：A176

3）Nakayoshi T, Tajiri H, Matsuda K, et al：Magnifying endoscopy combined with narrow band imaging system for early gastric cancer：correlation of vascular pattern with histopathology (including video). Endoscopy 2004；36：1080-1084

4）Yagi K, Nakamura A, Sekine A, et al：Magnifying endoscopy with narrow band imaging for early differentiated gastric adenocarcinoma. Dig Endosc 2008；20：115-122

5）Yokoyama A, Inoue H, Minami H, et al：Novel narrow-band imaging magnifying endoscopic classification for early gastric cancer. Dig Liver Dis 2010；42：704-708

6）小山恒男，高橋亜紀子，北村陽子，他：胃の潰瘍性病変の拡大内視鏡所見と良悪性鑑別．胃と腸 2007；42：705-710

7）Kobayashi M, Takeuchi M, Ajioka Y, et al：Mucin phenotype and narrow-band imaging with magnifying endoscopy for differentiated-type mucosal gastric cancer. J Gastroenterol 2011 (in press)

8）西倉 健，小林正明，八木一芳，他：胃上皮性腫瘍の拡大観察像と病理学的所見．胃と腸 2011；46：825-840

9）小林正明，竹内 学，橋本 哲，他：内視鏡による早期胃癌のⅡb進展範囲診断—NBI (narrow band imaging) 拡大内視鏡の立場から．胃と腸 2010；45：123-131

10）八木一芳，佐藤聡史，中村厚夫，他：*Helicobacter pylori* 感染の進展と胃粘膜NBI拡大観察．胃と腸 2009；44：1446-1455

（小林正明，竹内　学，味岡洋一）

7 早期胃癌的鉴别诊断
1）息肉

要点：

- 胃息肉大部分是胃底腺息肉和增生性息肉。
- 胃底腺息肉通常发生在*H.pylori*感染阴性，没有萎缩的胃底腺区域，增生性息肉好发于*H.pylori*感染阳性的萎缩黏膜。
- 胃增生性息肉大小2cm以上的、表面结构不规则时，有时并发癌。
- 通过NBI放大内镜对表面结构进行观察、评价，有助于和癌进行鉴别。

定义

胃息肉的定义为"胃黏膜的局部异常增生，向胃腔内突出，与周围黏膜能明显区分的肿瘤"[1)]，这个名称来源于病变的肉眼形态。

肉眼形态分类

山田·福富的分类[2)] 应用较广泛，根据病变起始部的形态可以分为以下4种（图1）。

Ⅰ型：隆起的起始部位光滑，没有形成明确的边界线。
Ⅱ型：隆起的起始部位形成了明确的边界线，但是没有见到中间变细的改变。
Ⅲ型：隆起的起始部位形成了明显的中间变细的改变，但看不到蒂（亚蒂）。
Ⅳ型：隆起的起始部位可见明显的蒂（有蒂）。

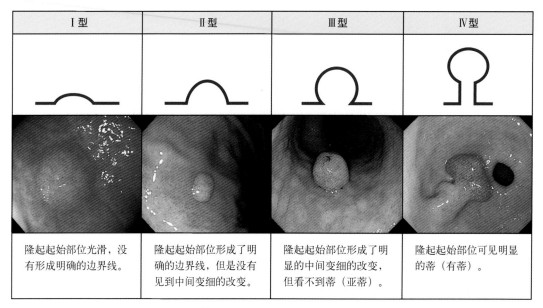

Ⅰ型	Ⅱ型	Ⅲ型	Ⅳ型
隆起起始部位光滑，没有形成明确的边界线。	隆起起始部位形成了明确的边界线，但是没有见到中间变细的改变。	隆起起始部位形成了明显的中间变细的改变，但看不到蒂（亚蒂）。	隆起起始部位可见明显的蒂（有蒂）。

图1 胃隆起性病变的肉眼分类

内镜观察所见和诊断的重点

大部分胃息肉是增生性息肉和胃底腺息肉。因胃底腺增生形成的病变称为胃底腺息肉，因腺窝上皮增生形成的病变称为增生性息肉。

▶ 胃底腺息肉（fundic gland polyp）

胃底腺息肉通常发生在*H.pylori*感染阴性，没有萎缩的胃底腺区域（有皱襞的区域）[3]。形态是山田·福富分类的Ⅱ、Ⅲ型，大小多是5mm左右，颜色和背景胃黏膜相同。

结肠家族性腺瘤性息肉病（familial adenomatous polyposis，FAP）等息肉病患者，有时可见较多的胃底腺息肉[4]，这种情况极少转变为癌[4],[5]。相反，如果在胃内见到数十个以上的多发胃底腺息肉，也有必要检查大肠。

病例1┊胃底腺息肉　　　　　　　　　　　　　　　　　　　　　　　　　　　　　　**图2**

胃体部大弯散见和背景黏膜颜色相同的光滑隆起（图2a）。大弯侧背景黏膜有皱襞存在，没有见到萎缩性改变。靠近观察的话，可以看到病变是山田Ⅲ型的表面光滑的隆起性病变（图2b）。NBI放大观察可以观察到和背景黏膜相同的小的圆形小凹（small round pit）（图2c）。

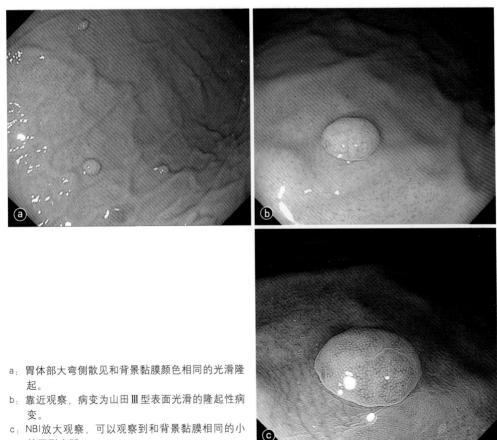

a：胃体部大弯侧散见和背景黏膜颜色相同的光滑隆起。

b：靠近观察，病变为山田Ⅲ型表面光滑的隆起性病变。

c：NBI放大观察，可以观察到和背景黏膜相同的小的圆形小凹。

▶ **增生性息肉（hyperplastic　polyp）**

　　增生性息肉多发生在*H. pylori*感染阳性的萎缩黏膜，从胃窦部到胃体下部多见。形态是山田·福富分类的Ⅱ、Ⅲ、Ⅳ型各种形态。表面发红，有黏液附着，多伴有糜烂、溃疡。

　　息肉的大小不等，20mm以上的增生性息肉癌变率很高[6)，7)]。当见到病变内有凹陷、较高的隆起等形态不整齐的情况，必须要和息肉合并癌、早期癌进行鉴别。通过NBI放大内镜观察，增生性息肉多呈整齐、肿大的绒毛样构造，密度较低。如果伴有构造不整齐，密度增大的情况，怀疑是癌，可以考虑活检、内镜切除。

　　有报告显示[8)，9)]，通过*H. pylori*除菌治疗，胃增生性息肉可能消失或者缩小。

病例2┆胃增生性息肉　　　　　　　　　　　　　　　　　　　　　　　图3

　　胃窦部后壁可见山田Ⅳ型息肉，息肉头部颜色明显发红，分叶状（图3a）。靠近观察头部的表面结构可见肿大的绒毛样构造，还可以看到部分白苔附着（图3b）。NBI放大观察头部的表面构造，没有不整齐的结构，能够辨认出肿大的绒毛样构造（图3c），由此诊断为增生性息肉。

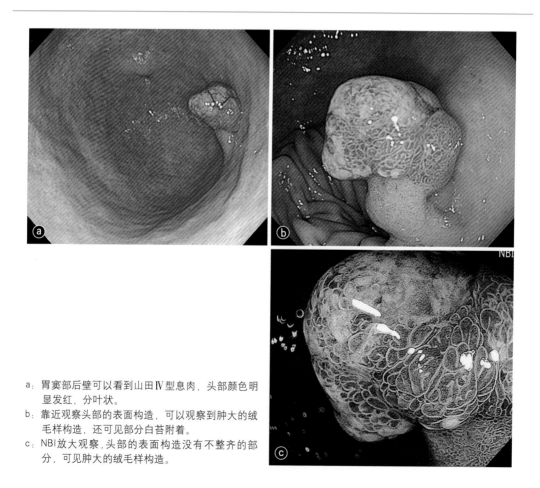

　a：胃窦部后壁可以看到山田Ⅳ型息肉，头部颜色明
　　　显发红，分叶状。
　b：靠近观察头部的表面构造，可以观察到肿大的绒
　　　毛样构造，还可见部分白苔附着。
　c：NBI放大观察，头部的表面构造没有不整齐的部
　　　分，可见肿大的绒毛样构造。

病例3┊并发癌的增生性息肉 图4

　　幽门缘小弯侧可见多发结节性发红的山田Ⅲ型息肉（图4a）。NBI放大观察病变右侧的表面构造为肿大的绒毛样构造，没有不整齐改变，黄箭头部分可见不整齐的、密度很高的绒毛样构造（图4b）。从以上的观察结果，怀疑为增生性息肉，箭头部分并发存在癌。予EMR切除，最终病理诊断是增生性息肉并发高分化型腺癌。

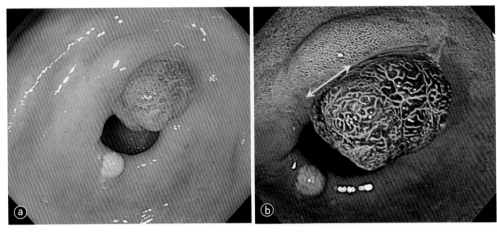

　　a：幽门缘小弯侧多发结节性发红的山田Ⅲ型息肉。
　　b：NBI放大观察，病变右侧的表面构造是肿大的绒毛样构造，没有不整
　　　　齐的结构，黄箭头部分可见不整齐、密度很高的绒毛样构造。

▶ **鉴别诊断**

　　在需要和息肉进行鉴别的疾病中，代表性的是0-Ⅰ型早期胃癌。**0-Ⅰ型早期胃癌结构不整齐，表面构造的密度也较高。**NBI放大观察呈不整齐绒毛样构造，其密度增高。

病例4┊0-Ⅰ型早期胃癌

　　胃窦部前壁有发红的山田Ⅲ型隆起性病变（图5a）。靠近观察的话，病变的边界色调差和高度差很明显（图5b）。靛胭脂喷洒后，病变部位观察到不整齐的胃小区结构（图5c）。低倍放大NBI观察，背景黏膜没有不整齐的绒毛样构造，隆起部位可见大小不等、密度较高不整齐的绒毛样构造（图5d）。隆起的部分用高倍放大NBI观察，可见密度很高、不整齐的绒毛样构造（图5e）。

　　以上诊断为高分化型腺癌，深度M，采用ESD一次性切除。

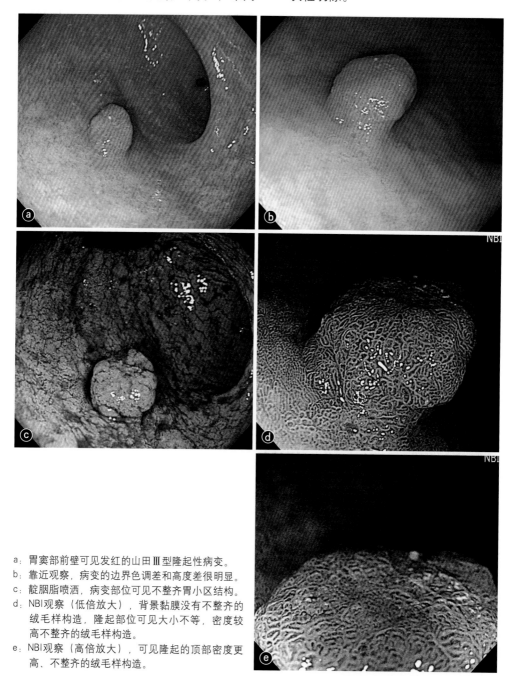

a：胃窦部前壁可见发红的山田Ⅲ型隆起性病变。
b：靠近观察，病变的边界色调差和高度差很明显。
c：靛胭脂喷洒，病变部位可见不整齐胃小区结构。
d：NBI观察（低倍放大），背景黏膜没有不整齐的绒毛样构造，隆起部位可见大小不等，密度较高不整齐的绒毛样构造。
e：NBI观察（高倍放大），可见隆起的顶部密度更高、不整齐的绒毛样构造。

显微镜放大观察病变为起始部陡峭，中间细小的隆起性病变（图5f）。放大20倍可见组织结构异型、核复层、极性紊乱（图5g）。最终病理诊断是胃腺癌,L,Ant,Type0－I,12mm×11mm（in31mm×30mm）,tub1,pT1a（M）,UL（－）,ly（－）,v（－）,pHM0,pVM0。

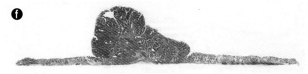

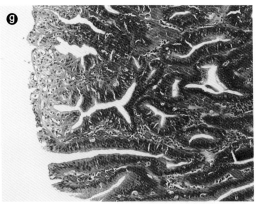

f：显微镜放大观察，病变为起始部陡峭，中间细小的隆起性病变。

g：放大20倍可以看到组织结构异型、核复层、极性紊乱。最终病理诊断是胃腺癌,L,Ant,Type0－I,12mm×11mm（in31mm×30mm）,tub1,pT1a（M）,UL（－）,ly（－）,v（－）,pHM0,pVM0。

与癌进行鉴别诊断的策略

策略

　　发现胃隆起性病变时，首先关注**背景黏膜**。背景黏膜没有萎缩性变化时，几乎都是胃底腺息肉。**伴有萎缩性变化时**，为了鉴别增生性息肉和0－I型早期胃癌，进行近距离观察，评估表面结构的凹凸不平和密度。喷洒靛胭脂可使表面构造更清楚，可帮助观察评估。**表面结构的凹凸不平和密度没有增加的话，可以考虑是增生性息肉。如果有上述情况，怀疑是癌**症，可考虑活检、内镜切除。

　　NBI放大观察能够更详细地评估病变表面构造，有助于鉴别癌。**增生性息肉可见整齐的、肿大的绒毛样构造，而癌可见不整齐的、密度增加的绒毛样构造。**

文　献

1）中村卓次：胃ポリープ.日本臨牀　1964；22：1979-1987

2）山田達哉，福富久之：胃隆起性病変.胃と腸1966；1：145-150

3）山本明子,石黒　洋,近藤孝晴,他：*H.pylori*陰性上部消化管疾患の実体と今後の動向─*H.pylori*陰性胃ポリープ.日本臨牀　2005；63：621-624

4）Burt RW：Gastric fundic grand polyps. Gastroenterology　2003；125：1462-1469

5）滝沢耕平，小田一郎，下田忠和：家族性大腸腺腫症に伴う胃底腺ポリポーシスの腫瘍化により生じた進行胃癌の1例.胃と腸　2006；41：1581-1588

6）Daibo M, Itabashi M, Hirota T：Malignant transformation of gastric hyperplastic polyps. Am J Gastroenterol　1987；82：1016-1025

7）長南明道，望月福治，池田　卓，他：胃過形成性ポリープの癌化例の検討.Gastroenterol Endosc　1989；31：344-350

8）Ohkusa T, Takashimizu I, Fujiki K, et al：Disappearance of hyperplastic polyps in the stomach after eradication of *Helicobacter pylori*. A randomized, clinical trial. Ann Intern Med　1998；129：712-715

9）Ji F, Wang ZW, Ning JW, et al：Effect of drug treatment on hyperplastic gastric polyps infected with *Helicobacter pylori*：A randomized, controlled trial. World J Gastroenterol 2006；12：1770-1773

（岸埜高明，小山恒男）

7｜早期胃癌的鉴别诊断

2）腺瘤

要点：

- 通过常规观察，进行腺瘤和癌的鉴别，表面性状和色调很重要，腺瘤是光滑或者均一的颗粒状表面性状，白色至同色调，高度很低的病变。
- 腺瘤每半年至1年进行随访观察，有增大倾向（20mm为目标），高度增加，有形态、色调变化的话，应该考虑内镜切除。
- 几乎所有的腺瘤都显示出肠型黏液性质，和胃型的低异型度癌进行鉴别是很重要的。通过活检，能充分地评价表层的乳头、绒毛状增殖情况。
- 用NBI并用放大观察，看到乳头、颗粒状微细表面构造的腺瘤样病变，应怀疑胃型腺癌，考虑活检、内镜切除。

普通内镜观察

策　略

　　腺瘤是必须要和0-Ⅱa型分化型黏膜内癌进行鉴别的病变。通过普通内镜观察，对两者进行鉴别诊断的重点如**表**所示。两者形态（整体图像）类似，但是呈丘状至半球状的病变常被怀疑是癌。凹陷型腺瘤较少见，对于其癌变率、与癌并存的概率，有意见认为增高，也有意见认为不变。另外，腺瘤在肿瘤腺管的深部伴有非肿瘤性的囊泡状扩大时，需要注意其对肉眼形态的影响。

表 普通内镜观察腺瘤与0-Ⅱa型早期胃癌的鉴别

	腺瘤	0-Ⅱa型早期胃癌
形态（整体图像）	·起始部陡峭 ·高度较低的扁平至平板状隆起	·起始部陡峭 ·扁平、半球或丘状隆起
表面性状	·光滑或者均一颗粒状 ·有光泽感	·颗粒至结节状，大小不等聚集在一起 ·伴有较高的隆起、凹陷
色　调	·白色至颜色相同	·发红
大　小	·多是20mm以下	·10～30mm（也有浅表扩大型）

病例1｜胃体下部前壁的0-Ⅱa样病变　　图1

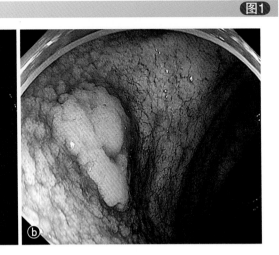

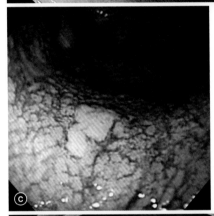

a：胃体下部前壁可见11mm大的0-Ⅱa样病变。表面性状是
　　光滑的，呈淡淡发红的颜色。
b：喷洒靛胭脂后，可见表面有分叶的倾向。
c：8年前的内镜图像。与此时比较，病变仅稍增大一点。

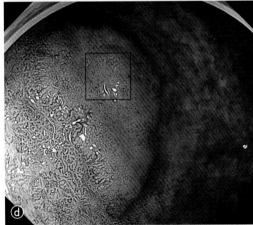

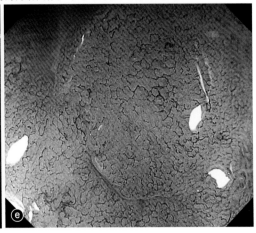

d，e：NBI放大观察（构造强调E_H：B8，色彩C_E：0），可以看到网
　　格状的微小血管像，有些地方有点不清楚。

　　鉴别腺瘤和癌，重要的是表面性状和色调。看到不均一的结节、发红时，几乎可以否定腺瘤的诊断。超过20～30mm大小的病变，从增殖能力这点来判断，就已经超出了良性的范畴。腺瘤多为白色或者褪色、高度较低的病变。比较平坦的病变要从稍微斜一点的方向进行观察，与高低差相比，这样观察更容易发现色调的差别。也有和周围黏膜色调几乎相同的病

图1

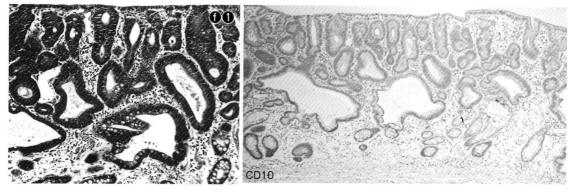

CD10

f：病理诊断为管状腺瘤（高级别异型增生），CD10和MUC2阳
性，MUC5AC，MUC6阴性，呈小肠型黏液性质。

变，但是病变表面有光泽感。靛胭脂喷洒可以有效地观察表面的分叶状、颗粒状改变。腺瘤
的表面性状呈光滑或者均匀的颗粒状改变（图1a,b）。

　　但是，也有很多表面性状光滑、均匀、不发红的癌（图2a，3a），在不能和腺瘤进行鉴
别时，就不得不依赖于活检。对怀疑是癌的病变进行活检时，应该"从发红的部位、高的隆
起部位来取材"。根据这些观察的结果，在内镜下也能诊断为癌。如果整个病变表面性状都
比较均一的话，就必须随机地进行活检。活检的块数是有限的，我们认为在临床上取1～2块
活检是恰当的。

临床的应对方法

　　活检的结果与临床诊断一致，均为腺瘤时，不同的医院其后续的处理方法也不同。有的
医院考虑到腺瘤将来有癌变的可能性，或者为了进行正确的诊断和治疗，从整块活检（total
biopsy）的角度积极地进行内镜切除。有的医院采用活检的方法检查腺瘤，进行随访观察，
反复地进行讨论。我们是持后者立场，通常每间隔半年至1年进行随访观察，如果有增大倾
向（20mm为标准），高度增加，形态、色调有变化，判断有恶性的改变，应考虑进行内镜
切除（图1c）。采用活检进行随访观察时，根据活检取材部位、标本制作条件等的不同，需
要对组织的异型程度是否随着时间而变化等进行病理学方面的评价。

病理学观察所见

　　一般对内镜医生来说，病理诊断是最终诊断的依据，但胃腺瘤的病理诊断各种学派存在
差别，现状是各家医院沿袭各自传承的诊断标准来进行诊断[1]。"腺瘤诊断从严，高分化管
状腺癌诊断从宽"。病理学者大多将病变诊断为癌或腺瘤，不像大肠那样，诊断腺瘤伴局部
癌变（focal cancer in adenoma），癌伴腺瘤（cancer with adenoma），也有一些医院使

病例2 ┆ 胃窦部后壁的0-Ⅱa型病变 图2

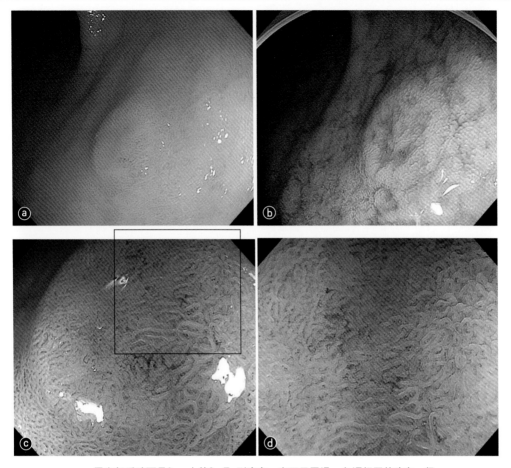

a：胃窦部后壁可见9mm大的0-Ⅱa型病变，表面呈平滑、色调相同的改变，很
难和腺瘤进行鉴别。
b：喷洒靛胭脂后，中央部位有一点低洼，判断为肿瘤的部位。
c,d：NBI放大观察（E_H:B8，C_E:0），无法确认管状开口的部位，可以看到田亩
状至颗粒状的微细构造，内部有环状血管。

用"腺瘤内癌"的诊断[2]。

近年，根据黏液性质将腺瘤分为肠型腺瘤和胃型腺瘤，胃腺瘤多呈肠型（小肠型）。而
另一方面，朝向表层生长的乳头状、绒毛状肿瘤，细胞异型度很低，常诊断为癌，多是胃型
的低异型度癌[1],[2]。关于这点似乎讨论得很少，**但是实际的活检标本，根据标本制作的状
态不同，病理医生也未必能充分地评估浅表部位的生长模式**。所以，以前是腺瘤，随访过程
中发生癌变的病变，或手术前活检是腺瘤，但是切除后被诊断为癌的病变，可以认为原来可
能为含有胃型（或者是胃肠混合型）的低异型度癌。

图2

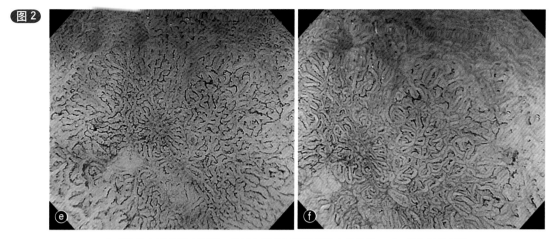

e,f：ESD标本的NBI放大观察。沿着血管走行排列的田亩状构造。（e:福尔马林半固
定，f：福尔马林半固定+醋酸喷洒）

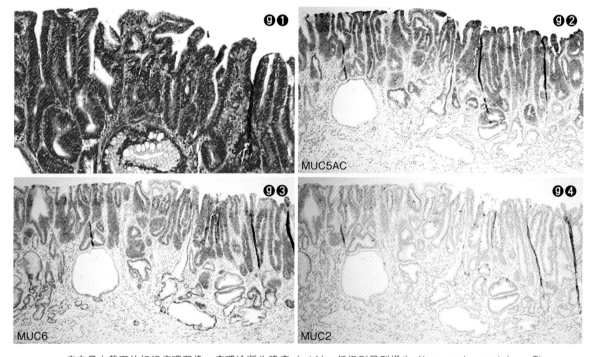

g：病变最大截面的组织病理图像。病理诊断为腺癌（tub1），低级别异型增生（low grade atypia），pT1a
（M），MUC5AC和MUC6强阳性，MUC2弱阳性，呈胃型为主的胃肠混合型黏液性质。

放大内镜观察

策　略

腺瘤和癌的区别在于常规观察时其表面性状光滑、均匀。从没有明显发红的腺瘤样病
变中发现上述胃型低异型度癌是非常重要的。典型的乳头状腺癌表面可以看到凹凸不平的改
变，即使常规白光内镜也可以观察到，**必须和腺瘤进行鉴别。这样的癌用NBI放大内镜观察
是有用的，可以捕捉到表面微小的乳头状、颗粒状改变。**

病例3┊胃体下部后壁的0-Ⅱa型病变　图3

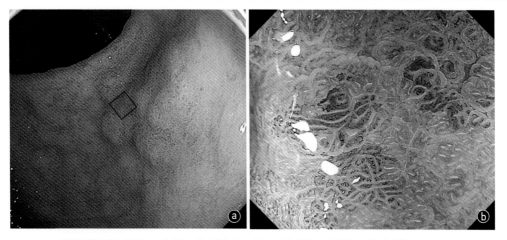

a：胃体下部后壁的20mm大的0-Ⅱa型病变，表面呈分叶状，色调与周围黏膜相同，与腺瘤
　鉴别很困难。

b：3a中方框部位的NBI放大观察像（E_H:B8，C_E:0）。可见乳头、颗粒状构造，与亮蓝嵴阳性
　的管状开口构造混在一起，环绕开口的网状血管不清楚。

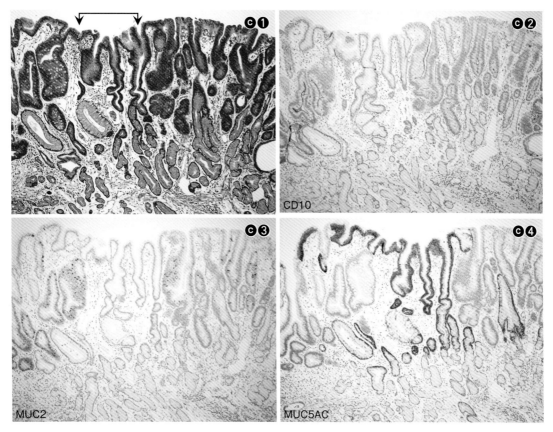

c：病理诊断为腺癌（tub1），低级别异型增生（low grade atypia），pTla（M），癌腺管是
　CD10和MUC2阳性，MUC5AC，MUC6阴性，显示出小肠型黏液性质，混在一起的是非肿瘤
　性的腺窝上皮（箭头所示），CD10、MUC2阴性，MUC5AC强阳性。

　　已有许多研究者报告了NBI放大内镜观察在鉴别腺瘤和癌方面的价值。大多数研究者认为病变中有比较明显的不规则的微小血管图像是癌的表现。而对于表面微细构造，进行观察所采用的方法、依据的标准、腺瘤和癌的比例，研究者之间稍微有些不同，这反映出病理诊断标准的不同。基于胃型、肠型性质进行的研究很少。齋藤[2]的报告显示，没有观察到微小血管图像，只观察到"铺路石样"腺管构造的病变具有胃型性质，提示病变内可能合并癌。观察到"管状"腺管构造的病变具有肠型性质，特别是"白色均一病变"为腺瘤的可能性很高。

　　"铺路石样"的腺管构造，病理学所见为乳头状、绒毛状，胃型或胃型为主胃肠混合型腺癌的可能性很高。**普通内镜观察，即使见到腺瘤样改变，如果用NBI放大观察可见乳头、颗粒状的微小表面构造，也应考虑胃型腺癌的可能性。在同一部位进行活检或者内镜切除，最好进行组织学的仔细检查（图2c，d）。**但是，在随访观察过程中，病变反复进行活检，同一部位修复再生，非肿瘤性的正常腺管常混在一起，也表现为乳头、绒毛状的表面构造（图3b）。

　　"管状"的腺管构造，类似大肠腺瘤III$_L$型小凹状，是肠型肿瘤的特征。而且，**当看到开口部边缘有亮蓝嵴（light blue crest，LBC）[3]时，从内镜即可确认为伴有刷状缘的小肠型（完全肠型）肿瘤。**但是，需要注意的是，LBC阳性的小凹状构造并不只存在于肠型腺瘤，在肠型的低异型度癌中也可见到（图3b）。通过"白色均一病变"，偶尔可以推测窝间部有白色不透明物质（white opaque substance，WOS）[4]。和癌相比，腺瘤的WOS密度较高、均匀、排列规律，分布对称，WOS的观察结果有助于鉴别腺瘤和癌。

　　但是，判断扁平隆起性病变是肠型腺瘤还是癌很容易让人感到迷惑。例如有时即使是癌症，随访观察也几乎没有强烈的变化[1]。与腺瘤鉴别很困难的肠型低异型度癌，从分子异常的观点来看，属于和腺瘤相同范畴的肿瘤群[5]，推测其生物学特性较稳定。因此，对于病变整体都是小凹状构造的腺瘤样病变，没有必要着急治疗，可以结合患者的年龄、全身状态等综合考虑后再进行处理。

文 献

1）九嶋亮治，松原亜紀子，谷口浩和，他：低異型度分化型胃癌の病理学的特徴—腺腫との鑑別を含めて．胃と腸 2010；45：1086-1096

2）齋藤充生，藤崎順子，加藤 洋，他：胃腺腫に対するNBI併用拡大観察の有用性．新薬と臨床 2006；55：1290-1293

3）Uedo N, Ishihara R, Iishi H, et al：A new method of diagnosis gastric intestinal metaplasia：narrow-band imaging with magnifying endoscopy. Endoscopy 2006；38：819-824

4）Yao K, Iwashita A, Tanabe H, et al：White opaque substance within superficial elevated gastric neoplasia as visualized by magnification endoscopy with narrow-band imaging：a new optical sign for differentiating between adenoma and carcinoma. Gastrointest Endosc 2008；68：574-580

5）菅井 有，幅野 渉，小西康弘，他：核異型度に基づいた腸型分子型胃粘膜内癌の分子病理学的解析—特に腸型低異型度胃癌における分子解析．胃と腸 2010；45：1212-1225

（小林正明，竹内 学，西倉 健）

7 | 早期胃癌的鉴别诊断

3）胃溃疡

要点：
- 看到溃疡性病变时，有必要与0-Ⅲ型癌进行鉴别。
- 鉴别癌和非癌，溃疡的形状是否规则，以及溃疡周围是否有不整齐的凹陷（Ⅱc部分）是很重要的。
- 即使活动期鉴别很困难，由于溃疡的愈合过程中Ⅱc面是很清晰的，所以治疗后有必要进行再次检查。

定义

溃疡从病理组织学角度来说，即**组织缺损达到黏膜下层以下**。组织缺损局限于黏膜层的称为糜烂。

溃疡的分类

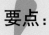 1. 根据深度分类

对于黏膜缺损到哪一层的表现，一般使用村上分类[1]（图1）。

UL-Ⅰ：称为糜烂，组织缺损到黏膜层为止，不到黏膜肌层。
UL-Ⅱ：黏膜肌层断裂达到黏膜下层。
UL-Ⅲ：缺损达到固有肌层。
UL-Ⅳ：固有肌层完全断裂。

2. 根据时间分类

内镜分类表示胃溃疡的修复过程，临床广泛运用的为崎田·三轮分类（图2）[2]。根据**水肿、白苔、再生发红**3个要素，分为3个阶段：**活动期、愈合期和瘢痕期**，各个期又可以进一步细分为2个亚期。

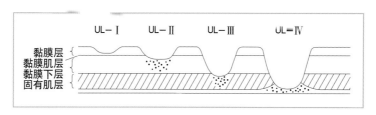

图1　村上分类

（引用村上忠重.日消病会杂志，1961：58:1181-1186[1]）

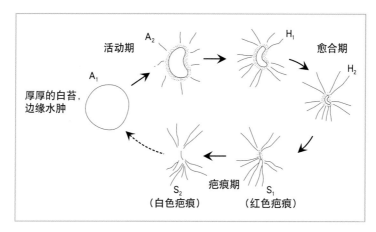

图2　崎田·三轮分类

（引用崎田隆夫，三轮刚，日消病会杂志，1970：67:984-989[2]）

1）活动期（Active stage）

A_1:溃疡底部被厚厚的白苔覆盖，有时可见部分白苔被挤出来。附着血凝块、坏死物质，溃疡边缘水肿（图3）。

A_2：白苔挤出的部分消失，溃疡边缘的水肿逐渐愈合，部分再生上皮开始出现。

2）愈合期（Healing stage）

H_1：脱离急性期，进入愈合的状态，白苔变薄，溃疡边缘的水肿也消退了。**溃疡的环周可见再生上皮**，出现向溃疡中心集中的皱襞（图4a,b）。

H_2：溃疡进一步缩小，白苔变薄。再生上皮发红的部位范围更广，皱襞集中越来越清楚。

3）瘢痕期（Scarring　stage）

S_1:白苔消失，黏膜缺损被发红的残留再生上皮覆盖（红色瘢痕）（图5a,b）。

S_2:溃疡面平坦，红色消失，被和周围黏膜相同的少许白色再生上皮遮盖（白色瘢痕）。

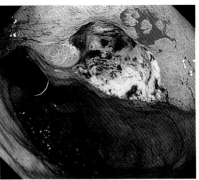
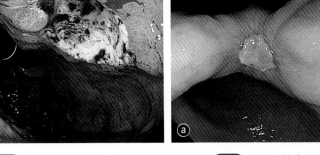
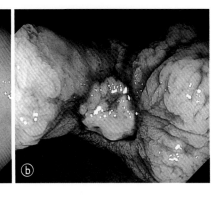

图3 A₁期的内镜图像

　　胃体中部前壁可见深沟样不整齐的溃疡。溃疡底部覆盖污秽的白苔，伴有降解的血红素附着，溃疡周围可以看到黏膜下肿瘤样增厚，黏膜易出血。

图4 H₁期的内镜图像

　　a：普通内镜观察图像。可见胃角小弯有溃疡性病变。溃疡的形状比较整齐，可见黏膜集中。溃疡边缘环周可见发红的再生黏膜。
　　b：靛胭脂喷洒图像。怀疑溃疡边缘有癌存在，追查溃疡的边界，可见不整齐的黏膜。

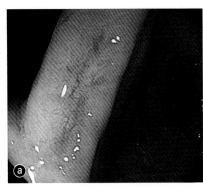
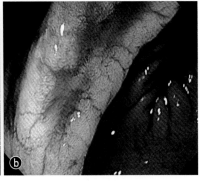

图5 S₁期的内镜图像

　　a：普通内镜观察图像。胃角小弯可见线状的黏膜集中。中央部白色，周围发红，色调稍不均匀，但是追查边界，没有发现凹陷面。
　　b：靛胭脂喷洒图像。溃疡边缘没有见到明显的凹陷和黏膜不整齐。

● 3. 初发性溃疡和再发性溃疡

初发性溃疡和再发性溃疡的肉眼形态不同，特别是**再发性溃疡由于溃疡变得不整齐，和0-Ⅲ型癌、2型、3型进展期癌进行鉴别是很重要的**。

▷ 初发性溃疡（图6a～d）

1）活动期

溃疡的形状表现为穿凿样，边界清楚，呈**圆形或椭圆形**。看不到皱襞、黏膜集中，溃疡的边缘部可见环周**均匀的水肿性隆起**。

2）愈合期至瘢痕期

边缘部的水肿隆起消失、平坦化的同时，**溃疡边缘可以看到栅状排列的发红再生上皮**（图7a）。同时，朝着溃疡的中心可以看到平缓的皱襞集中图像。

▷ 再发性溃疡（图8a～d）

1）活动期

再发性溃疡，由于在溃疡瘢痕上又形成了溃疡，即使是活动期也可见皱襞集中图像，**溃疡变得不整齐**。瘢痕部由于黏膜下层的纤维化没有发生水肿，所以边缘部的**水肿性隆起变得不均匀**。这样的再发性溃疡，由于**形成凹凸不平的黏膜下肿瘤样隆起，必须和癌进行鉴别**。溃疡很柔软，和水肿隆起的癌不同。

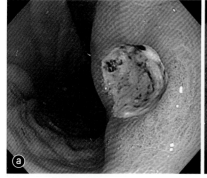
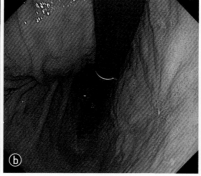
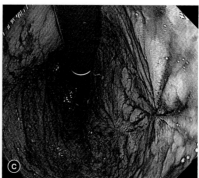
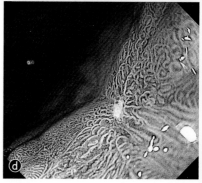

图6　初发性溃疡的内镜图像

a：A₁期的普通内镜观察图像。可见胃体下部后壁有椭圆形的深凿样溃疡。周围伴有黏膜下肿瘤样隆起，溃疡边缘可见整齐的黏膜。

b：H₂期的普通内镜观察图像。通过治疗，溃疡缩小，可见黏膜朝向中央集中到1点方向。溃疡边缘有发红的栅状黏膜排列。

c：H₂期的靛胭脂喷洒图像，追查到溃疡边界，未见不整齐的黏膜面。

d：H₂期的NBI放大观察图像。溃疡周围黏膜呈均匀的绒毛样构造，未见不规则的黏膜构造，不怀疑Ⅱc型改变。

2）愈合期至瘢痕期

周围的水肿性变化变得平坦，周围黏膜可见栅状的再生上皮，没有不整齐的黏膜。再生上皮排列方向混乱，有的朝向原来的瘢痕部集中排列，有的朝向溃疡中心排列，呈多中心性（图7b）。

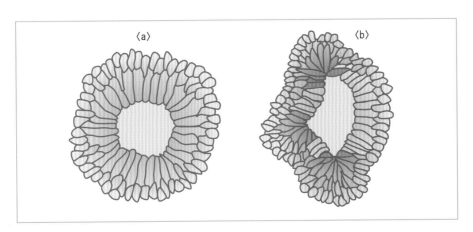

图7　初发性溃疡和再发性溃疡的再生上皮

　a：初发性溃疡。溃疡呈圆形至椭圆形，朝向溃疡中心，没有不规则的再生上皮，呈栅状排列。
　b：再发性溃疡，溃疡不整齐，再生上皮有的向溃疡的瘢痕部位集中，有的向溃疡中心排列，混杂在一起。

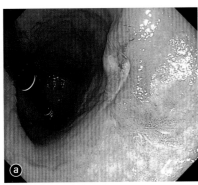
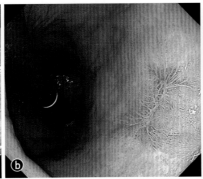
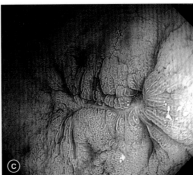
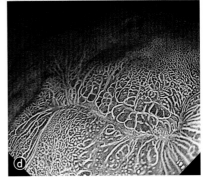

图8　再发性溃疡的内镜图像

　a：A₁期的普通内镜观察图像。可见胃体部小弯不整齐的溃疡性病变。溃疡边缘前壁侧较平坦，但是后壁侧呈黏膜下肿瘤样隆起。溃疡肛侧可见发红的线状瘢痕。
　b：S₁期的普通内镜观察图像。可见前后壁黏膜集中，形成线状的瘢痕，周围为发红的栅状黏膜，未见明显不规则的凹陷。
　c：S₁期的靛胭脂喷洒图像。瘢痕周围未见不规则的黏膜，也无明显的凹陷面。
　d：NBI放大观察图像。稍肿大的绒毛样、小凹状构造混在一起，构造无不规则，也未见异常血管。

溃疡型早期胃癌（0-Ⅲ型，0-Ⅲ+Ⅱc型）的鉴别

溃疡型早期胃癌可分为0-Ⅲ型或0-Ⅲ+Ⅱc型早期胃癌。

0-Ⅲ型癌"有明显的深凹陷"[3]，通常覆有白苔的溃疡底部没有癌，只在溃疡的边缘存在癌。0-Ⅲ+Ⅱc型癌在溃疡的边缘伴有Ⅱc部分，见于0-Ⅲ型癌溃疡的愈合过程。

● 1. 和0-Ⅲ型早期胃癌的鉴别

0-Ⅲ型癌是黏膜内癌的大部分发生脱落所致，溃疡周围的Ⅱc部分范围非常狭小，所以和良性溃疡很难区别。由于黏膜水肿、出血，溃疡边缘的黏膜变化非常难以看清，所以在进行溃疡治疗后再次进行检查是很重要的。

● 2. 和0-Ⅲ+Ⅱc型早期胃癌的鉴别

0-Ⅲ+Ⅱc型癌和良性溃疡相比，不同之处在于溃疡是不整齐的。良性溃疡的边缘可见栅状排列的再生上皮，而0-Ⅲ+Ⅱc型癌只能看见一部分再生上皮，所以凹凸不平、边界清楚的Ⅱc面范围很广，皱襞的前端表现为越来越细、中断等不规则的情况，黏膜下层浸润癌则出现皱襞融合、棍棒样改变。

病例：以出血性溃疡为契机发现了未分化型黏膜下层癌1例　　图9

患者是21岁的女性，因呕血及黑便紧急就诊，进行急诊内镜检查。胃内可见黑色残渣及血凝块积存，视野不佳。

胃体中部后壁可见不整齐的溃疡性病变。溃疡边缘可见黏膜下结节状隆起，溃疡底部可见裸露的血管（图9a）。观察时没有活动性出血，局部注射高渗肾上腺素（HSE）。此时医生注意力集中于止血，从年龄来看也没有考虑是胃癌，反复观察考虑一部分发红黏膜为再生上皮，大弯侧有连续的较浅的褐色凹陷，观察所见怀疑为0-Ⅲ+Ⅱc型癌。

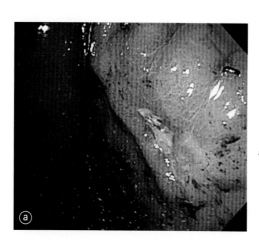

a：急诊内镜检查时，可见胃体中部后壁不整齐的溃疡性病变。溃疡边缘呈现出黏膜下肿瘤样结节状隆起，溃疡底部可见裸露血管。一部分发红黏膜考虑为再生上皮，大弯侧有连续的浅浅的褐色的凹陷。

之后，进行口服质子泵抑制剂（PPI）治疗，2个月后再次进行内镜检查。溃疡有缩小倾向，与良性溃疡不同，再生上皮呈不均匀排列，溃疡周围出现不整齐的凹凸（图9b）。通过喷洒靛胭脂进行色素观察，边界不清楚，但是可见溃疡边缘有一点凹陷（图9c）。凹陷部位进行NBI中等放大观察，可见表面构造不清楚和不整齐的血管（图9d）。进一步放大观察，可见非网格状的粗细不等且分布不规则的异常血管（图9e）。

根据以上所见，诊断考虑为浸润深度达SM的未分化型腺癌，从凹陷部活检诊断为por2。

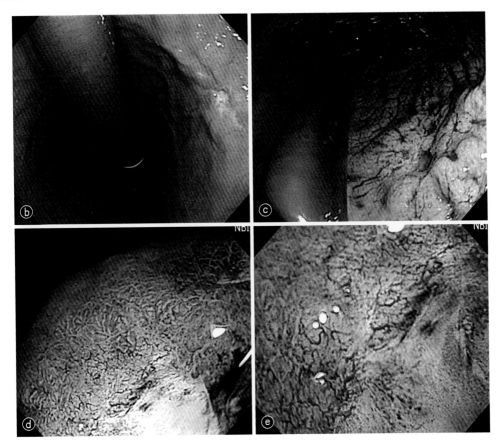

b～e：口服PPI治疗2个月后的内镜图像。
b：溃疡有缩小倾向，但是溃疡周围呈现出不整齐的凹凸。再生上皮不均匀，一部分伴有褐色的凹陷。
c：靛胭脂喷洒图像。边界不清楚，但是溃疡边缘可见一点凹陷。
d：凹陷部位NBI中等放大观察。可见表面构造不清楚和不整齐的血管，未见栅状排列的再生上皮。
e：NBI高倍放大图像。表面构造不清楚，可见一部分非网格状的粗细不等且排列不整齐的异常血管。

针对溃疡性病变内镜观察的策略　　策　略

看见溃疡性病变时，需确认以下两点。

① 溃疡的形状是否整齐?

② 溃疡周围是否有 Ⅱc?

溃疡周围有不整齐的黏膜，呈 Ⅱc 样改变时，应该在这个部位取材活检。

活动期溃疡和癌进行鉴别是很困难的，所以应在进行幽门螺杆菌除菌治疗、给予 PPI 治疗后再次进行检查。

在与癌进行鉴别时，采用 NBI 放大观察是非常有效的。放大观察时为保证视野清楚，需要使用附件。再次进行检查时，可以**使用放大内镜**，提前在内镜前端安装先端辅助镜头罩。

活动期进行活检，有时很难鉴别炎症异型和癌，所以**内镜观察怀疑为癌时，即使活检没有诊断为癌，也应该再次进行检查**。

文献

1）村上忠重：切除胃からみた胃及び十二指腸潰瘍の治癒傾向について．日消病会誌　1961；58：1181-1186

2）崎田隆夫，三輪　剛：悪性潰瘍の内視鏡診断—早期診断のために．日消病会誌　1970；67：984-989

3）日本胃癌学会 編：胃癌取扱い規約（第 14 版）．2010，金原出版，東京

（友利彰寿，小山恒男）

7｜早期胃癌的鉴别诊断

4）糜烂等凹陷性病变

要点：

- 发红凹陷性病变的鉴别诊断如0-Ⅱc型分化型胃癌、糜烂、胃炎等。
- 褪色凹陷性病变的鉴别疾病如0-Ⅱc型未分化型胃癌、分化型胃癌、MALT淋巴瘤、局限性萎缩等。
- 通过白光观察边界清晰且边缘不规则的凹陷性病变怀疑为癌。边界不清晰的病变、边缘整齐的病变怀疑不是癌。
- NBI放大观察凹陷部位，表面构造（绒毛状/小凹状）大小不等，形状不规则，则诊断为0-Ⅱc型癌。看不到上述改变的话，则疑为非肿瘤病变。
- 进行NBI放大观察，表面构造不清楚的凹陷性病变需评估血管所见的结果，如果血管异型（粗细不等/走行不规则）程度高的话，诊断为0-Ⅱc型癌，如果异型程度低的话怀疑是MALT淋巴瘤、局限性萎缩。
- 通过NBI放大观察表面构造不清楚，不能通过血管像来评估凹陷性病变时，如果构造边界不整齐的话，诊断为0-Ⅱc型癌，构造边界整齐的话，则怀疑是非肿瘤。

本文主要叙述胃凹陷性病变的鉴别诊断，包括：①各种检查方法的选择及其观察重点；②鉴别诊断的处理方式；③关于胃癌鉴别的策略。

各种检查方法的选择及其观察要点

进行胃凹陷性病变的鉴别诊断，可使用的检查方法包括白光观察、喷洒靛胭脂观察及NBI放大观察。在水中进行NBI放大观察、喷洒醋酸并用NBI放大观察等方法可以更仔细地评价病变的表面构造。

1. 白光观察

进行内镜筛查时，看到有区域性的凹陷、色调变化，要把癌的鉴别诊断放在心上。白光观察中应注意病变的色调和凹陷的边界，边界清楚、边缘不规则的凹陷性病变怀疑是癌。

● 2. 喷洒靛胭脂观察

喷洒靛胭脂观察会失去病变色调的信息，但强调了黏膜面的凹凸不平，对于评估**凹陷边界（清楚程度和不规则程度）和表面构造（凹凸不平、胃小区图像消失）**是有用的。观察的时候，喷洒色素前应充分地洗净黏膜，有必要除去黏液。

● 3. NBI放大观察

我们所有的筛查内镜检查都是先用白光观察，再进行放大内镜观察，很多时候我们会选择NBI放大观察。NBI放大观察黏膜的表面构造和血管图像，从而对背景黏膜以及病变进行性质诊断。

观察的重点是，首先用低倍放大观察病变边界部的表面构造，确定没有不整齐的背景黏膜改变后，朝向病变的中央部"由外向内"观察表面构造的变化。然后再次评估内镜照片，弄清方向，慢慢地提高放大倍率进行拍摄图片。如果从一开始就进行高倍放大观察的话，会错误地判断病变的边界。由于接触出血，有时候会对之后的观察产生障碍。

鉴别诊断的处理方法

● 1. 白光观察

在白光观察时，胃凹陷性病变的鉴别诊断分为发红凹陷和褪色凹陷。

▶ 发红凹陷型病变

边界清楚，边缘不规则的发红凹陷病变疑为0－Ⅱc型分化型癌。相反，边界不清楚的病变、边缘规则的病变疑为糜烂、凹陷型肠上皮化生（参照病例2，病例4）等非肿瘤性病变。

▶ 褪色凹陷性病变

褪色凹陷性病变需根据背景黏膜和边界的清楚程度进行鉴别诊断（表）。在胃底腺区域的褪色凹陷病变，边界如果清楚的话，就是0－Ⅱc型未分化型癌；不清楚的话，疑为MALT

表 白光观察的褪色凹陷性病变应鉴别的疾病

		边界	
		清楚	不清楚
背景黏膜	胃底腺	未分化型胃癌	MALT淋巴瘤
			局限性萎缩
	萎缩／化生	分化型胃癌	未分化型胃癌
			MALT淋巴瘤

淋巴瘤、局限性萎缩。相反，在萎缩/化生区域发现的边界清楚的病变是0-Ⅱc型分化型癌，不清楚的疑为未分化型癌。

需注意的是，背景黏膜（胃底腺/萎缩、化生黏膜）不同，未分化型胃癌边界的清楚程度也不同 [参照0-Ⅱc型（P92）章节]。

● 2. NBI放大观察

通过NBI放大观察鉴别胃凹陷性病变的诊断规则如图1所示。表面构造分为3类，绒毛样构造、小凹样构造，以及构造不清楚。

如果看到绒毛样构造或小凹样构造大小不等、形状不规则，则诊断为0-Ⅱc型癌；看不到上述改变，则怀疑为糜烂、肠上皮化生等非肿瘤病变。

表面构造不清楚的病变需要观察血管图像，能看到血管图像的病变需评估**血管异型（粗细不同/走行不规则）程度**，看不到血管的病变则需评估**边界是否不整齐**。

表面构造不清楚，血管高度异型，诊断为0-Ⅱc型癌；轻度异型的话疑为MALT淋巴瘤或局限性萎缩。但是，未分化型胃癌、MALT淋巴瘤及局限性萎缩很类似，都可见非网格状血管，很多情况下鉴别是很困难的。

表面构造不清楚，血管图像无法确认的病变，如果边界不整齐是癌，如果整齐怀疑不是癌。

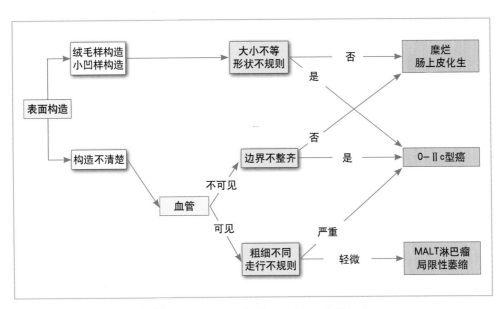

图1 NBI放大观察鉴别胃凹陷性病变的策略

病例1 | 0-Ⅱc型高分化型管状腺癌   图2

　　胃角小弯后壁的萎缩区域可见边界清楚的不整齐的褐色凹陷病变,诊断为0-Ⅱc型分化型癌。通过NBI放大观察可见凹陷部位大小不等且形状不规则的绒毛样构造,诊断为0-Ⅱc型癌。

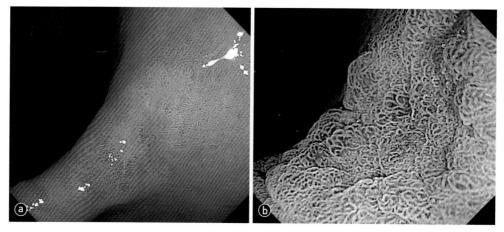

　　a:胃角小弯后壁可见边界清楚的不整齐的褐色凹陷病变,诊断为0-Ⅱc型癌。
　　b:NBI放大观察可见大小不等且形状不规则的绒毛样构造,诊断为0-Ⅱc型癌。

病例2 | 糜烂   图3

　　幽门前部小弯可见边界不清楚的发红凹陷病变,诊断为糜烂。NBI放大观察可见轻度大小不等的绒毛样构造,但没有形状不规则的情况,诊断为糜烂。

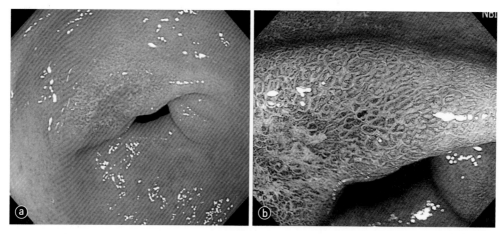

　　a:幽门前部小弯可见边界不清楚的发红凹陷病变,诊断为糜烂。
　　b:NBI放大观察可见轻度大小不等的绒毛样构造,但没有形状不规则的情况,所以诊断为糜烂。

病例3┊0–Ⅱc型高分化型管状腺癌　　图4

　　胃角小弯后壁可见伴有边缘隆起的发红凹陷病变。边界不清楚，由于边缘隆起不规则，所以不能否定是癌症。用NBI放大观察，凹陷部被网格状血管包围，可见大小不等的小凹样构造，诊断为0–Ⅱc型癌。

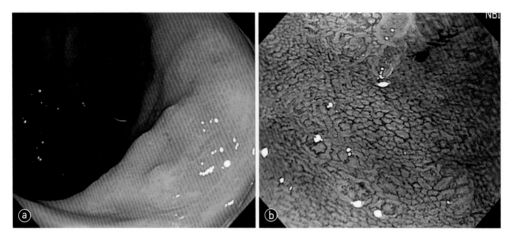

　　a：胃角后壁可见伴有边缘隆起、边界不清楚的发红凹陷病变。
　　b：NBI放大观察，可见被网格状血管包围的大小不等的小凹样构造，诊断为0–Ⅱc型癌。

病例4┊凹陷型肠上皮化生　　图5

　　胃窦部前壁可见边界清楚的不规则的发红凹陷，白光观察怀疑是0–Ⅱc型分化型癌。NBI放大观察凹陷部的表面构造是大小均一的小凹样构造，诊断为凹陷型肠上皮化生。

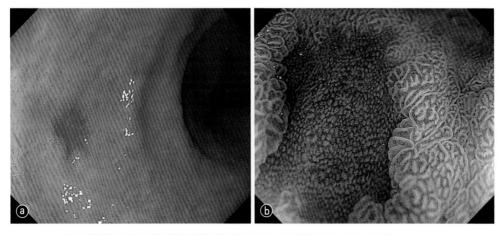

　　a：胃窦部前壁可见边界清楚的不规则的发红凹陷，怀疑是0–Ⅱc型分化型癌。
　　b：NBI放大观察，可见表面构造均一的小凹样构造，诊断为肠上皮化生。

病例5 ┊ 0–Ⅱc型印戒细胞癌   图6

胃体下部大弯可见边界不清楚的褐色凹陷，怀疑是未分化型胃癌、MALT淋巴瘤或局限性萎缩。NBI放大观察可见表面构造不清楚的区域，有排列不整齐的非网格状血管，诊断为0–Ⅱc型癌。

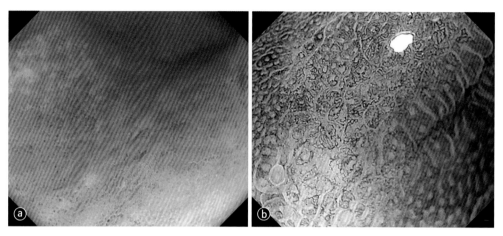

a：胃体下部大弯可见边界不清楚的褐色凹陷，怀疑是未分化型胃癌、MALT淋巴瘤或局限性萎缩。

b：NBI放大观察可见表面构造不清楚的区域，有排列不整齐的非网格状血管，诊断为0–Ⅱc型癌。

病例6 ┊ 0–Ⅱc型中分化型管状腺癌   图7

胃窦部后壁可见伴有边缘隆起、边界清楚、不规则的发红凹陷，诊断为0–Ⅱc型分化型癌。NBI放大观察可见表面构造不清楚和排列不规则的血管图像，诊断为0–Ⅱc型癌。

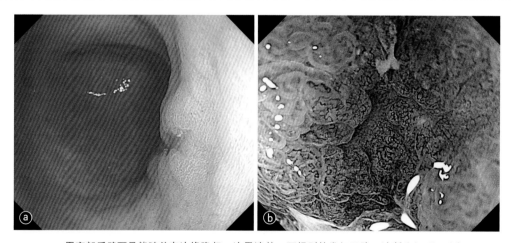

a：胃窦部后壁可见伴随着有边缘隆起、边界清楚、不规则的发红凹陷，诊断为0–Ⅱc型分化型癌。

b：NBI放大观察可见表面构造不清楚和排列不规则的血管图像，所以诊断为0–Ⅱc型癌。

病例7┊MALT 淋巴瘤　　　　　　　　　　　图8

　　胃体中部大弯的胃底腺区域可见边界不清楚的褪色凹陷，伴有皱襞的中断，怀疑是MALT淋巴瘤、局限性萎缩或0-Ⅱc型未分化型胃癌。NBI放大观察表面构造不清楚，可见轻微走行不规则的非网格状血管，从血管观察的结果看，怀疑是MALT淋巴瘤或局限性萎缩，两者的鉴别很困难，活检组织诊断是MALT淋巴瘤。

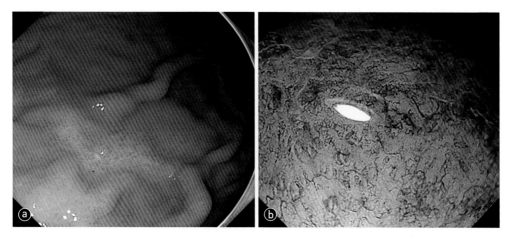

　　a：胃体中部大弯可见边界不清楚的褪色凹陷，怀疑是MALT淋巴瘤、局限性萎缩或 0-Ⅱc型
　　　　未分化型胃癌。
　　b：NBI放大观察表面构造不清楚，能够看到轻度走行不规则的非网格状血管，但是鉴别很困
　　　　难。

病例8┊局限性萎缩　　　　　　　　　　　图9

　　胃体下部大弯萎缩边界部可见边界不清楚的褪色凹陷。对局限性萎缩和MALT淋巴瘤进行鉴别，边界不清楚，诊断为局限性萎缩。NBI放大观察可见表面构造不清楚和轻度走行不规则的血管，怀疑是局限性萎缩和MALT淋巴瘤，两者的鉴别是很困难的。

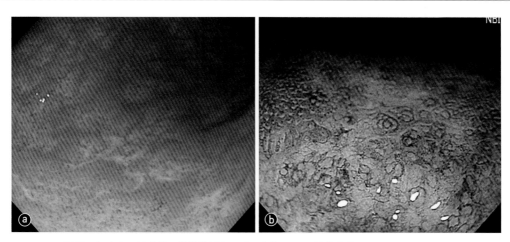

　　a：胃体下部大弯可见边界不清楚的褪色凹陷，怀疑是局限性萎缩或MALT淋巴瘤。
　　b：NBI放大观察可见表面构造不清楚和轻度走行不规则的血管，鉴别诊断很困难。

病例9 ┊ 糜烂　　　　　　　　　　　　　　　　　　　　　　　　　　　　　　　　　　　　　　图10

　　胃体中部后壁可见边界清楚的椭圆形发红凹陷，怀疑是糜烂。NBI放大观察可见表面构造不清楚和绒毛样构造。血管图像无法识别，构造边界整齐，诊断为糜烂。

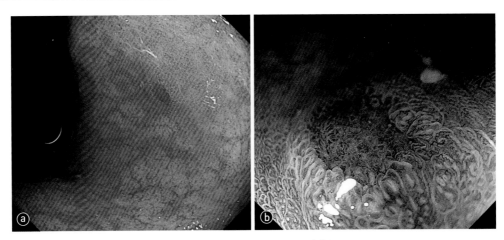

　　a：体中部后壁可见边界清楚的椭圆形发红的凹陷，怀疑是糜烂。
　　b：NBI放大观察可见表面构造不清楚和绒毛样构造。血管图像无法识别，构造边界整齐，诊
　　　 断为糜烂。

胃癌鉴别诊断的策略　　　　　　　　　　　　　　　　　　　　　　　　　策　略

　　1）白光观察发现边界清楚的凹陷性病变，怀疑是癌，建议采用喷洒靛胭脂观察、NBI观察来进行鉴别诊断。

　　2）NBI放大观察时，用低倍放大观察表面构造，可分为绒毛样构造、小凹样构造和构造不清3类。

　　3）NBI放大观察凹陷部，如果看到绒毛样构造或小凹样构造大小不等、形状不规则的话，诊断为0-Ⅱc型癌。

　　4）NBI放大观察表面构造不清楚的病变时，应评估血管是否粗细不等、走行不规则，如果血管异型程度高，则怀疑为0-Ⅱc型癌；如果异型程度低，则怀疑是MALT淋巴瘤、局限性萎缩等。

　　5）NBI放大观察表面构造不清楚，无法识别血管的病变，边界不整齐的话，怀疑是0-Ⅱc型癌。

文　献

1）小山恒男：所見の読み方の基本. 小山恒男 編：
　　ESD のための胃癌術前診断. 2010, 7-19, 南江
　　堂，東京

　　　　　　　　　　　　　　　　　　　　　　　　　　　　　　　　　　　　　　（篠原知明）

7｜早期胃癌的鉴别诊断

5）胃炎

要点：

- 胃癌多由幽门螺杆菌（Helicobacter pylori，*H. pylori*）感染引起，其发生从胃黏膜炎症开始，所以在内镜下观察胃黏膜是否有*H. pylori*感染很重要。
- 内镜检查可以有效地发现早期胃癌，在*H. pylori*感染的胃炎中，应以发生胃癌风险程度很高的胃黏膜为中心进行寻找。
- 内镜检查诊断胃癌发生风险程度很高的胃黏膜包括：胃体部的萎缩性胃炎、增生性胃炎、鸡皮样胃炎、化生性胃炎等。
- 通过理解有意义的胃炎的内镜图像与相关胃癌的形态，能确实有效地提高胃癌诊断率。
- 根除*H. pylori*能提高早期胃癌的诊断效率。

既往很多研究指出，胃癌在萎缩性胃炎、肠上皮化生的基础上发生，但胃炎本身的原因还不清楚。随后，幽门螺杆菌（Helicobacter pylori，以下简称*H. pylori*）被发现，证实*H. pylori*在胃黏膜的生长栖息引起炎症，经过长时间发展，导致腺上皮萎缩，进一步发生肠上皮化生。近年来很多研究证实了这个结果，所以*H. pylori*感染致慢性活动性胃炎作为胃癌的发生基础而受到关注。胃癌从组织类型可以分为分化型胃癌和未分化型胃癌，很多临床研究指出分化型胃癌的发生基础是萎缩、肠上皮化生、胃酸缺乏症等。最近，作为萎缩性胃炎评价方法的血清胃蛋白酶原检测被用于胃癌检诊。评价胃黏膜的主要目的是评价胃癌发生的风险。

本文以发现早期胃癌为目的，关注于发生胃癌风险较高的胃黏膜，以组织学的胃炎和内镜图像为中心进行概述。

作为胃癌发生风险的*H.pylori*感染

1. 胃癌和*H.pylori*感染的关系

到目前为止，国内外许多研究对*H. pylori*感染和胃癌的关系进行了探讨分析。Eslick[1] 1999年发表的Meta分析研究发现，42项研究（8项队列研究，34项病例对照研究）

分析的比值比为2.04 [95%置信区间（CI）：1.65~2.45]，这阐明了胃癌和*H. pylori*感染的关系。

2006年，Palli[2]发表了欧洲9国的研究，233例胃癌和360 000例对照组进行比较，考虑教育、吸烟史、体重、饮食习惯等因素进行分析的结果，胃癌发生的风险分别是：由*H. pylori*感染引起的是2.6（95%CI:1.7~3.9），由CagA阳性*H. pylori*感染引起的是3.4（95%CI:2.2~5.2），由高度萎缩性胃炎（胃蛋白酶原A值<22μ/L）引起的是3.4（95%CI:2.2~5.2），进一步阐明了*H. pylori*感染，**尤其是CagA阳性*H. pylori*感染与胃癌发生的关系**。此后，2007年对早期胃癌进行meta分析[3]（662例早期胃癌和5 898例对照组）发现，*H. pylori*阳性率在早期胃癌中占87.8%，对照组中占68.6%，比值比为3.28（95%CI:2.34~4.61），明确了早期胃癌和*H. pylori*感染的关系。

● 2. *H. pylori*感染引起背景胃黏膜的变化

*H. pylori*感染可以引起胃黏膜炎症、充血、糜烂、血管透见度增加、颗粒状改变、颗粒状黏膜，黏膜皱襞减少或增生，鸡皮样胃黏膜等。通过内镜检查可以观察到胃黏膜发生的各种局部或者广泛的改变。如果发现胃内背景为*H. pylori*感染引起的胃黏膜改变，应意识到发生胃癌的风险增高，这是很重要的。另一方面，在内镜诊断胃癌时，由于背景黏膜的不同，会呈现各种不同的内镜表现，所以经常会发生诊断很困难的情况。

根除*H. pylori*治疗可以改善胃黏膜的组织学炎症，内镜所见也会发生变化。除菌1年后发现0-Ⅱc型分化型胃癌（图1），除菌前可见胃体部多发的发红凹陷，除菌后只有0-Ⅱc部位清楚可见，可以明确诊断。像这样，**除菌后由于周围黏膜的炎症得到改善，使得癌症的边界变得清楚**，同时，**由于萎缩所导致的黏液附着、增生性改变在除菌后也会得到改善，使得提高诊断率成为可能**。

图2显示的是*H. pylori*阴性的未分化型胃癌，周围黏膜没有变化，能够清楚地观察到褪色区域的胃癌。由于背景胃黏膜不同，发生胃癌的形态也不同，所以进行内镜诊断时，不是胡乱地在胃内进行观察，**而是要把胃癌的形态记在心里，以发现胃癌为目的进行检查**，这是很重要的。

组织学的胃炎和胃癌风险的评价 （图3）

胃黏膜萎缩、肠上皮化生是发生胃癌的背景，以前很多研究都证实了这一点。研究指出，**作为分化型胃癌的发生地，从形态上来说是胃黏膜萎缩、肠上皮化生，从功能上来说与胃酸分泌降低有关系**。Correa[4]提出如下假说，胃癌是按照从"正常黏膜→浅表性胃炎→萎缩性胃炎→肠上皮化生→不典型增生→胃癌"的一系列流程发生的。假说认为萎缩性胃炎时，胃内酸度很低，甚至处于无酸状态，细菌增殖产生致癌的亚硝基化合物，后者作用于肠上皮化生黏膜，经过不典型增生，直至发生分化型胃癌。

由于*H. pylori*的发现，现在认为，***H. pylori*感染了正常的胃黏膜导致浅表性胃炎**，浅表

病例1┊ 除菌后可以诊断的0-Ⅱc型胃癌 图1

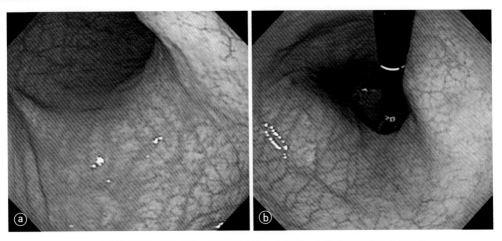

a，b：除菌前胃体部内镜观察，可见明显的血管透见，为高度萎缩性胃炎的图像。

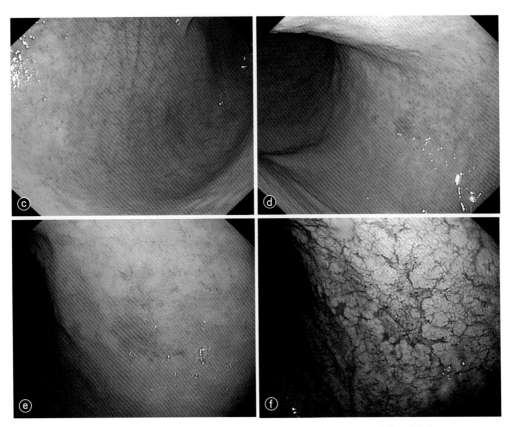

c～f：除菌1年后的内镜图像。胃体部再生黏膜白色柔软，非再生黏膜可见发红
凹陷。在凹陷部位中，胃体部后壁可见边界清楚，较大的不规则的发红凹
陷，喷洒靛胭脂后病变显示很清楚。

病例2 ｜ *H. pylori* **阴性的胃黏膜，胃角大弯的0-Ⅱb胃癌** 图2

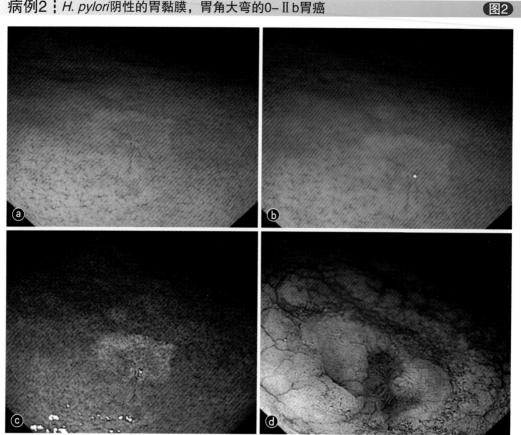

周围黏膜没有炎症（RAC阳性），可见清楚的褪色区域
（a，b）。采用NBI进行观察（c），喷洒靛胭脂进行观察
（d），病变的边界和表面黏膜性状清楚。将来，这样的胃癌
发生率可能会增加（a，b）。

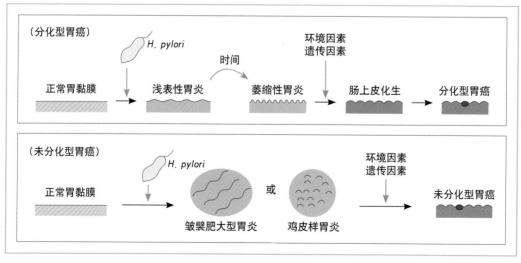

图3 胃癌发生的流程

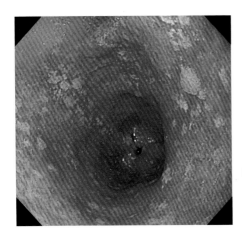

图4　**胃窦化生性胃炎**
胃窦部可见多发米粒大的隆起。我们称为胃窦化生性胃炎（antral metaplastic gastritis），被认为导致胃腺瘤和高分化型胃癌的风险增高。

性胃炎经过长期追踪随访，变为**萎缩性胃炎**，一部分萎缩黏膜在环境因素和宿主遗传因素共同作用下，进一步**向肠上皮化生**转化。在这种背景下，需要考虑发生**分化型胃癌**。

　　Uemura[5] 对1 526例$H.pylori$感染者和非感染者进行了8年的观察，1 246例感染者中有36例（2.9%）发生了胃癌，280例非感染者没有发生胃癌。研究显示，和轻度萎缩者相比，中度及高度萎缩的患者发生胃癌的相对危险度分别为2.5倍、6.4倍。有肠上皮化生与没有肠上皮化生的患者相比，危险度为6.4倍。报告显示，**伴有肠上皮化生的高度萎缩性胃炎（特别是胃体为主的胃炎）发生分化型胃癌的风险较高**。

　　肠上皮化生进一步发展，可表现为多发白色米粒大的隆起，通过内镜即可进行诊断。我们把胃窦部有高度肠上皮化生的病例称为**胃窦化生性胃炎**（antral metaplastic gastritis）（图4）。分析肠上皮化生发生癌变的病因与吸烟有关，并且，化生性胃炎发生腺瘤、分化型胃癌的可能性较高。

未分化型胃癌的背景胃黏膜（图3）

　　对于分化型胃癌，通过内镜评价萎缩、肠上皮化生，能够对胃癌发生的风险性进行评估。另一方面，对于未分化型胃癌，它起源于胃固有黏膜，没有明显的癌前病变存在。但是年轻人未分化型胃癌和$H.pylori$感染的关系是很明确的[5]，**$H.pylori$感染引起鸡皮样胃炎、皱襞肥大型胃炎，从而发生未分化型胃癌的风险增高**，现结合我们的研究结果进行报告[6]~[10]。

● 1. 皱襞肥大型胃炎

　　胃的皱襞肥大多是因$H.pylori$感染而引起，叫作皱襞肥大型胃炎（enlarged fold gastritis）。这种胃炎胃体部黏膜萎缩不明显，在胃体部炎症细胞浸润的同时，可以发现上皮细胞增殖亢进、腺窝上皮增生明显（图5）。Nishibayashi[10] 报道了**皱襞肥大型胃炎和胃癌的相关性**，胃体部大弯侧皱襞宽度7mm以上的和4mm以下的胃炎相比，报告显示发生胃癌的风险度增加35.5倍，尤其是胃体部弥漫性胃癌的风险增高。而且，既往Uemura等[5] 的

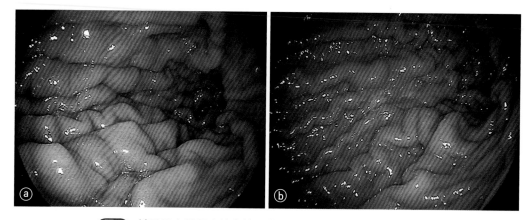

图5 皱襞肥大型胃炎的内镜图像

　　该病例在胃体下部大弯侧合并3型胃癌。观察时，应充分地充气，伸展黏膜皱襞，这是很重要的。

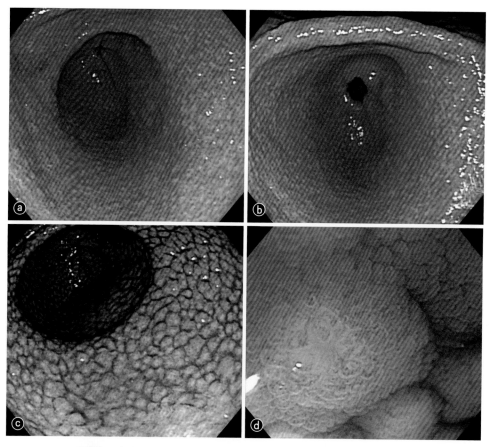

图6 鸡皮样胃炎的内镜观察所见

a,b：普通内镜观察所见。

c,d：通过喷洒靛胭脂，隆起清晰可见（c），放大观察可见其中央部位有白色的凹陷（d）。

病例3┊胃体部未分化型胃癌和鸡皮样胃炎并发的病例　　图7

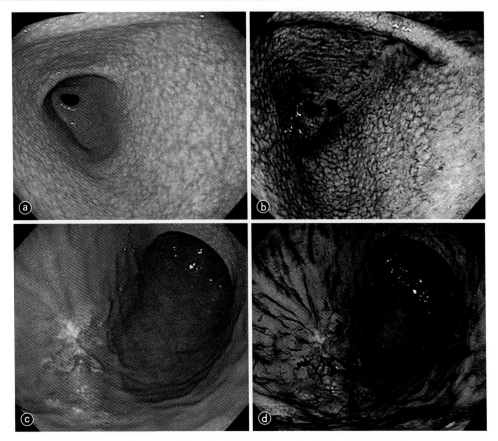

胃窦部可见几乎均一的颗粒状隆起（a,b）。胃体中部前壁可见
伴有皱襞集中的不规则的凹陷性病变（Ⅱc）（c,d）。

研究也显示，未分化型胃癌胃体部萎缩的程度多为轻度至中度，而胃黏膜的炎症较重（广泛性胃炎）。

● 2. 鸡皮样胃炎

　　鸡皮样胃炎的含义是内镜检查可见胃黏膜类似鸡皮样改变，有密集均一的小颗粒状隆起，在胃角部和胃窦部多见（图6）。由于年轻女性多见，最初考虑为生理性变化。但是*H. pylori*发现以后，鸡皮样胃炎和*H. pylori*感染的相关性受到重视。

　　到现在为止，我们收集了许多鸡皮样胃炎合并胃癌的病例，**鸡皮样胃炎合并胃癌的特征是*H. pylori*阳性的胃体部发生的未分化型胃癌**，报告显示鸡皮样胃炎是胃癌的高风险人群[7~9]。到目前为止，我们对上消化道内镜检查诊断鸡皮样胃炎合并胃癌的25个病例进行了分析，年龄为15~62岁（平均年龄33.3岁），男性2例，女性23例，年轻女性较多见。所有的胃癌都发生在胃的中部和上部区域（胃体部21例，胃角部4例），组织类型多为未分化型癌，共24例（印戒细胞癌16例，低分化型癌8例），分化型癌（中分化型腺癌）只有1例。图

7显示的是鸡皮样胃炎合并胃癌的病例。

过去8年中，我们诊断了150例29岁以下的鸡皮样胃炎（男性48例，女性102例，平均年龄27.7岁），选择同一时期3 939例同性别、年龄29岁以下的非鸡皮样胃炎（*H. pylori*阳性胃炎）（男性1 184例，女性2 755例，平均年龄27.5岁）作为对照组，对两组中内镜下胃癌的发现率进行对比研究。结果发现，鸡皮样胃炎中胃癌的发现率是4.7%（7/150），对照组为0.08%（3/3939），二者相比，发现率有显著性差异（$P<0.001$），比值比为64.2（95%CI：16.4~250.9）[10]。

结语

胃癌与*H. pylori*感染有关，由*H. pylori*感染引起胃黏膜高度的炎症（广泛性胃炎），而胃体部黏膜轻度至中度萎缩时，发生未分化型胃癌的风险较高。内镜观察发生胃癌高风险的胃黏膜，除了萎缩和肠上皮化生，鸡皮样胃炎和皱襞肥大型胃炎发展为未分化型胃癌的风险也较高。

文　献

1) Eslick GD, Lim LL, Byles JE, et al：Association of *Helicobacter pylori* infection with gastric carcinoma：A meta-analysis. Am J Gastroenterol 1999；94：2373-2379

2) Palli D, Masala G, Giudice GD, et al：CagA＋ *Helicobacter pylori* infection and gastric cancer risk in the EPIC-EURGAST study. Int J Cancer 2006；120：859-867

3) Wang C, Yuan Y, Hunt RH, et al：The association between *Helicobacter pylori* infection and early gastric cancer：A meta-analysis. Am J Gastroenterol 2007；102：1789-1798

4) Correa P, Cuello C, Duque E：Carcinoma and intestinal metaplasia of the stomach in Colombian migrants. J Natl Cancer Inst 1970；44：297-306

5) Uemura N, Okamoto S, Yamamoto S, et al：*Helicobacter pylori* infection and the development of gastric cancer. N Engl J Med 2001；345：784-789

6) Nakamura M, Haruma K, Kamada T, et al：Duodenogastric redlux is associated with antral metaplastic gastritis. Gastrointest Endosc 2001；53：53-59

7) 江木康夫，春間　賢，山本剛荘，他：鳥肌状胃炎を伴った若年者進行胃癌の1例. Helicobacter Research 1999；3：538-541

8) Miyamoto M, Haruma K, Yoshihara M, et al：Five cases of nodular gastritis and gastric cancer：a possible association between nodular gastritis and gastric cancer. Dig Liver Dis 2003；34：819-820

9) Kamada T, Tanaka A, Yamanaka Y, et al：Nodular gastritis with *Helicobacter pylori* infection is strongly associated with diffuse-type gastric cancer in young patients. Dig Endosc 2007；19：180-184

10) Nishibayashi H, Kanayama S, Kiyohara T, et al：*Helicobacter pylori*-induced enlarged-fold gastritis is associated with increased mutagenicity of gastric juice, increased oxidative DNA damage, and an increased risk of gastric carcinoma. J Gastroenterol Hepatol 2003；18：1384-1391

（春間　賢，鎌田智有，井上和彦）

7 | 早期胃癌的鉴别诊断

6）胃淋巴瘤

要点：

- 浅表型胃MALT淋巴瘤常常表现为凹陷，与Ⅱc型早期胃癌的鉴别很困难。
- 与Ⅱc类似的MALT淋巴瘤的凹陷，病变边界不清楚，发红、糜烂、易出血性颗粒状黏膜等各种各样的内镜所见是和癌进行鉴别的要点。
- MALT淋巴瘤的NBI放大观察，可见特征性的腺管膨胀、破坏及异常血管的增生。
- 肿瘤形成型胃DLBCL，特征是耳廓样环周边缘整齐的溃疡，与2型进展期胃癌鉴别很困难。

胃恶性淋巴瘤，在结外性淋巴瘤中属于发病率很高的疾病，但在胃原发恶性肿瘤中属于比较少见的疾病，占2%~8%。其组织类型多为黏膜相关淋巴组织（mucosa-associated lymphoid tissue，MALT）淋巴瘤和弥漫性大B细胞性淋巴瘤（diffuse large B-cell lymphoma，DLBCL）2种类型，两者大约占90%。

与早期胃癌鉴别困难的主要是MALT淋巴瘤，DLBCL及其他组织类型的淋巴瘤则需要和SM浸润癌进行鉴别。

胃恶性淋巴瘤的肉眼分类

胃恶性淋巴瘤的肉眼分类，临床上广泛使用的是佐野分类法（浅表型、溃疡型、隆起型、破溃型、巨大皱襞型）和八尾分类法（浅表扩大型、肿瘤形成型、巨大皱襞型）[1],[2]。我们使用改良的八尾分类法（浅表型、肿瘤型、弥漫型及其他），没有对溃疡型进行定义，表现类似消化性溃疡的病例归为浅表型，佐野分类中的破溃型病例相当于肿瘤型[1],[2]。

胃MALT淋巴瘤的内镜观察所见

MALT淋巴瘤可以发生在胃的所有部位，欧美报道多发生在胃窦部，在日本发现的病例中，胃体部和胃的上部也可以见到淋巴瘤的发生。

内镜所见多种多样，病变常常多发，在观察中较常见的有凹凸颗粒状或者铺路石样黏膜、糜烂等类似胃炎的表现，类似Ⅱc型早期胃癌的凹陷，单发性或者多发性消化性溃疡，褪色或者发红等色调的变化。这些如前所述，都集中归为肉眼分类的浅表型中[1],[2]。浅表型是最常见的肉眼型，其中与胃炎类似的表现是最常见的，其次是与Ⅱc类似的凹陷（图1，图2），其他如糜烂、色调变化、颗粒或铺石样黏膜等按顺序排列发生率都很高。EUS观察可见浅表型病变多累及黏膜层，止于黏膜下层浅层，对*H. pylori*除菌治疗有反应的可能性很大。

此外，可见盘状或者黏膜下肿瘤样隆起、与4型胃癌类似的皱襞肿大或肥厚等，肉眼分类前者为肿瘤型（图3），后者为弥漫型[1],[2]。肿瘤型是DLBCL特征性的肉眼型（图4），约10%的MALT淋巴瘤也表现为肿瘤型[1]~[3]。EUS可见病变浸润到黏膜下层深部以上，呈边界清楚的实性增殖[3]。而弥漫型在EUS下可见胃壁全层性肥厚，呈浸润性增殖，浸润深度多从固有肌层累及浆膜层。

胃MALT淋巴瘤与胃癌的鉴别（表）

浅表型胃MALT淋巴瘤，在内镜下需要与早期胃癌、胃溃疡、糜烂性胃炎等进行鉴别。特别是**表现为凹陷性病变时，有时和Ⅱc型早期胃癌鉴别是很困难的**（图1，图2）[2]。MALT淋巴瘤，与癌性病变相比，边界常不清楚，很难看出高低差（图1,2）[2]。此外，还可见到各种各样的内镜下表现，如凹陷内外发红、糜烂、小溃疡、颗粒状黏膜、易出血等。NBI放大观察，可见腺管膨大、破坏和不规则的分支、明显扭曲的异常血管增生（图1f），表现与分化型胃癌不同[4],[5]。另一方面，MALT淋巴瘤也不易与未分化癌相鉴别。黏膜上皮腺管构造消失，其下方透见白色区域的话，应考虑可能为淋巴瘤[4]。

肿瘤型的MALT淋巴瘤，有时候要和Ⅰ型或者Ⅱa型早期胃癌、GIST进行鉴别（图3）。普通内镜观察可见被正常黏膜覆盖的半球状或者多发结节状的SMT样隆起，表现为与大肠

表 胃MALT淋巴瘤和早期胃癌的鉴别要点

	胃MALT淋巴瘤	早期胃癌
普通内镜	浅表型 ·病变边界不清楚 ·无高低差 ·形态多样（糜烂、易出血）	0-Ⅱc型 ·病变边界清楚 ·有高低差（未分化型） ·比较均一
	肿瘤型 ·表面被正常黏膜覆盖 ·异常血管增生明显	0-Ⅰ或Ⅱa型 ·表面凹凸不整齐 ·异常血管不明显
NBI放大观察	·腺管（微小血管构造、表面构造）膨大，有局限性破坏 ·有异常小血管增生 ·上皮下可见褪色性区域	·微小血管构造不规则/消失 ·表面微细构造不规则/消失 ·没有左边记录的观察所见

病例1 : 与Ⅱc型早期胃癌类似的胃MALT淋巴瘤 图1

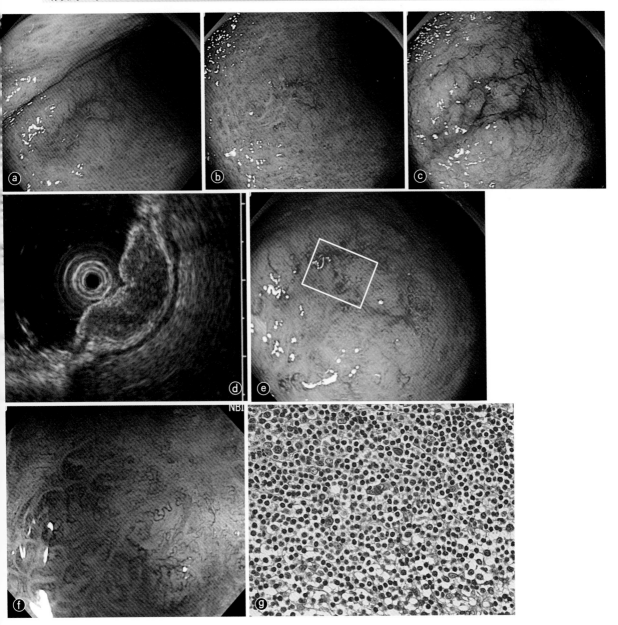

a.b: 普通内镜图像。胃体上部大弯侧可见部分发红的不规则的凹陷, 初看, 怀疑是分化型早期癌。通过充气发现, 病变的伸展性良好。

c: 靛胭脂喷洒图像, 黏膜的凹凸不平很明显, 病变边界不清楚。

d: EUS图像。以第2层为主的低回声性肿瘤, 深度是M或SM浅层。

e.f: 病变中央稍近肛侧 (e) 的NBI放大内镜图像 (f) 。可见腺管的膨大、破坏及异常小血管增生。

g: 活检病理组织图像, 可见小到中等大小的异型淋巴细胞 (中心细胞样细胞, centrocyte-like cell) 的弥漫性浸润, 结合免疫染色结果诊断为MALT淋巴瘤。

病例2┊与Ⅱc型早期胃癌类似的胃MALT淋巴瘤   图2

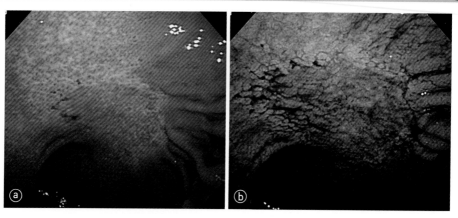

a：普通内镜图像。胃体下部后壁，大弯口侧可见褪色凹陷性病变，伴有集中皱襞的中断，怀疑是
　　未分化型胃癌。但小弯口侧的病变边界不清楚。
b：靛胭脂喷洒图像，凹陷内呈现凹凸不平颗粒状或铺路石样，病变的边界仍然不清楚。

病例3┊与Ⅰ型早期胃癌类似的胃MALT淋巴瘤   图3

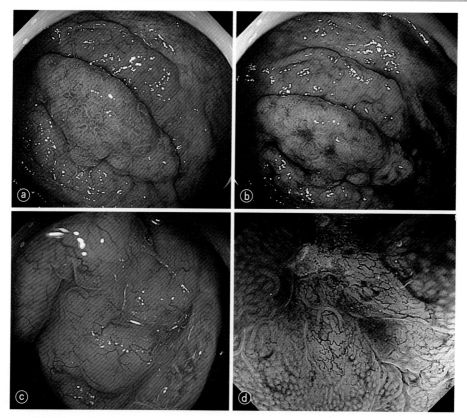

a,b：普通内镜及色素内镜图像。可见胃体上部大弯侧混合发红的结节状隆起性病变，怀疑是隆起性
　　　胃癌。
　c：普通内镜靠近观察图像。观察到隆起的部分有异常小血管增生。
　d：隆起起始部位的NBI放大内镜图像。可见腺管消失的区域有异常小血管增生，周围残存正常或者
　　　轻微肿大的腺管，从观察所见诊断更倾向于淋巴瘤，而非癌。

MALT淋巴瘤类似的形态。浅表型中常存在特征性的异常血管增生，这对于和癌症、GIST进行鉴别很有用。这种异常血管即使是用普通内镜观察，在某种程度上也能发现（图3c），NBI放大观察就更加清楚了（图3d）。

胃DLBCL与胃癌的鉴别

DLBCL多形成局限性肿瘤，常形成溃疡，和2型进展期胃癌鉴别成为难题。淋巴瘤的肿瘤起始部位被正常黏膜覆盖，呈SMT样，溃疡边缘没有类似癌的不规整的情况，即呈耳廓样隆起（图4）。另外，病变较大但是比较柔软，伸展性良好。与淋巴细胞浸润性髓样癌、充实

病例4 ┆ 怀疑为2型进展期胃癌的胃DLBCL 图4

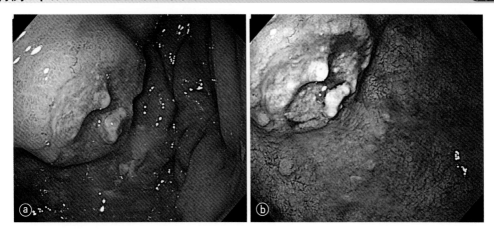

a,b：普通内镜及色素内镜图像。贲门大弯侧可见SMT样隆起伴中心凹陷的肿瘤。凹陷内有白苔，伴有不规则的隆起，怀疑为癌，活检结果是DLBCL。

病例5 ┆ 类似DLBCL的 2型进展期胃癌 图5

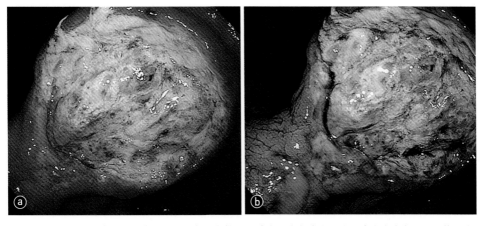

a,b：普通内镜及色素内镜图像。可见胃角小弯较大的肿瘤，伴有溃疡形成。溃疡边缘未见不规整的情况，有耳廓样隆起，怀疑为DLBCL，前壁侧边缘有不整齐的凹陷（Ⅱc面），诊断考虑为癌。

型低分化腺癌和黏液癌等SMT样胃癌进行鉴别是很困难的。如果溃疡边缘的黏膜能确认为Ⅱc的话，能诊断为癌，所以仔细地进行观察是很重要的（图5）。

鉴别的策略 〔策 略〕

胃癌和淋巴瘤在治疗方法上有很大的不同，所以**内镜检查时，作为需要与胃癌进行鉴别的疾病，在头脑里要常常想着是否可能是淋巴瘤**，应该注意观察，留心是否有以上所述的特征性改变。确诊必须要进行病理组织检查，通常用活检钳活检获取标本。诊断淋巴瘤时，由于组织取样时较破碎，非肿瘤性淋巴滤泡、炎症细胞等混杂在一起，诊断起来是很让人纠结的。常规活检标本诊断困难时，建议通过内镜黏膜切除手术获得包含黏膜下层在内的大块标本[2]。如果那样也不能得到准确诊断的话，应该咨询淋巴瘤专业的血液病理医生。

结语

作为需要和胃癌进行鉴别的疾病，我们就MALT淋巴瘤和DLBCL的内镜诊断进行了概述。胃MALT淋巴瘤的内镜图像是非特异性的，要和早期胃癌进行鉴别，内镜下看到有各种各样表现的病变时，头脑中要想到有此病的可能性，积极地进行多块活检是很重要的。

文 献

1）中村昌太郎，飯田三雄：消化管悪性リンパ腫の臨床. 日消誌 2001；98：624-635

2）中村昌太郎，松本主之：*Helicobacter pylori* 陽性 胃 MALT リ ン パ 腫 の 内 視 鏡 診 断. Helicobacter Research 2010；14：84-88

3）Nakamura S, Matsumoto T, Suekane H, et al：Predictive value of endoscopic ultrasonography for regression of gastric low grade and high grade MALT lymphomas after eradication of *Helicobacter pylori*. Gut 2001；48：454-460

4）Isomoto H, Shikuwa S, Yamaguchi N, et al：Magnified endoscopic findings of gastric low-grade mucosa-associated lymphoid tissue lymphoma. Endoscopy 2008；40：225-228

5）Ono S, Kato M, Ono Y, et al：Characteristics of magnified endoscopic images of gastric extranodal marginal zone B-cell lymphoma of the mucosa-associated lymphoid tissue, including changes after treatment. Gastrointest Endosc 2008；68：624-631

（中村昌太郎，松本主之）

7 | 早期胃癌的鉴别诊断

7）类癌

要点：

- 普通内镜、色素内镜观察的特征性表现为，隆起中央部有发红、边界不清楚的凹陷，存在扩张、分支的粗血管。
- NBI放大内镜观察的特征性表现为，伴有黑褐色或者青色的粗细不等不明显的血管，可见粗的、扩张分叉的血管，中心凹陷部有细小密集的螺旋状血管。
- 在Rindi分类Ⅰ型中，很重要的是不要遗漏A型胃炎，也要留意在临床上有很多在B型胃炎基础上发生的类癌。
- 临床没有转移，肿瘤直径不到10mm的病变可以进行内镜切除，有很多浸润深度达SM的类癌也是治疗的对象。

根据WHO分类，神经内分泌肿瘤（neuroendocrine tumor，NET）可分为3类：高分化型神经内分泌瘤（well-differentiated neuroendocrine tumor），高分化型神经内分泌癌（well-differentiated neuroendocrine carcinoma）和低分化型神经内分泌癌（poorly-differentiated neuroendocrine carcinoma）。类癌相当于上述的高分化型神经内分泌瘤及高分化型神经内分泌癌（不典型类癌，atypical carcinoid），明确地区别于高异型度、高恶性度内分泌细胞癌[1]。

胃类癌的发生大多与胃底腺区域黏膜深部的内分泌细胞，特别是与肠嗜铬样细胞（enterochromaffin-like cell，ECL）在持续的高胃泌素血症刺激下过度增殖有关。与通常的癌肿相比，其细胞异型程度较低，发育缓慢，手术预后良好[2]。胃类癌肉眼形态表面光滑，肿瘤直径一般很小，局限于黏膜层、黏膜下层，多呈息肉样隆起。但是，**胃类癌被覆非肿瘤性上皮的地方，和通常的黏膜下肿瘤是一样的。黏膜表层有肿瘤增殖时，表现为发红隆起的形态，有必要和浅表隆起型早期胃癌进行鉴别。**

本文中，首先展示的是我们自己的病例，然后根据查阅的文献，对胃类癌的内镜特征、临床分类（包括与背景黏膜、全身疾病的相关性）、治疗方案、与其他疾病的鉴别进行论述。

病例1 ┊ 伴有高度萎缩性胃炎的发红、多发隆起性病变　　　　　　　　　　图1

【病变1】

普通内镜观察，包括大弯侧在内的胃体部整体为高度萎缩性胃炎，可见多个大小不等的发红的隆起性病变（图1a,b）。胃体下部前壁病变肿瘤直径10mm，靠近观察，起始部比较陡峭，和周围黏膜性状相同，边界不清楚。如箭头所示，可见粗的、分支样的血管（图1c）。隆起顶部有边界不清楚的凹陷，伴有糜烂、再生性改变（图1d）。喷洒靛胭脂，隆起的起始部边界仍不清楚（图1e），顶部凹陷明显，边缘稍不规整（图1f）。NBI放大观察起始部分和周围黏膜的微细表面构造相同，可见青色、粗的血管（图1g），凹陷部考虑为再生上皮，可见黑褐色乳头样上皮，上皮缺损部位可见密集的、粗细不等不明显的微小血管（图1h）。EUS观察可见病变以第2、3层为主，呈回声均匀的低回声肿瘤（图1i）。从该部位活检，可见嗜酸性、微小颗粒状的细胞和圆形至卵圆形小细胞核的肿瘤细胞，呈均匀的条索状、吻合紧密的带状构造（图1j,k），肿瘤细胞免疫组化染色显示铬粒素A弥漫阳性（图1i），诊断为类癌。

【病变2】

胃体上部前壁可见直径2mm的轻度隆起性病变，普通内镜观察可见顶部轻度凹陷，伴有分支、扩张的血管。色素内镜观察，病变边界显示不清（图1m,n）。NBI放大观察，隆起边缘和周围黏膜表面构造基本相同，可见狭缝状小凹延长、腺窝间部增大。顶部凹陷处微细表面构造不清楚，存在放射状分支扩张的血管和增大的腺窝间部，有特征性的细小的螺旋状血管（图1o）。

【病变3】

胃体中部大弯侧可见直径4mm的病变，普通内镜及色素内镜观察呈发红色调，与周围黏膜相比，表面间质稍肿大（图1p,q）。NBI放大观察可见顶部有扩张的血管和细小的螺旋状血管（图1r）。

以上两个病变（病变2,3）通过活检都证实是类癌。本病例患者抗壁细胞抗体阳性，血清胃泌素值>20 000pg/mL，诊断为A型胃炎伴胃多发类癌。CT扫描未见明显的淋巴结或远处转移，伴有严重的并发症（1型糖尿病，糖尿病性肾病行透析治疗，闭塞性动脉硬化症行抗凝治疗），计划进行内镜治疗，不施行外科手术。

【病变4】

另外，本病例普通内镜观察可见胃体中部后壁有直径5mm大，起始部比较陡峭的隆起性病变，边界比较清楚（图1s）。色素内镜观察可见表面均匀的颗粒状构造，顶部无凹陷（图1t）。在起始部进行NBI放大内镜观察，与周围黏膜相比，颗粒状构造较肿大，内有均匀细密的螺旋状或者环状血管，但是未见扩张的分支血管（图1u）。活检诊断为增生性息肉。

图1

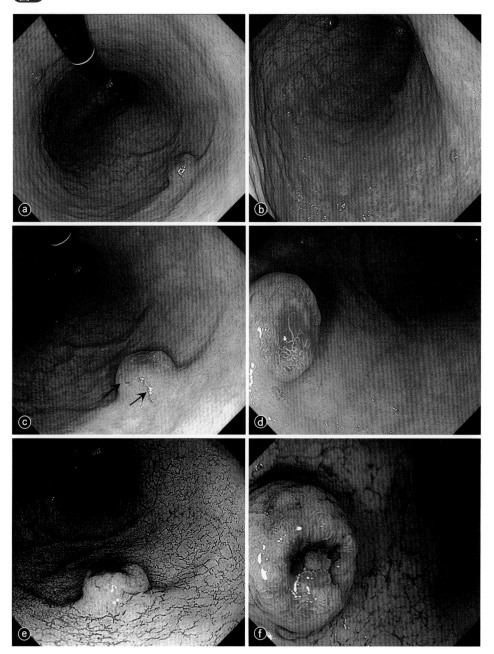

【病变1】a,b：普通内镜。可见胃体部整体为高度萎缩性胃炎，有大小不等发红的隆起性病变。
    c,d：近距离观察图像。病变起始部比较陡峭，和周围黏膜性状相同，如箭头所示，可见粗的、分支样血管。顶部可见边界不清楚的凹陷。
    e,f：色素内镜。隆起起始部边界不清楚，顶部凹陷边缘边界也不清楚。

图1

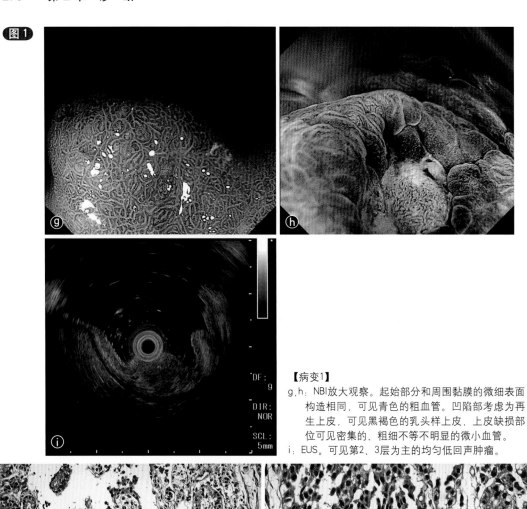

【病变1】
g,h：NBI放大观察。起始部分和周围黏膜的微细表面
　　　构造相同，可见青色的粗血管。凹陷部考虑为再
　　　生上皮，可见黑褐色的乳头样上皮，上皮缺损部
　　　位可见密集的、粗细不等不明显的微小血管。
i：EUS。可见第2、3层为主的均匀低回声肿瘤。

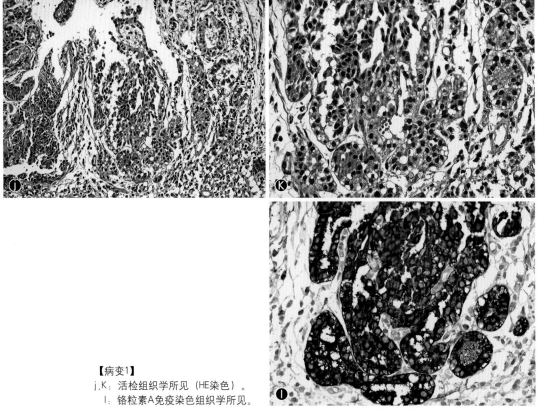

【病变1】
j,K：活检组织学所见（HE染色）。
　　l：铬粒素A免疫染色组织学所见。

图1

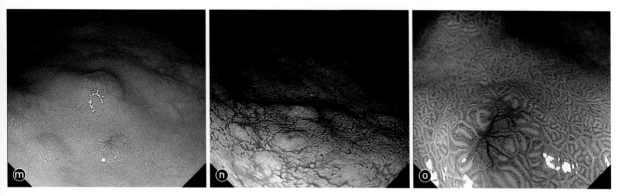

【病变2】　m,n：边界模糊不清，中央凹陷部分有分支扩张的血管。

　　　　　o：NBI放大观察。隆起边缘和周围黏膜的表面构造相同，顶部凹陷可见树枝
　　　　　　　样扩张的血管和密集的细小螺旋状血管。

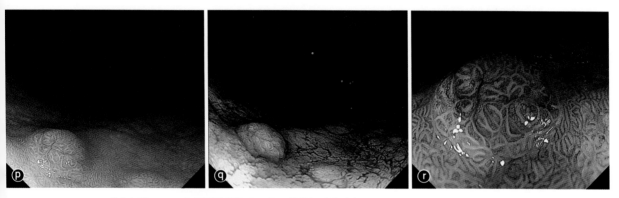

【病变3】　p,q：与周围黏膜相比，表面性状间质稍肿大。

　　　　　r：NBI放大观察。可见顶部有扩张、分支的血管，同时有密集的、细小的螺
　　　　　　　旋状血管。

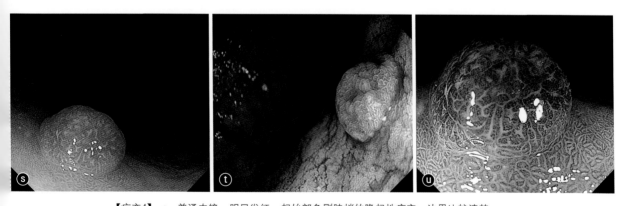

【病变4】　s：普通内镜。明显发红，起始部急剧陡峭的隆起性病变，边界比较清楚。

　　　　　t：色素内镜。表面呈均一的颗粒状构造，顶部未见凹陷。

　　　　　u：NBI放大观察。隆起的起始部可见颗粒状构造，内有细小密集的螺旋状或环
　　　　　　　状血管，未见扩张、分支样血管。

病例2 ┊ 伴有高度萎缩性胃炎的5mm大、发红、轻度隆起性病变　图2

　　普通内镜观察胃体部整体为高度萎缩性胃炎，体中部大弯可见有直径5mm大的发红、轻度隆起性病变（图2a）。近距离观察，起始部分和周围颜色相同，顶部发红，只有一点点凹陷（图2b）。NBI低倍放大观察隆起边缘可见狭缝状小凹延长、腺窝间部增大，基本和周围黏膜没有不同（图2c），NBI高倍放大观察顶端的凹陷部，可见黑褐色的分支扩张血管的同时，还有细小密集的血管，表面构造不清楚（图2d）。EUS扫描可见以第2层为主（累及第3层）的低回声肿瘤（图2e）。

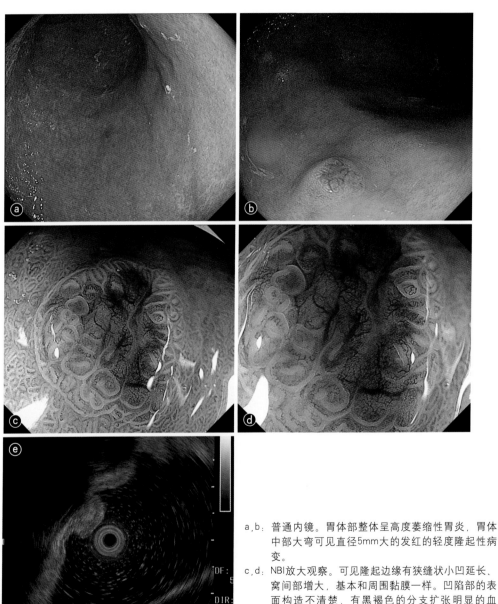

a，b：普通内镜。胃体部整体呈高度萎缩性胃炎，胃体中部大弯可见直径5mm大的发红的轻度隆起性病变。

c，d：NBI放大观察。可见隆起边缘有狭缝状小凹延长、窝间部增大，基本和周围黏膜一样。凹陷部的表面构造不清楚，有黑褐色的分支扩张明显的血管，同时可见细小密集的血管。

　e：EUS。第2层为主（累及到第3层）的低回声肿瘤。

　　本病例也是抗壁细胞抗体阳性，血清胃泌素高达1760pg／mL，诊断为A型胃炎伴胃类癌。其他部位看不到明确提示为类癌的病变。治疗采用ESD实行完整切除。切除标本固定的图片可见病变为褐色的隆起，中央有浅凹陷（图2f）。隆起边缘部表面性状是和周围相同的颗粒状构造，浅浅的中央凹陷部平坦，结构消失（图2g）。病理组织图像可见病变以黏膜固有层为主，核异型不强，为比较均一的小型圆形核，细胞质嗜酸性，肿瘤细胞形成索状、吻合带状的构造，在浅表层生长繁殖，诊断为胃类癌。间质中有毛细血管增生（图2h，i）。肿瘤细胞部分浸润到黏膜下层（图2j）。未见脉管侵袭，切除断端也是阴性的。

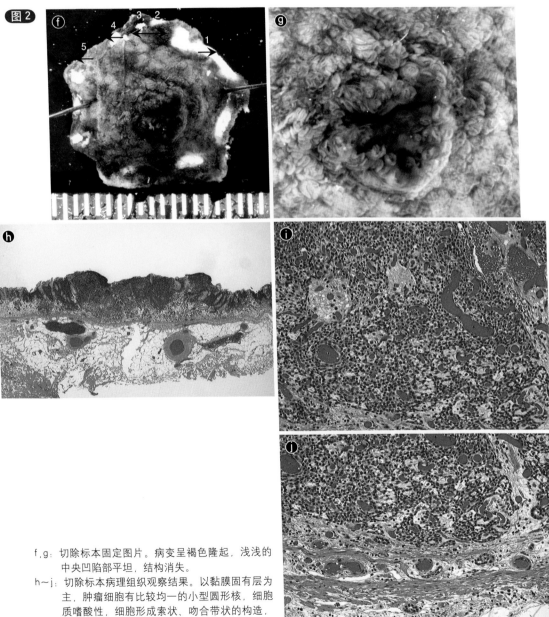

　　f，g：切除标本固定图片。病变呈褐色隆起，浅浅的
　　　　中央凹陷部平坦，结构消失。
　　h~j：切除标本病理组织观察结果。以黏膜固有层为
　　　　主，肿瘤细胞有比较均一的小型圆形核，细胞
　　　　质嗜酸性，细胞形成索状、吻合带状的构造，
　　　　在浅表层生长繁殖。间质中有许多毛细血管，
　　　　肿瘤细胞部分浸润到黏膜下层。

内镜特征

● 1. 普通内镜、色素内镜观察所见

胃类癌是上皮性肿瘤，发生部位在黏膜深层，所以表面性状基本上和周围黏膜相同。既往报道固定标本或者普通内镜、色素内镜观察的病变特征如下所述。

岩下的报告显示，肉眼型中息肉型最多，占77.8%（56/72），其次是黏膜下肿瘤型，占11.1%（8/72），局限溃疡型占2.8%（2/72），50%（28/56）的息肉型和75%（6/8）的黏膜下肿瘤型中央部有凹陷，中央有凹陷的隆起型病变是特征性的肉眼表现[3]。平川等报告病变发红与大小有关，但5mm以下的肿瘤也有明显的发红。基本形态为黏膜下肿瘤的，随着肿瘤的增大，发生不整齐的中心凹陷的频率也会增加[4]。细川等报告，胃底腺区域散在的小隆起小于5mm时，和周围色调相同；但是超过5mm的话，可见表面发红；10mm以上的则存在糜烂的现象[5]。综上，**胃类癌普通内镜和色素内镜的特征为：基本为隆起型（息肉样，黏膜下肿瘤样），呈发红色调，中心凹陷。**

进一步如列举的病例所述，**发红的病变很多顶部有凹陷**（图1d，m，p，图2b），**隆起的起始部位和周围颜色相同**（图1c，m，p，图2b），表面性状也基本相同。**存在显著扩张、分支的血管**（图1c，m，p，图2b）**也是特征性的表现。**

> 要点
> ・隆起中央部有发红、界线不明显的凹陷
> ・扩张、分支的血管

● 2. NBI放大内镜观察所见

文献里没有关于胃类癌的NBI放大观察所见的报告。在我们自己的病例中，**隆起的中心有凹陷：**3例（图1o，r，图2d），**隆起起始部：**1例（图1g）有黑褐色或者青色的粗的扩张的分支血管是特征性的观察所见，没有粗细不等的表现。根据肿瘤向表层生长发育的程度，向表层附近生长时，其特征为凹陷部的表面构造不清楚，有细小密集的螺旋状血管（图1h，o，图2d）；有上皮残留时，其特征为颗粒状、乳头状构造内有非常密集的螺旋状血管（图1r）。而且，**隆起起始部的表面构造与周围黏膜的微细表面构造类似，有狭缝状小凹延长、窝间部增大，这些观察结果**（图1o，r，图2c）**也是很重要的。**

> 要点
> ・黑褐色至青色的粗的扩张的分支血管（粗细不等不明显）
> ・中央凹陷部有细小的螺旋状血管（分布密集）

临床分类（包括和背景黏膜、全身疾病的关系）

胃类癌很多是ECL细胞性类癌，其主要的组织发生机制是高胃泌素血症导致ECL细胞按照从增生到肿瘤的路径发展（增生—异型增生—肿瘤的顺序）。在伴有高胃泌素血症的胃类癌的背景黏膜中，可见无数的ECL细胞增生，形成特征性的微小细胞巢（endocrine cell micronest，ECM）。Rindi分类[6]根据高胃泌素血症和背景黏膜情况把胃类癌分为3型：Ⅰ型：萎缩性胃炎伴高胃泌素血症，Ⅱ型：多发内分泌肿瘤1型（multiple endocrine neoplasia type1:MEN-1）并发Zollinger-Ellison综合征（ZES）伴高胃泌素血症；Ⅲ型：与胃泌素没有关系。

▶ Ⅰ型

萎缩性胃炎中，由于自身免疫的原因导致的胃炎称为自身免疫性胃炎（A型胃炎），因*H. pylori*感染导致的为B型胃炎。A型胃炎中有广泛的胃体部腺体萎缩，有显著的高胃泌素血症，而B型胃炎中血胃泌素多为轻度升高，所以A型胃炎中胃类癌的并发率较高。A型胃炎中抗壁细胞抗体、抗内因子抗体阳性，常并发慢性甲状腺炎等自身免疫性疾病，由于缺乏内因子致维生素B_{12}吸收障碍，有时候伴有恶性贫血。A型胃炎内镜下可见胃底腺区域假性息肉，胃体部大弯侧皱襞消失，注意观察黏膜血管的透见性也很重要。但是近年来，也有以*H. pylori*感染导致的萎缩性胃炎为背景的胃类癌病例报道[7]。欧洲各国A型胃炎的患病率不高，在日本伴有*H. pylori*感染的B型胃炎也占有很大的比率，因此即使是对于B型胃炎患者，我们也要在头脑中经常考虑胃类癌发生的可能，有必要进行内镜检查。

▶ Ⅱ型

和Ⅰ型不同，Ⅱ型为MEN-1/ZES伴高胃泌素血症，在没有萎缩的胃底腺发生ECL细胞增生，导致ECM及类癌多发。另一方面，MEN-1的致病遗传基因位于第11号染色体长臂（11q13），同时Ⅱ型类癌中可见很多的11q13杂合子丢失（loss of heterozygosity，LOH），所以我们也需要考虑MEN-1遗传基因的异常对胃类癌的发生可能起到重要的作用。

▶ Ⅲ型

其发生有时候和胃泌素无关，ECL细胞以外的内分泌细胞也可能是病变的起因。我们需观察背景黏膜是否有萎缩，可以发现即使有萎缩也是非常轻度的。与Ⅰ型、Ⅱ型不同，病变多为单发。

治疗方针

针对胃类癌，Gilligan提出以下的治疗方针[8]。Ⅰ型和Ⅱ型大部分是良性或交界性肿瘤，Ⅲ型是具有低度恶性生物学性质的肿瘤。Rindi分类与生物学的恶性程度、治疗预后有关。Rindi分类中Ⅰ型及Ⅱ型，肿瘤直径1cm以下，病变数目3~5个，可采用内镜切除，除此以外则需行外科手术，Ⅲ型则需要手术进行淋巴结清扫。

另一方面，有报告[3]显示Ⅰ型和Ⅲ型胃类癌组织图像没有很大的差别，两者的淋巴结转移率也没有显著性差异，治疗方法上设置差异应该要慎重。更进一步地，有研究报道以A型胃炎为背景的类癌，没有进行治疗，只进行观察随访，病变变化不大的病例[5]。也有报道不切除肿瘤，只切除幽门，血清胃泌素水平降低，类癌缩小，甚至消失[9]。近年来，铃木提出[10]消化道类癌的治疗指针，未累及黏膜下层，肿瘤直径在10mm以下的病变可进行包括内镜切除在内的局部切除；肿瘤直径10~20mm的话，采用扩大范围的局部切除、部分切除+附近的淋巴结切除术；对有固有肌层浸润或怀疑淋巴结转移、肿瘤直径20mm以上的肿瘤，应采用根治性切除+广泛的淋巴结清扫术。另一方面，不同浸润深度类癌的转移率与胃癌是不同的，有报告显示类癌向黏膜下层深部浸润而没有淋巴结转移。所以病变无论大小，通过EUS（endoscopic ultrasonography）进行浸润深度的诊断、通过CT扫描了解淋巴结转移是必需的。

和其他疾病的鉴别 　　　策 略

● 1. 0-Ⅱa型早期胃癌

胃类癌大多为发红的隆起，与0-Ⅱa型早期胃癌（以下简称GC）鉴别很重要。普通内镜、色素内镜观察，GC隆起的起始部边界很清楚，而类癌多呈黏膜下肿瘤样的隆起，和周围黏膜性状一样，分界不清楚是两者的鉴别点。类癌多呈中央发红的凹陷，特征性的表现为可见扩张、分叉的血管。

用NBI观察，GC从隆起的起始部就和周围黏膜有明确的边界线，表现为和周围黏膜不同的不规则的微细表面构造，粗细不等、走行异常的不整齐的微小血管。与普通内镜所见相同，类癌的隆起起始部观察不到边界线，中心凹陷部没有粗细不等、大小不同的血管，可见比较整齐、细小的微血管增生，黑褐色、青色的明显扩张的分支血管是进行鉴别诊断的特征性改变。

● 2. 增生性息肉

从病例（病例1的病变4）中我们可以看出，类癌和增生性息肉（以下称为HP）的鉴别很重要。HP以*H. pylori*感染致高度萎缩性胃炎为背景而发生，同样可以观察到血清胃泌素值升高，从这方面和类癌进行鉴别有时候是很困难的，因此在内镜下进行鉴别很重要。内镜下可见类癌的颜色发红比HP明显，病变整体隆起，隆起的中央凹陷部位发红。HP的边界比较清楚，而类癌边界不清楚，NBI观察HP可见病变间质水肿明显，起始部分可见螺旋状血管，血管密度非常高，类癌的隆起中央凹陷部位也可见有很多血管，但密度没有HP那么高，从这一点可以进行鉴别。

文 献

1) Klöppel G：Tumor biology and histopathology of neuroendocrine tumors. Best Pract Res Clin Endocrinol Metab 2007；21：15-31
2) Itsuno M, Watanabe H, Iwafuchi M, et al：Multiple carcinoids and endocrine cell micronests in type A gastritis. Their morphology, histogenesis, and natural history. Cancer 1989；63：881-890
3) 岩下明徳，高山成吉，尾石樹泰，他：胃カルチノイドの臨床病理学的検索—特に Type I（A型胃炎に合併）と Type III (sporadic) のリンパ節転移率について．胃と腸 2000；35：1365-1380
4) 平川克哉，飯田三雄，松本主之，他：胃カルチノイド17例の臨床像—背景粘膜からみた臨床分類および A 型胃炎との関係．胃と腸 2000；35：1381-1393
5) 細川 治，海崎泰治，渡辺国重，他：経過観察からみた A 型胃炎に伴う胃カルチノイドの動態．胃と腸 2000；35：1395-1404
6) Rindi G, Luinetti O, Cornaggia M, et al：Three subtypes of gastric argyrophil carcinoid and the gastric neuroendocrine carcinoma：a clinicopathologic study. Gastroenterology 1993；104：994-1006
7) Sato Y, Iwafuchi M, Ueki J, et al：Gastric carcinoid tumors without autoimmune gastritis in Japan. A relationship with Helicobacter pylori infection. Dig Dis Sci 2002；47：579-585
8) Gilligan CJ, Lawton GP, Tang LH, et al：Gastric carcinoid tumors：the biology and therapy of an enigmatic and controversial lesion. Am J Gastroenterol 1995；90：338-352
9) 佐竹信祐，伊舎堂用大，中井玲子，他：幽門側胃切除によって腫瘍の消退が得られた A 型胃炎に伴う多発胃カルチノイドの2例．日消外会誌 2003；36：1173-1177
10) 鈴木 力，曽我 淳：消化管神経内分泌腫瘍の治療．市倉 隆，日比紀文 編：消化器疾患—state of arts I．消化管（食道・胃・腸）Ver.3. 2006，712-716，医歯薬出版，東京

（竹内 学，佐藤祐一，小林正明）

7｜早期胃癌的鉴别诊断

8）SMT

要点：

- SMT和呈SMT样形态癌的预后、治疗方针都不同，必须对这两者进行鉴别。
- SMT包括各种疾病，只用内镜进行鉴别诊断是很困难的，有必要结合超声内镜、CT、MRI等其他图像诊断技术进行鉴别诊断。
- 有必要理解各种SMT的好发部位、内镜观察所见（病变形态）、超声内镜观察所见等。
- 对于呈SMT样形态癌的诊断，采用色素内镜，NBI等图像强调内镜，进行放大观察等来发现肿瘤内的上皮性变化是很重要的。

消化道黏膜下肿瘤（submucosal tumor，SMT）多是良性肿瘤，大多数病例可以不进行治疗，而随访观察。但是，胃癌很多时候也表现为SMT样形态，因此，对SMT和SMT样形态的进展期癌进行鉴别是非常重要的。

黏膜下肿瘤（SMT）

如表1所示，胃SMT包括各种疾病，以胃肠道间质瘤（gastrointestinal stromal tumor，GIST）为代表的间叶来源的肿瘤最多见，占80%~90%[1]。与上皮性肿瘤不同，由于肿瘤组织没有露出表面，所以很多病变在手术前确诊是很困难的。

1. 内镜诊断

SMT的内镜诊断主要是以良恶性的判断（表2）为中心，重点要考虑：①形状；②大小；③有无溃疡形成等。随访观察时，是否有增大的倾向很重要。

2. 超声内镜诊断

超声内镜（endoscopic ultrasound，EUS）诊断时，应注意：①肿瘤的大小；②肿瘤在胃壁内存在的部位；③各层结构的连续性；④边界的性状；⑤肿瘤内部的回声（是囊性还是

表1	胃 SMT

1. 胃肠道间质瘤（GIST）、肌源性肿瘤
2. 异位胰腺（迷走胰腺）
3. 脂肪瘤
4. 炎性纤维性息肉（Inflammatory fibroid polyp，IFP）
5. 淋巴管肿瘤、囊肿
6. 恶性淋巴瘤
7. 类癌
8. 其他

表2 SMT良恶性的鉴别要点

	良性	恶性
形状	半球形或椭圆形（规则）	结节状（不规则）
大小	不足3cm	3cm以上
溃疡形成	无	有
增大倾向	无	有
EUS观察所见	均匀	不均匀

实性，是高回声还是低回声等）。特别是怀疑为GIST的病变，内部回声均匀还是不均匀对良、恶性的鉴别很重要。

● 3. 病理组织诊断

由于肿瘤被正常上皮覆盖，所以肿瘤组织取样很困难。肿瘤内可见溃疡时，从溃疡的部位垂直地用活检钳进行活检，也可以采用从病变的1个部位反复地取组织进行活检、EMR、进行乙醇局部注射，在表面造成人工溃疡后进行活检等方法。最近，经常采用超声内镜引导下细针穿刺吸引法（EUS-guided fine needle aspiration，EUS-FNA）。

EUS-FNA是在超声内镜引导下，细针直接穿刺肿瘤获取组织的方法。内镜下活检诊断不清的SMT或SMT样病变都可以采用该方法。如果SMT采用EUS诊断为囊肿或脂肪瘤，则大多不进行穿刺诊断。禁忌证：①患者有出血倾向；②EUS扫描很困难的病变；③穿刺路径上有血管，不能安全地穿刺。EUS-FNA的组织采样率，1～2cm 71%，2～4cm 86%，4cm以上100%。病变越大，穿刺阳性率越高。虽然也有穿刺后出血的报告，但是并发症几乎是0%，安全性很高。

对于SMT、SMT样形态的病变积极地进行EUS-FNA，获得病理组织诊断是很重要的。

● 4. 各种疾病

▶ GIST（图1）

构成肿瘤的纺锤形细胞免疫染色KIT（CD117），CD34阳性可以明确诊断。KIT和CD34阴性，肌动蛋白阳性诊断为平滑肌瘤，S100蛋白阳性诊断为神经鞘瘤。GIST的好发部位为胃的上部和中部区域，生长发育形态可分为4类：胃内生长发育型、壁内生长发育型、胃外生长发育型、混合型。肿瘤质地硬而充实，表面有时伴有结节状的凹凸和溃疡形成。EUS扫描可见第4层连续的低回声肿瘤，边界比较清楚，大的病变有多结节的倾向，内部回声呈多样性，均匀至不均匀，有时候可见点状的无回声区域，提示有中心坏死，高回声区域提示肿瘤内透明样变性或出血。

病例1┆GIST　　　　　　　　　　　　　　　　　　　　　　　　　　　　　　图1

　　胃体中部小弯可见SMT，整体稍变形（不规则），可见一部分形成了溃疡。EUS观察病变大小为30mm，内部呈比较均匀的低回声，向壁外生长发育。从内镜及EUS观察结果，考虑为恶性SMT（GIST）。从中心的溃疡进行活检，诊断为GIST。

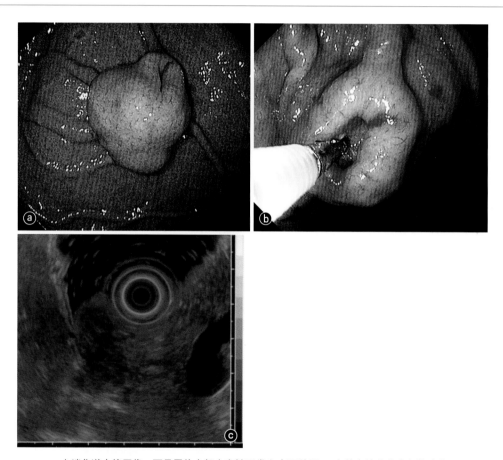

　　a：上消化道内镜图像。可见胃体中部小弯被正常上皮覆盖30mm大的多结节状隆起性病变。
　　b：上消化道内镜图像。可见肿瘤顶部有比较深的边缘整齐的溃疡。
　　c：超声内镜图像。可见第4层有连续的马赛克状的低回声肿瘤，一部分向壁外生长发育。

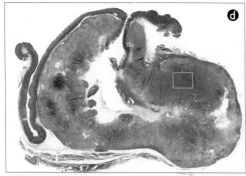

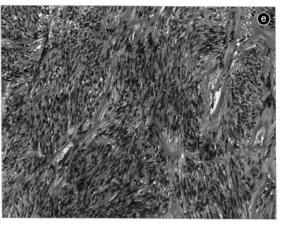

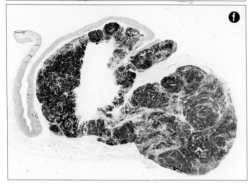

d：手术标本HE染色显微镜图像。被正常上皮覆盖的SMT，可见一部分很深的溃疡，内部有坏死的现象。

e：d的蓝色方框部分放大图像（×100）。纺锤形的肿瘤细胞呈条索状密集地增生。

F：KIT蛋白染色显微镜图像。肿瘤细胞均为c-kit阳性。

▶ 迷走胰腺（图2）

好发部位是胃窦部大弯及后壁。病变大部分起始部平缓，黏膜下胰腺组织通过导管开口部与胃内腔相通，特征为顶部凹陷，被称为脐窝。病变呈息肉状隆起，有憩室样的改变。通过活检发现胰腺组织可以明确诊断，就不需要采用其他诊断方法。EUS显示病变主要在黏膜下层内，周围黏膜下层呈低回声，病变观察所见的特征与胰腺实质一样，内部分布点状或者线状的高回声。另外，病变内部的导管也显示为低回声区域。病变很少有恶变的报告。

病例2 : 迷走胰腺 图2

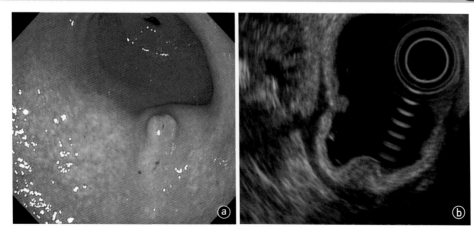

a：上消化道内镜图像。可见胃窦部大弯侧隆起性病变，顶部有脐窝，该部位有黏液排出。

b：超声内镜图像。病变以第3层为主，扫描可见边界不清的低回声肿瘤，肿瘤内部有点状的高回声区域、无回声区域。

▶ 炎性纤维性息肉（IFP）（图3）

病变由纤维母细胞、纤维细胞构成，胶原纤维增生，伴有嗜酸性粒细胞、淋巴细胞、浆细胞等炎性细胞浸润，从黏膜固有层的深层开始到中层，形成隆起性病变。病变大部分位于胃窦部，多为单发。内镜观察可见表面平滑，和周围黏膜没有颜色的差异。大的生长呈龟头状，顶端表面形成溃疡、光滑脱落状的糜烂。

病例3┊炎性纤维性息肉（IFP）　　图3

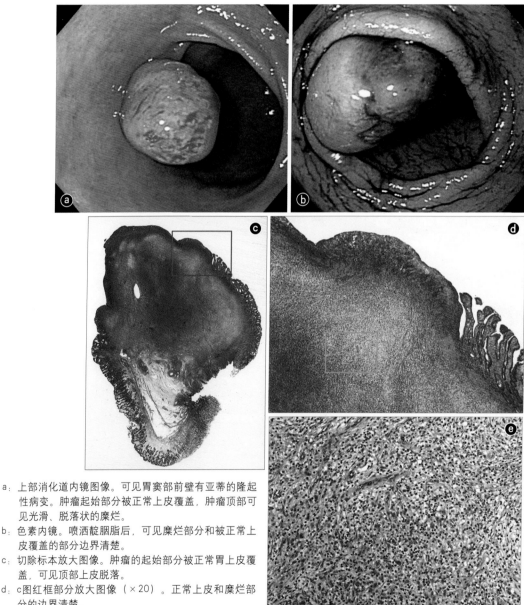

a：上部消化道内镜图像。可见胃窦部前壁有亚蒂的隆起性病变。肿瘤起始部分被正常上皮覆盖，肿瘤顶部可见光滑、脱落状的糜烂。

b：色素内镜。喷洒靛胭脂后，可见糜烂部分和被正常上皮覆盖的部分边界清楚。

c：切除标本放大图像。肿瘤的起始部分被正常胃上皮覆盖，可见顶部上皮脱落。

d：c图红框部分放大图像（×20）。正常上皮和糜烂部分的边界清楚。

e：d图蓝框部分放大图像（×100）。可见纤维细胞、胶原纤维增生，嗜酸性细胞、淋巴细胞、浆细胞等炎症细胞浸润。

▶ **恶性淋巴瘤、类癌**

呈SMT形态的肿瘤，是需要和良性SMT鉴别的很重要的疾病。详见其他章节。

呈SMT样形态的胃癌

呈SMT样形态的胃癌占整个胃癌的0.1%～1.3%，包括①实体型低分化型腺癌（por1），伴淋巴组织增生的癌（carcinoma with lymphoid stroma）；②与组织类型无关的淋巴细胞浸润较多的癌；③癌灶周围有局限性纤维化的癌；④黏液癌；⑤黏膜下异位胃黏膜腺管发生的癌；⑥转移性肿瘤等[2]（表3）。即使是分化型癌，有时也可呈SMT样形态。

呈SMT样形态的癌大多浸润到黏膜下层深部，和多为良性疾病的SMT进行鉴别是非常重要的。活检诊断的正确率很低，为55%～60%。观察病变内是否存在上皮性的变化（Ⅱc样凹陷、蚕食像、黏膜构造不整齐等）是很重要的。

SMT和SMT样癌的鉴别要点

有溃疡的SMT，是由于溃疡破坏而造成肿瘤破溃的。其特征如下：①凹陷的形状整齐，没有蚕食像；②凹陷的深度/幅度较深；③凹陷的面积较小；④SMT本身的隆起较高；⑤SMT基底部分的桥样皱襞形状整齐（表4）。

呈SMT样形态的癌，内镜可见：①凹陷面不整齐，可见蚕食像；②与肿瘤的大小相比较，中心溃疡较大；③边界清楚、不整齐、发红，有糜烂；④凹陷面不位于肿瘤的中央部位，有偏移；⑤桥样皱襞形态不自然等。内镜所见有特征性改变（表4）。癌的露出部分很少时，通过普通内镜来观察上皮性的变化是很困难的。采用色素喷洒，放大内镜，包括NBI的特殊光观察等方法，仔细地观察病变内是否有上皮性变化是很重要的。

表3 呈SMT样形态的癌

1. 实体型低分化型腺癌
2. 较多淋巴细胞浸润的癌
3. 病巢周边有局限性纤维化的癌
4. 黏液癌
5. 黏膜下异位胃黏膜腺管发生的癌
6. 转移性肿瘤
7. 浸润到黏膜下层的分化型癌
8. 其他

表4 显示SMT和SMT样形态癌的鉴别重点

	SMT	SMT样癌
凹陷面	整齐	不整齐
蚕食像	无	有
凹陷的位置	肿瘤的中心部	偏离中心部
凹陷的形状	深、小	浅、大
肿瘤的高度	高	低
发红、糜烂	少	多
桥样皱襞	整齐	不整齐

呈SMT样形态的胃癌

▶ 实体型低分化型腺癌（图4）

癌细胞形成实体性的细胞巢，呈髓样增生。在黏膜下因肿瘤间质内淋巴组织增生，呈SMT样形态。

病例4 | 实体型低分化型腺癌　　　　　　　　　　　　　　　　　　　　　　　　**图4**

胃体下部后壁30mm大的SMT样病变。呈多结节状椭圆形，肿瘤很大但高度很低，凹陷部位偏于肿瘤的边缘，凹陷部口侧发红、糜烂，疑为SMT样的胃癌。EUS显示病变主要位于第3层，呈马赛克状低回声。从凹陷部位活检诊断为胃癌。

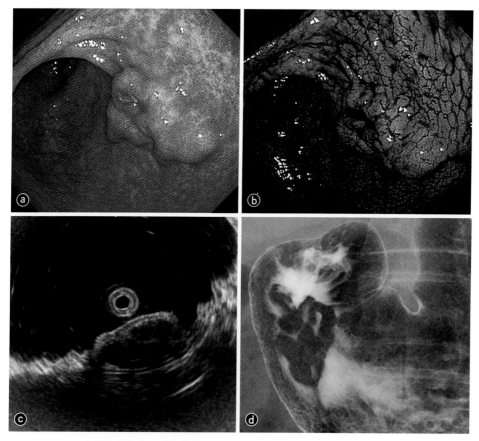

a：上消化道内镜图像。胃角后壁可见正常上皮覆盖的30mm大的多结节状隆起性病变，肿瘤肛侧可见凹陷。

b：上消化道内镜图像。喷洒靛胭脂，可见凹陷面口侧只有一点点凹陷部分，凹陷面的蚕食像不清楚。

c：超声内镜图像。扫描可见以第3层为主的马赛克状低回声肿瘤，肌层保持完整。

d：上消化道透视。可见胃角至胃窦部后壁有多结节状隆起性病变。肿瘤的起始部分比较陡峭，肿瘤内有不规则的凹陷，可见钡剂积聚。

图4

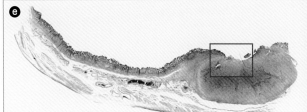
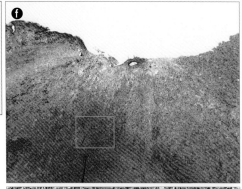

e：手术标本HE染色放大图像。可见有肿瘤露出的部分呈SMT样病
　　变。
f：e红色方框放大图像（×20）。可见背景为异型细胞增生伴有大
　　量淋巴细胞浸润。
g：f蓝色方框放大图像（×100）。肿瘤细胞没有形成腺管，实性
　　增生（实体型低分化型腺癌）。EBV原位杂交阴性。

> **Epstein-Barr 病毒（EBV）相关性胃癌（图5）**

感染EBV后上皮细胞呈单克隆性增殖形成的肿瘤，约占胃癌的10%，有特征性的内镜图像。肿瘤多位于胃的上部、中部区域，多呈Ⅱc型改变。伴有明显淋巴细胞浸润的称为伴淋巴组织增生的胃癌（gastric carcinoma with lymphoid stroma，GCLS），呈SMT样形态。EUS可见第3层有边界清楚，均匀的低回声肿瘤。

病例5：EBV相关性胃癌　　　　　　　　　　　　　　　　　　　**图5**

胃体中部后壁可见10mm大SMT样隆起。NBI放大观察见绒毛状构造不清楚，可见走行异常的血管，凹陷面边界清楚，疑为上皮性肿瘤。在该部位活检，诊断可能为胃癌。

図5

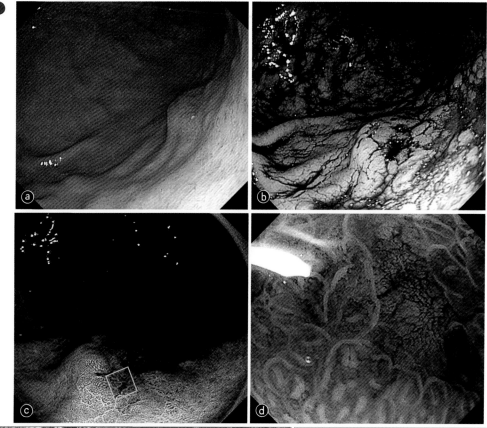

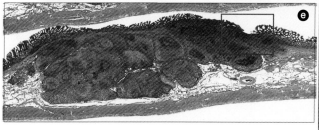

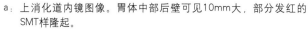

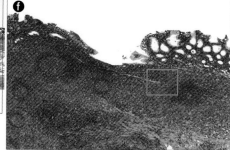

a：上消化道内镜图像。胃体中部后壁可见10mm大，部分发红的
　　SMT样隆起。

b：上消化道内镜图像。喷洒靛胭脂后，发红的部位稍凹陷，凹陷部
　　位不清楚，识别困难。

c：上消化道内镜图像（NBI）。肿瘤的起始部分与周围黏膜相同。

d：上消化道内镜图像（NBI放大）。c图黄色方框的放大图像。可
　　见构造不清的凹陷部分，凹陷内有粗细不等，走行不整齐的血
　　管，考虑为上皮性病变。

e：手术标本HE染色放大像。可见肿瘤露出的部分呈SMT样病变。

f：e图红色方框放大图像（×20）。看到背景为异型细胞增生伴有
　　大量淋巴细胞浸润。

g：f图蓝色方框放大图像（×100）。肿瘤细胞不形成腺管，呈实性
　　增殖。EBV原位杂交肿瘤细胞呈阳性。

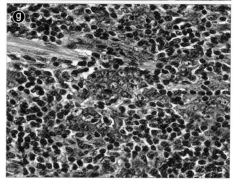

▶ 黏液癌（图6）

癌细胞浸润到黏膜下层，由于形成了黏液结节，黏膜下呈比较柔软的SMT样形态。EUS扫描可见第1、第2层保持完整，第3层内有不均匀的高回声肿瘤。

病例6┊黏液癌　　图6

胃体上部前壁可见50mm大的SMT样病变。肿瘤内有比较浅而大的凹陷，病变呈SMT样形态，但伴有糜烂面，怀疑为胃癌。病变表面有明显的黏液附着，疑为黏液癌。从糜烂面进行活检，诊断为胃癌。

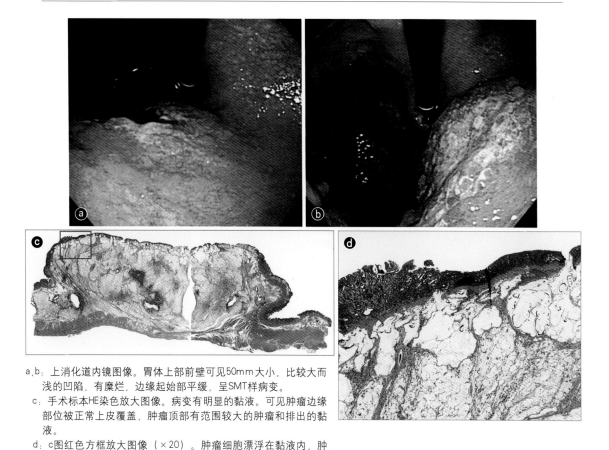

a,b：上消化道内镜图像。胃体上部前壁可见50mm大小，比较大而浅的凹陷，有糜烂，边缘起始部平缓，呈SMT样病变。

c：手术标本HE染色放大图像。病变有明显的黏液。可见肿瘤边缘部位被正常上皮覆盖，肿瘤顶部有范围较大的肿瘤和排出的黏液。

d：c图红色方框放大图像（×20）。肿瘤细胞漂浮在黏液内，肿瘤向正常上皮下方浸润。

▶ 黏膜下异位胃腺管发生的癌

黏膜下层异位或发育的胃腺管产生的癌，多发生于胃上部和中部区域，呈SMT样形态。可见偏离肿瘤中央部、发红、附着白苔的凹陷或者开口部位，其特征为大小不等的乳头状构造。EUS可见肿瘤以高回声为主，内部呈马赛克状。周围的异位胃腺管主要位于第3层，病变旁边存在无回声区域，这点也是很重要的。

▶ 向黏膜下层浸润的分化型癌（图7）

即使在分化型癌中，由于癌浸润到黏膜下层，有时也呈SMT样形态。

病例7 ┊ 向黏膜下层浸润的分化型癌　　　　　　　　　　　　　　　　　**图7**

胃窦部大弯可见15mm大的凹陷，SMT样隆起。凹陷面不整齐，伴有蚕食像，诊断可能为癌。

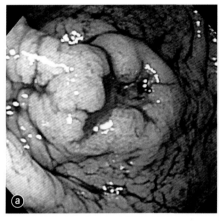

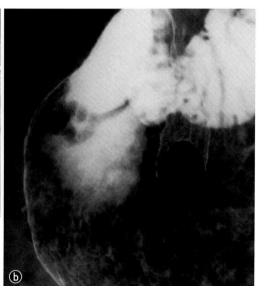

a：上消化道内镜图像。胃窦部大弯可见15mm大，边缘呈SMT样变化的隆起性病变，伴有蚕食像不整齐的凹陷面。

b：上消化道透视。胃窦部可见起始部位较平缓的隆起性病变。肿瘤顶部不规则，凹陷面有蚕食样改变。

结语

将SMT和SMT样癌进行鉴别是很重要的。采用普通内镜观察加上喷洒色素，采用包括NBI在内的内镜图像强调观察法，放大观察等，重点是仔细地观察有无上皮性变化。病变为不典型的SMT时，有必要联合采用各种方法来确定诊断。

文　献

1）小野祐子，藤盛孝博：GIST．日本消化器病学会監修：消化器病診療．2004，150-151，医学書院，東京

2）河田加代子，石黒信吾，辻　直子，他：粘膜下腫瘍様形態を示す胃癌の臨床病理学的検討．胃と腸　1995；30：739-746

3）結城豊彦，佐藤　匡，石田一彦，他：粘膜下腫瘍様形態を示した胃癌—臨床および画像的特徴と鑑別診断．胃と腸　2003；38：777-785

（長屋匡信，赤松泰次）

8 | 活检诊断
1）正确的活检方法

<table>
<tr><td rowspan="11">**要点：**</td></tr>
</table>

要点：

- 活检钳有2种，直径2.0mm和2.8mm。
- 使用2.8mm活检钳能得到大的标本，取样深至黏膜下层。
- 对于淀粉样变等病变，需要了解黏膜下层的情况时，选择2.8mm活检钳。
- 在病变处取多块活检，黏膜下层可能发生高度纤维化，有时候ESD会有困难。
- 即使是用2.0mm的活检钳，也有可能获得黏膜全层，从合适的部位确实有效地取材的话，即使是用2.0mm的活检钳也可能进行癌的诊断。
- 凹陷型病变要从病灶中央的凹陷部取材（凹陷内的禁区=不从凸出部位取材）。
- 隆起型病变要从推测异型程度很高的部位（发红的部位、隆起很高的部位等）取材。
- 溃疡性病变要仔细地观察溃疡边缘，从残留的黏膜内癌的部位取材活检。
- 内镜诊断和活检诊断不符合时，有必要再次研究内镜的观察所见。为此，必须正确地记录活检取材部位。
- 应记录目标部位的远景和近景，用活检钳夹住病变的图像，取材后的图像，以便于判定活检取材部位是否正确。
- 内镜医生平时应该亲自用显微镜检查取材的标本，对内镜所见和病理所见进行对比。

　　活检诊断可以提供极其有用的信息，如果从不恰当的部位取材，就不能获得正确的诊断。本文论述了如何正确地进行活检取材以准确地诊断胃癌。

活检取材的方法

● 1. 活检钳的选择

活检钳有各种种类。以前是以可重复使用的活检钳为主流，但是逐渐地活检钳磨钝变坏了，所以现在一次性活检钳成为主流了。活检钳有2种，直径分别是2.8mm和2.0mm，常用的是2.8mm的钳子。

病理医生喜欢大的、深的活检标本，这样的标本很容易进行病理诊断。**用2.8mm的活检钳按住黏膜取样活检的话，取材可以深至黏膜肌层及黏膜下层**。对于淀粉样变、黏膜下肿瘤等病变的诊断必须从黏膜下层取材，就应该使用2.8mm的活检钳。但这样取材容易损伤黏膜下层的动脉、粗的静脉，要注意有时候会导致喷射性出血。深至黏膜下层取样的话，会使黏膜肌层断裂，形成溃疡瘢痕。**在病变处取多块活检，黏膜下层会形成高度纤维化，有时候会对之后的内镜治疗产生障碍。**

使用2.0mm活检钳时，活检的标本很小。但是即使是用2.0mm的钳子，有时也可能取到黏膜全层，获得充分的检查材料来进行癌的诊断。由于普通内镜的活检孔是2.8mm，使用2.0mm的钳子的话，**钳子能转动，可以以理想的角度进行活检**。用2.0mm的钳子活检时，黏膜肌层断裂的可能性最小，**也能预防黏膜下层的纤维化**。

总之，各种活检钳有不同的特征，理解其优点和缺点，根据需要进行选择。

● 2. 经鼻内镜

使用经鼻内镜时，由于活检孔很狭窄，因此应使用2.0mm的活检钳。经鼻内镜操作部分很柔软，插入活检钳，内镜操作角度受限，定位活检变得很困难。最近，为了不影响经鼻内镜的操作性，已经开发出了柔软的细活检钳。在使用经鼻内镜时，**应该选择柔软的活检钳**。

● 3. 活检的辅助工具

活检钳从内镜前端伸出大约3mm时，内镜画面中才会出现活检钳。也就是说活检钳的出口是在内镜画面的外面，所以在活检钳出现在内镜画面里以前存在损伤黏膜的危险。如果在内镜前端装上透明帽，**可以避免不小心损伤黏膜**。同时用透明帽挤压病变近端，**能够从正面观察到感兴趣的病变区域**。所以为了正确地取活检，可以将透明帽作为有力的辅助工具。

活检取材的策略　　　　　　　　　　　　　　　　　　策　略

● 1. 通过胃活检能诊断什么?

通过胃活检能诊断很多种病变，不只能判断癌与非癌，也能判断萎缩、炎症的程度，淀粉肽的沉淀，胶原性肠炎的有无。还可以确定胃黏膜的种类，即能够判断贲门腺、胃底腺、幽门腺、肠上皮化生，进一步还能确定病变的黏液性质、遗传基因变异。但是，从不恰当的部位取活检，就不能进行正确的诊断。所以，根据正确的内镜诊断，从正确的部位取活检，才能得出正确的诊断。

2. 正确的活检取材方法

隆起性病变

最常见的胃隆起性病变是增生性息肉、胃底腺息肉、癌、腺瘤和黏膜下肿瘤。关于这些病变的内镜鉴别诊断可参考息肉及0－Ⅰ，0－Ⅱa型癌章节。

腺瘤多呈隆起型，部分可并发癌，而0－Ⅰ，0－Ⅱa型癌在同一病变内异型程度强和弱的部位常混杂在一起。因此活检时，应该从**异型程度明显的部位**来取样。异型明显的部位多呈**发红、隆起、凹陷**，有必要仔细地观察病变内部颜色差别、凹凸情况。取活检时，应该从异型最明显的部位取样。

病例1｜伴有明显隆起的平坦隆起型病变　　　图1

胃体上部大弯侧可见褐色的边界清楚的平坦隆起型病变，病变肛侧可见隆起更加明显的部位。平坦隆起部褐色，可能为腺瘤，隆起明显的部分表面不整齐，诊断为癌。这样的病例，需要从隆起明显的部位取样活检（图1）。

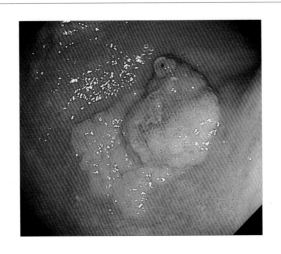

凹陷性病变

常见的凹陷性病变是伴有炎症的凹陷、局限性萎缩、糜烂、癌症、恶性淋巴瘤（如MALT淋巴瘤）。为了进行性质诊断，可从凹陷的**中央部位**取1块活检。但是，低分化型腺癌这样的病变内存在非肿瘤性的"禁区"，即有剩余黏膜的部位。活检时，应避开"禁区"，**从凹陷部位取材活检**。有时候与0－Ⅱb病变并发，**需要慎重地进行侧方进展范围的诊断**。

异型不明显的癌和炎症异型、上皮再生异型、肠上皮化生等病变有时候在组织学上进行鉴别是很困难的。诊断这样异型不明显的癌时，重点要观察是否与背景非肿瘤性黏膜形成界线（边界是否清楚）。切除标本可以用显微镜连续性地检查背景黏膜和病变，所以能够比较彻底地看清分界，而活检标本的分界诊断大多比较困难。用放大内镜观察病变边界也不清楚时，多是异型程度较弱的癌，应从内镜下诊断为病变边界的内外两侧均取样活检，必要时对两者进行对比观察。

▷ 溃疡性病变

溃疡性病变的代表是消化性溃疡、癌症、恶性淋巴瘤。溃疡是整齐的，活动期周围黏膜水肿。再发性溃疡是不整齐的，有时候和癌很难鉴别。

溃疡并发癌时，大部分是溃疡边缘部残留存在黏膜内癌。溃疡边缘环周残留黏膜内癌，有时会发生癌大部分脱落，只有一部分癌残留下来。因此，不应从溃疡边缘部随机地取样活检，而应该仔细地观察溃疡边缘部，从残留黏膜内癌的部位取材。

看到不规则的溃疡时，需靠近溃疡边缘部观察，边界是否凹陷、是否有颜色的变化，即判断有无Ⅱc（图2）。**使用放大内镜的话，通过稍微放大观察溃疡边缘部，寻找有无不整齐的绒毛样构造的部位、表面构造不清楚的部位[1]**。

病例2┊合并溃疡的病变的鉴别诊断　　　　　　　　　　　　　　　　图2

胃窦部小弯侧有不规则的溃疡性病变，可见溃疡边缘有不整齐的发红的部位（图2a）。靛胭脂喷洒可见溃疡边缘部轻度凹陷，边界不清楚，未见蚕食像（图2b）。但是，NBI放大

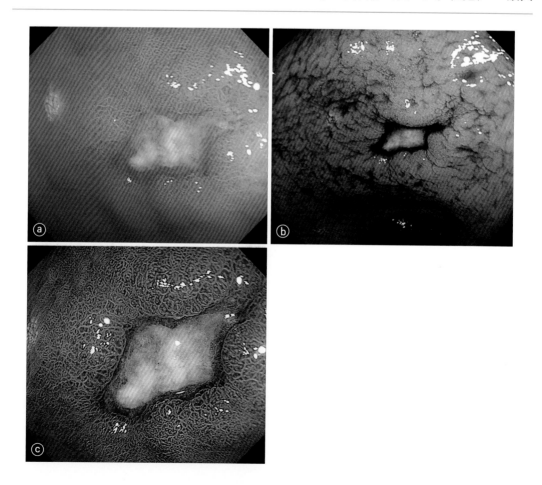

内镜可见溃疡边缘部较密的不整齐的表面构造，所以诊断为0-Ⅲ+Ⅱc型癌（图2c）。

这个病例是溃疡边缘环周存在Ⅱc，从边缘部正确地取样活检，能够正确地进行诊断，**活检1块就够了**。

▶ 平坦病变

边界清楚的凹陷性病变，多与Ⅱb型癌并发，报告显示其发生率为4.9%～7.0% [2)～4)]，有时候是隆起型癌与Ⅱb并发，有必要"**看到癌的话，应怀疑与Ⅱb并发**"。

平坦病变一般异型程度很弱，存在诊断很困难，侧方进展范围诊断也很困难。要通过活检正确地诊断异型很弱的癌，有必要和周围的非肿瘤部分进行比较。能从边界线取材活检，才有可能确认活检标本的边界线。但是，内镜观察边界不清楚时，无法从边界线取材，**有必要从内镜诊断的边界的内侧和外侧都取材活检[5)]**。

活检诊断的极端情况（取材部位、表层活检、微小标本、炎症异型）

活检获得的组织大小为3～4mm，有时候是2mm。把这个标本薄切到大约2μm用显微镜检查。也就是说活检得到的信息是从很小的范围得到的，**所以从不恰当的部位获取的活检样本很难进行正确的诊断**。

▶ 取材部位

从病变内部恰当的部位活检取材的话，1块活检就能正确地进行诊断。但是从病变以外的部位活检取材的话，当然不能获得正确的诊断。诊断能力很低的内镜医生无法在合适的部位进行活检，所以有时会取多个活检，"即使很差，打得多的话，也会中"。这样的结果是病变被分割零碎了，肉眼型、大小也会发生变化，使得进行ESD时，侧方进展范围诊断变得很困难。同时，由于活检，黏膜下层的纤维化使得ESD变得更困难了。

伴有高度炎症时，间质伴有炎症细胞浸润，可能会发生核的异型。由于再生上皮有时候还伴有结构异型，炎症明显的话，有时候进行活检诊断时要考虑和腺癌进行鉴别。

正确的申请单书写方式——病理医生应关注什么？

▶ **观察结果**

无论如何，内镜观察结果的记载是最重要的。

> **颜色**：红色、白色、与背景黏膜颜色相同、花斑样
> **形状**：隆起、凹陷、平坦
> **边界**：清楚、不清楚
> **部位**：贲门部、胃体部、胃窦部
> **大小**：5mm 大，约2cm等
> **数量**：单发，多发

▶ **内镜诊断**

根据以上观察结果，明确地记载病变的诊断（腺癌, tub2, T1aM, 0-Ⅱc, L, Ant, 20mm等）。不能充分地进行诊断时，应明确地记载应**与什么疾病进行鉴别和进行活检的目的**（例如腺瘤和肠上皮化生，MALT淋巴瘤和0-Ⅱc型分化型腺癌等）。

▶ **取材部位**

取材部位的信息很重要，需要明确地记载是从病变内取材，还是从病变外取材。为了方便以后的研讨，应在手绘图像或者在内镜图像上明确地记录活检取材的部位。

内镜诊断和活检诊断不同的情况

有以下3种可能性：
- 内镜诊断有误
- 活检取材部位不合适
- 病理诊断有误

为了确定这些，首先需要对内镜图像进行再次研读。

▶ **再次研读内镜图像**

检讨内镜诊断是否无误。因此，有必要记录高质量的普通内镜观察图像、色素内镜图像、放大内镜图像。

▶ **再次确认活检取材的部位**

接着再次确认活检取材部位，检查活检部位是否合适。因此，需要**正确地记录活检的部**

位。对于活检目标部位应进行远景及近景摄影，用活检钳夹住时进行拍照。另外，记录活检后的内镜图像，才能正确地再次检查活检部位。

病例3：留下活检取材部位的记录 图3

胃窦部小弯有黏膜集中像，发现其肛侧有轻度发红的区域（图3a）。

NBI观察可见同一部位表面构造粗糙，但是边界不清楚。

NBI轻度放大观察，可见背景黏膜是规则的正常的小凹样构造，病变部位为不整齐的大小不等的小凹样构造，部分不清楚。背景黏膜和病变部位界线清楚（图3c），诊断为0-Ⅱb

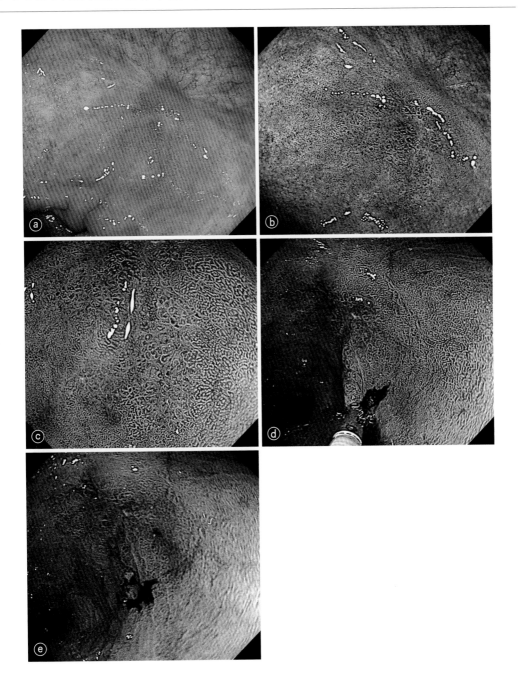

型的分化型腺癌，用2.0mm活检钳夹住边界部位（图3d），取材活检（图3e）。活检诊断为高分化型腺癌。像这样，正确地记录了取材部位，之后的研讨就变得容易了。

▶ 内镜诊断没有问题时

病理医生也会发生错误。内镜诊断准确，取材部位合适，取材活检正确，但内镜诊断和活检诊断不同时，应该委托病理医生再次进行检查。一般病理医生再次用显微镜检查，必要时进行特殊染色，可以得到正确的诊断。

▶ 即使这样诊断也有偏差

请自己尊敬的内镜医生阅读内镜图像。内镜诊断不充分的话，应该再次进行检查。另一方面，内镜诊断正确时，病理方面有问题的可能性很高。那样的话，建议请消化道专业的病理医生进行显微镜检查。

结语

内镜是进行诊断和治疗的工具，不是取材活检的工具。内镜医生不应依赖于活检诊断，应该掌握根据内镜观察结果进行诊断的技术。

诊断能力高的内镜医生能够准确地判断应该活检的部位，能够进行准确的取材活检。即使不幸病理诊断不正确，还可以此作为依据重新进行研讨。

相反，诊断能力低的内镜医生从不恰当的部位取样活检，结果自然不能得到正确的诊断。而且，有的病理医生对自己的诊断没有自信，笼统地给出结论，也会得出不恰当的活检诊断结果。

活检标本可以给出非常多的信息，不恰当的活检标本会迷惑我们。内镜医生应亲自用显微镜检查活检标本，努力地将内镜观察结果和组织观察结果进行对比。新的发现常常是从日常的踏实努力开始的。

文　献

1）小山恒男，高橋亜紀子，北村陽子，他：胃の潰瘍性病変の拡大内視鏡所見と良悪性鑑別．胃と腸　2007；42：705-710

2）小山恒男，高橋亜紀子，北村陽子，他：内視鏡による早期胃癌のⅡb進展範囲診断―NBI拡大の立場から．胃と腸　2010；45：109-121

3）江頭由太郎，藤井基嗣，芥川　寛，他：胃Ⅱb型癌の病理組織学的特徴.胃と腸　2010；45：23-37

4）三島利之，濱本英剛，三宅直人，他：内視鏡による早期胃癌のⅡb進展範囲診断―通常内視鏡の立場から．胃と腸　2010；45：39-48

5）小山恒男：ESD時代の病理診断―臨床医からの要望．病理と臨床　2007；25：634-639

（小山恒男）

8 | 活检诊断

2）EUS-FNA

> **要点：**
> ● 对早期胃癌病例进行EUS-FNA，主要是针对病变诊断不明确，以及治疗前后发现肿大淋巴结，怀疑有转移等情况。
> ● 单用EUS对胃癌淋巴结转移进行诊断的能力，各项报告之间有差距，但是参考FNA的结果，可能可以提高其诊断能力。
> ● EUS-FNA的并发症主要是出血、感染等，约1%。EUS-FNA导致肿瘤播散的病例至2011年5月仅有4例报道。

　　超声内镜引导下细针穿刺吸引术（endoscopic ultrasound guided fine needle aspiration，EUS-FNA）最早在1992年由Vilmann应用于临床，对胰腺病变进行活检[1]。此后，以欧美为中心，该技术得到广泛的应用。2010年4月在日本进入保险项目。EUS-FNA起初是针对胰腺病变开发的，但是现在对于黏膜下肿瘤等消化道病变、后纵隔肿瘤、纵隔或腹腔淋巴结肿大、肾上腺肿瘤等胰腺外和消化道旁的病变，该技术作为一种活检方法也已经得到广泛的应用。

　　本节对早期胃癌病例EUS-FNA的适应证、实际操作方法、并发症等进行论述。

适应证

● 1. 对早期胃癌病变本身进行EUS-FNA

　　胃癌是上皮性肿瘤，所以几乎所有的胃癌病例都可以在内镜下通过活检取得组织样本。极少数黏膜下肿瘤样胃癌、4型胃癌等通过内镜下活检不能得到诊断。对于这样的病例，EUS-FNA是有用的。在我院有黏膜下肿瘤样胃癌的病例，普通内镜诊断困难，通过EUS-FNA得到有效的诊断。一些进展期癌基本向黏膜下层深部浸润，不进行EUS-FNA的话，要获得组织是很困难的。

● 2. 诊断早期胃癌术前淋巴结是否为转移进行EUS-FNA

　　单独用EUS对胃癌淋巴结转移进行诊断的敏感性为16.7%～95.3%，特异性为

48.4%～100%，也有报告认为EUS没有价值[2]。 有报告[3]认为胃癌在术前使用EUS-FNA进行诊断，不仅可以对胃癌淋巴结转移进行诊断，也包括对肝、肾上腺、腹膜转移等进行诊断， 仅仅对胃癌淋巴结转移诊断能力的评价是很少的。

　　Nakahara针对原因不明的腹部淋巴结肿大进行EUS-FNA来诊断是否为胃癌淋巴结转移，诊断的敏感性为94%，特异性为100%，诊断正确率为96%，成绩非常好[4]。研究认为在EUS的基础上，参考FNA的结果能提高诊断能力。

　　早期胃癌病例的淋巴结转移率很低，不需要常规进行穿刺检查。转移淋巴结的EUS表现为"低回声""边界清楚""圆形""直径5～10mm以上"等，淋巴结有上述表现时，EUS-FNA检查可以帮助判断是否可以进行内镜治疗。对于存在合并其他癌的转移、恶性淋巴瘤等疾病可能性的病例来说，EUS-FNA也有助于确定治疗方针。需注意的是应该确认在预计的穿刺路径上没有胃癌，穿刺路径上存在病变时，检查结果阳性可能存疑，也存在针道种植的危险性，进行EUS-FNA时应该非常谨慎。

病例1┊早期胃癌内镜治疗前发现纵隔淋巴结肿大1例　　图1

　　患者为60岁的男性，因大肠癌术后来我院住院检查。上消化道内镜检查诊断为胃体下部小弯溃疡瘢痕并发0-Ⅱc型早期胃癌（图1a），同时CT扫描可见纵隔淋巴结肿大， PET扫描发现有核素集聚，经支气管镜检查发现恶性细胞，不适合进行随访观察。EUS观察可见距门齿30cm的部位有肿大淋巴结，为28mm×17mm大的低回声病变(图1b)，在内镜治疗前需要对该淋巴结进行EUS-FNA，结果组织学诊断为低分化癌（图1c),结合免疫染色的结果，诊断为低分化鳞状上皮癌。患者在头颈部和食道没有明显的原发病灶，故诊断为肺癌淋巴结转移，对早期胃癌进行内镜治疗后，针对Tx，N2，M0 的ⅢA期肺癌进行了化疗。

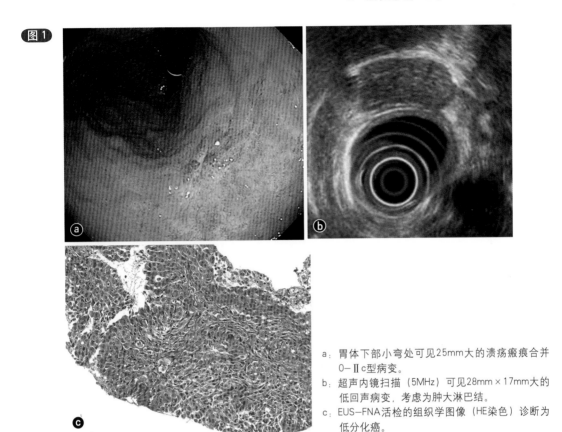

a：胃体下部小弯处可见25mm大的溃疡瘢痕合并
　　0-Ⅱc型病变。
b：超声内镜扫描（5MHz）可见28mm×17mm大的
　　低回声病变，考虑为肿大淋巴结。
c：EUS-FNA活检的组织学图像（HE染色）诊断为
　　低分化癌。

3. 对内镜治疗后肿大淋巴结进行EUS-FNA

　　我院对于手术后病理诊断为扩大适应证病变的病例、非治愈性切除但希望随访观察的病例等，每6个月至1年进行随访观察时，不仅要进行上消化道内镜检查，还需要进行CT、EUS检查。当患者发现淋巴结肿大时，应该积极地采用EUS-FNA进行诊断。如果诊断为淋巴结转移复发时，能切除的，就进行外科切除；不能切除的，劝患者进行化疗。Iwashita研究了恶性疾病治疗后判断治愈与否的病例，发现对治疗后肿大的淋巴结进行EUS-FNA，敏感度97%、特异度100%、诊断正确率98%，结果非常理想[5]。研究认为对早期胃癌内镜治疗后肿大淋巴结的诊断，EUS-FNA是有用的。

病例2┊扩大适应证病变内镜切除后腹部淋巴结肿大1例　　图2

　　患者是60岁的男性，胃窦部前壁的早期胃癌进行了内镜切除（图2a）。病理结果为大小21mm×10mm，浸润深度SM1（500μm），0-Ⅱc型高分化型腺癌。内镜切除2年后，CT扫描可见No.6淋巴结肿大，起初根据患者本人的意愿进行随访观察，未见明显变化。后由于CEA轻度增高，考虑采用EUS-FNA。EUS观察可见 11mm×10mm大的低回声病变，内部伴有不规则的高回声区域（图2b）。针对该病变实施EUS-FNA，组织学诊断可见少许腺癌细胞（图2c），诊断为胃癌淋巴结转移复发，实施包括淋巴结清扫的幽门侧胃切除，发现清扫的淋巴结存在腺癌。

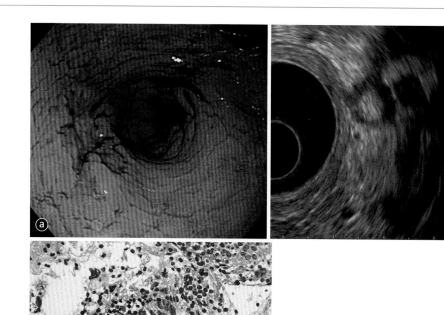

a：可见胃窦部前壁20mm大的0-Ⅱc型病变。
b：超声内镜扫描（5MHZ），可见伴有内部不规则高回声区域的低回声病变，大小11mm×10mm，为肿大淋巴结。
c：EUS-FNA活检组织图像（HE染色）可见少许腺癌细胞。

病例3┊适应证外病变诊断性内镜切除后腹部淋巴结肿大1例　　图3

　　病例是70岁的女性，对胃角部小弯的早期胃癌实行内镜治疗（图3a）。病理所见为大小43mm×26mm，深度SM1（0μm），0-Ⅱa+Ⅱc型的高至低分化型腺癌，判断为非治愈性切除，劝说其进行追加外科切除，患者本人希望随访观察。内镜切除4年后， CT扫描可见No.3淋巴结肿大， EUS观察可见15mm×13mm的低回声病变，内部伴有不规则的高回声区域（图3b），对该部位实行EUS-FNA，组织学诊断为腺癌（图3c），判断胃癌的淋巴结转移再发，实行包括淋巴结清扫的幽门侧胃切除，发现清扫的淋巴结存在腺癌。

图3

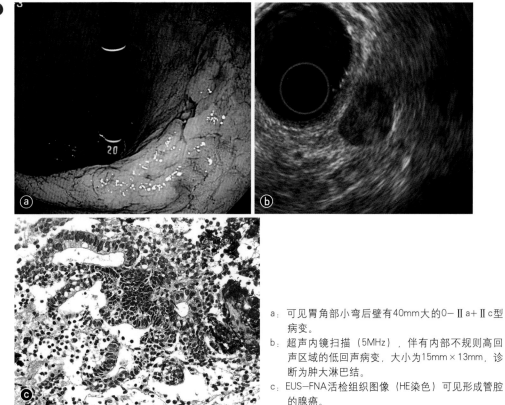

a：可见胃角部小弯后壁有40mm大的0-Ⅱa+Ⅱc型
　　病变。
b：超声内镜扫描（5MHz），伴有内部不规则高回
　　声区域的低回声病变，大小为15mm×13mm，诊
　　断为肿大淋巴结。
c：EUS-FNA活检组织图像（HE染色）可见形成管腔
　　的腺癌。

实际操作过程

● 1. 使用的穿刺针

　　穿刺针大多由术者自己（或者助手）手动进行穿刺，获取穿刺物时可以用注射器在细胞上加上负压，或者直接吸引获取组织。这类穿刺针有奥林巴斯公司的NA200H8022（"Ez Shot®"），Wilson-Cook公司的ECHO-19，ECHO-3-22，ECHO-25（"Echotip® Ultra"）等。也有其他公司研发的带弹簧的Trucut式自动穿刺针，内套管和肝活检针一样有采样获取组织用的凹槽，外套管同样可以采样获取组织。一般转移性淋巴结柔软，早期发现的话，由于大多很小，所以很少使用这样的穿刺针。

● 2. 穿刺技术

　　这里对一般（手动式吸取）穿刺针的使用方法进行简单的说明。

　　1）**超声内镜扫描病变，测量穿刺路径的长度，使用多普勒确认穿刺路径上有无血管。**吸出消化道腔内的空气，使得内镜紧贴消化道壁和病变，这点很重要。穿刺的时候要将预计的穿刺部位及其周围清洗干净，注意尽可能地把活检腔道内也清洗干净。

2）**取下内镜的活检孔帽，将穿刺针插入活检孔，并固定穿刺针**。用19G等较粗的穿刺针，或者用22G的穿刺针，调整穿刺角度较大时，在插入的过程中会有阻力，出现这样的情况，如果勉强插入的话，会损伤活检钳道内腔，甚至损伤到内镜。穿刺针有阻力时，要解除角度，在没有抵抗的情况下插入穿刺针，然后重新调整角度，再次扫描病变是很重要的。特别是第2次穿刺以后，不要忘记拧紧制动器，而把针露到针鞘的外面。穿刺针固定后调整角度时，由于外鞘的刚性，穿刺针有时候逆向旋转会脱落。特别需要注意较粗的穿刺针容易发生脱落。

3）**把探针拔出5～10mm**。"Echotip Ultra"系列由于探针尖端有点钝，所以这个操作是必需的。"Ez Shot"不一定需要进行这步操作，空气进入穿刺针产生的回声使得操作者能够很容易地确认针的尖端。

4）**根据穿刺距离调整好穿刺制动器，将穿刺针迅速地插入病变内**。使用制动器不是必需的，但是在迅速地穿刺病变时，制动器可以防止穿刺超过预计的深度。特别是顺势猛烈穿刺的时候，有必要根据穿刺距离把制动器好好地拧紧。

5）**穿刺后按压针芯，然后拔出针芯**。把针芯拔出一点点儿进行穿刺，有时候会混入消化道壁的组织，这样的操作过程可以把混入的东西推出针外。

6）**将设好负压的注射器与穿刺针接上，将针在病变内前后反复（抽插）穿刺**。负压量的大小，有无必要性等有各种说法，没有明确的证据。但是淋巴结大多血流丰富，由于负压只是吸引血液成分，所以大多采用非吸引法。如果不能充分地获取细胞、组织，可采用负压，一边拔出针芯一边来回抽插穿刺的方法进行穿刺。关于合适的来回穿刺的次数，没有明确的证据，我们医院一般最少重复20次以上。

7）**去除负压后，拔出穿刺针**。使用角度旋钮、抬钳器进行穿刺时，有时会把针弄弯了，所以超过2次以上时，拔出穿刺针后每次都需要检查针是否弯曲。

8）**取出穿刺针内的穿刺物**。在我们医院，①把针芯插入针内，把获得的穿刺物推出（固体成分用来进行组织学诊断，剩下的用载玻片按压进行细胞诊断）；②用空气将针的内容物吹至玻片上（按压载玻片进行细胞诊断）；③将生理食盐水注入针内（穿刺针内腔清洗液也可用于细胞诊断）取出穿刺物，提交给病理医生。

9）**确认取材有无细胞成分**。我院一般选出2张玻片，1张用酒精固定提交，1张进行Diff-Quik染色，由细胞诊断技师确认有无细胞成分。穿刺淋巴结时，应该不存在上皮细胞，所以诊断发现上皮细胞时，考虑转移的可能性很高。需要注意的是，穿刺经过消化道壁，有混入消化道上皮的可能性。

并发症

一般EUS-FNA的并发症有出血、感染、肿瘤播散，纵隔病变穿刺可能导致气胸，胰腺病变穿刺可能引起胰腺炎。并发症的发生率据报道为0.5%～2%[6]，前瞻性的研讨报告并发症的发生率是1.4%，所有的病例经过保守治疗后均好转[7]。到2011年5月为止，全世界关于肿瘤播散的报道共有4例，直接播散 1例，针道种植3例，可以说发生率是很低的[8]~[11]。

结语

对早期胃癌病例进行EUS-FNA，在淋巴结转移诊断方面起到很大的作用，无论是手术前还是手术后，对肿大的淋巴结进行组织学检查都是很有用的。

文 献

1 ） Vilmann P, Jacobsen GK, Henriksen FW, et al：Endoscopic ultrasonography with guided fine needle aspiration biopsy in pancreatic disease. Gastrointest Endosc 1992；38：172-173

2 ） Kwee RM, Kwee TC：Imaging in assessing lymph node status in gastric cacner. Gastric Cacner 2009；12：6-22

3 ） Hassan H, Vilmann P, Sharma V：Impact of EUS-guided FNA on management of gastric cancer. Gastrointest Endosc 2010；71：500-504

4 ） Nakahara O, Yamao K, Bhatia V, et al：Usefulness of endoscopic ultrasound-guided fine needle aspiration (EUS-FNA) for undiagnosed intra-abdominal lymphadenopathy. J Gastroenterol 2009；44：562-567

5 ） Iwashita T, Yasuda I, Doi S, et al：Endoscopic ultrasound-guided fine needle aspiration in patients with lymphadenopathy suspected of recurrent malignancy after curative treatment. J Gastroenterol 2009；44：190-196

6 ） Al-Haddad M, Wallace MB, Woodward TA, et al：The safety of fine-needle aspiration guided by endoscopic ultrasound：a prospective study. Endoscopy 2008；40：204-208

7 ） 松本学也，山雄健次，大橋計彦，他：膵疾患に対する超音波内視鏡下穿刺吸引法の有用性の検討．膵臓 2002；17：485-491

8 ） Hirooka Y, Goto H, Itoh A, et al：Case of intraductal papillary mucinous tumor in which endosonography-guided fine-needle aspiration biopsy caused dissemination. J Gastroenterol Hepatol 2003；18：1323-1327

9 ） Shah JN, Fraker D, Guerry D, et al：Melanoma seeding of an EUS-guided fine needle track. Gastrointest Endosc 2004；59：923-924

10） Paquin SC, Gariepy G, Lepanto K, et al：A first report of tumor seeding because of EUS-guided FNA of a pancreatic adenocarcinoma. Gastrointest Endosc 2005；61：610-611

11） Doi S, Yasuda I, Iwashita T, et al：Needle tract implantation on the esophageal wall after EUS-guided FNA of metastatic mediastinal lymphadenopathy. Gastrointest Endosc 2008；67：988-990

（吉永繁高，九嶋亮治）

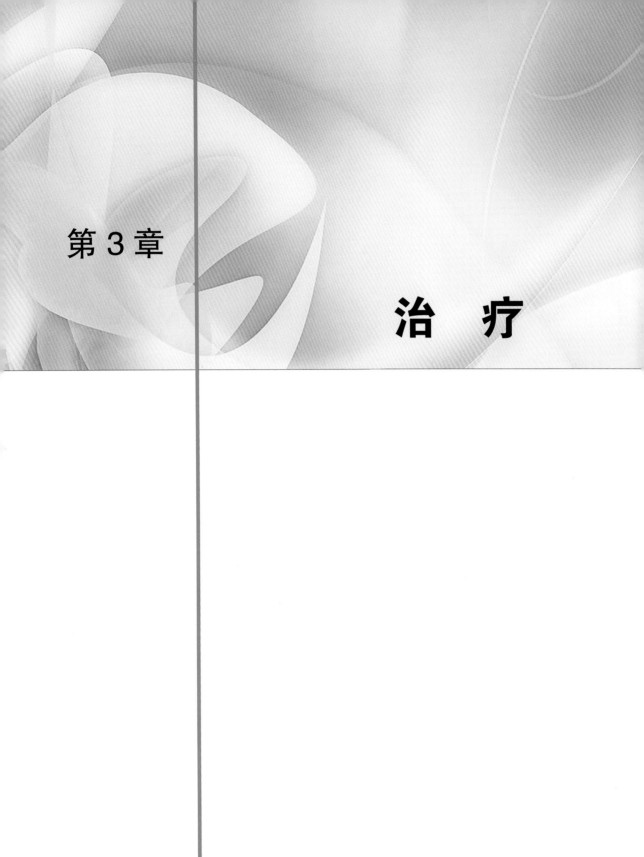

第 3 章

治 疗

1 ESD的适应证

要点：

- 早期胃癌进行内镜切除（EMR/ESD）的原则是没有淋巴结转移的可能性，病灶大小以及部位能够一次性切除。
- 绝对适应证病变：<2cm的分化型cT1a,UL(-)。
- 扩大适应证病变：①分化型cT1a,UL(-),超过2cm；②分化型cT1a,UL(+),3cm以下；③未分化型，cT1a,UL(-),2cm以下。
- 对于扩大适应证病变的内镜治疗，在现阶段只是作为临床试验而进行。

在日本，从1980年以来，作为治疗早期胃癌局部切除的一种方法，医生广泛地采用内镜下黏膜切除术（endoscopic mucosal resection，EMR）对一部分早期胃癌患者进行了治疗。但是传统的EMR对于2cm以上的病灶，整块切除率低，于是内镜黏膜下层剥离术（endoscopic submucosal dissection，ESD）诞生了，它可以一次性切除较大的病灶。通过ESD，可整片切除范围更广泛的病变及合并溃疡的病灶。未来还可能应用于更多的适应证，目前还在进一步探讨中。本文主要探讨ESD适应证的现状。

ESD适应证的原则

由于内镜切除属于局部治疗，因此它**很难适用于已有淋巴结转移的病灶**。但是手术前通过内镜图像来判断淋巴结是否存在转移是非常困难的，因此可以通过观察原发病灶的组织类型、浸润深度以及溃疡的有无，来预测淋巴结转移的可能性，从而决定病变是否适合EMR/ESD。另外，由于术前的内镜诊断不能正确判断肿瘤的浸润深度及有无脉管侵犯，最终需要通过对内镜切除标本进行病理检查，作出仅通过内镜切除术是否能彻底切除治疗（是否有必要追加外科切除）的结论。因此，必须要获得能进行充分病理诊断的内镜切除标本，所以**病变能被整片切除**是适应证的基本原则。

绝对适应证病变

《胃癌治疗指南》中，内镜切除的绝对适应证的基本原则为"几乎没有淋巴结转移的可能性，肿瘤的大小及部位能够一次性切除"，具体指[2cm以下的肉眼可见的黏膜内癌，组织类型为分化型。不论肉眼是否可见，限定为UL(−)](表1)。

表1　胃癌治疗指南中内镜切除的绝对适应证

> · 2cm以下的肉眼可见黏膜内癌（cT1a）
> · 组织类型为分化型
> · 不论肉眼是否可见，限定为UL(−)。

引自胃癌治疗指南（第3版）[1]

关于ESD扩大适应证

● 1.分化型

传统的EMR采用套圈息肉切除法，存在不能整片切除的缺陷。ESD的发明，使得医生能够一次性切除2cm以上大的病变及有UL的病变，从ESD技术本身来说，扩大适应证是可能的。

日本国立癌中心中央病院报道的早期胃癌外科切除病例的术后5年生存率（除去因其他病因去世），分别为M癌99.3%，SM癌96.7%[2]。因此内镜切除术后，存在淋巴结转移的危险性，M癌在1%以下，SM癌在3%以下，认为内镜切除与外科切除具有同等的根治性。Gotoda等[3]回顾研究了外科切除的5 265例原发性早期胃癌患者，其中

①分化型M癌，UL(−)，大于2cm。

②分化型M癌，UL(+)，小于3cm。

③未分化型M癌，UL(−)，小于2cm。

没有静脉侵袭及淋巴管侵袭的淋巴结转移率（95%的置信区间）分别为：①0~0.6%；②0~0.6%；③0~2.6%（表2）。上述①②中淋巴结转移率M癌的上限为1%以下，提示理论上存在扩大适应证的可能性。另外切除后的病理诊断表明，对于分化型3cm以下的SM1癌，淋巴结转移率95%置信区间为0~2.6%，SM癌在3%以下，提示扩大适应证病变获得治愈性切除的可能性。

另外，根据2010年Gotoda[4]对采用内镜切除法进行治愈性切除的1 458例早期胃癌患者的研究，发现绝对适应证病变与扩大适应证病变（分化型）患者的整体生存率没有差别。回顾分析发现，对于扩大适应证患者采用内镜治愈性切除治疗的长期效果是良好的。

表2 既往外科切除患者的淋巴结转移率

浸润深度	溃疡	分化型		未分化型		脉管侵袭
M	UL(−)	≤2cm	>2cm	≤2cm	>2cm	ly0,v0
		0/437 0(0~0.7)	0/439 0(0~0.6)	0/141 0(0~2.6) ↓ 0/310 0(0~0.9)	6/214 2.8(1.0~6.0)	
	UL(+)	≤3cm	>3cm	52/1 041 5.0%(3.8~6.5)		
		0/488 0(0~0.6)	7/230 3.0(1.2~6.2)			
SM1		≤3cm	>3cm	9/85 10.6%(5.0~19.2)		
		0/145 0(0~2.6)	2/78 2.6(0.3~9.0)			

■ 指南范围内　　■ 扩大适应证(分化型)　　■ 扩大适应证(未分化型)
　　　　　　　　　　→JCOG0607　　　　　　　→JCOG1009/1010
上排：淋巴结转移的病例数
下排：淋巴结转移的比例（95%置信区间）

（以文献3），6）为基础制成）

● 2. 未分化型

以前内镜切除的方法只用于分化型病例。近年来，也有研究扩大适应证用于治疗未分化型癌[5]。Gotoda[3] 2000年发表的报告中指出，"2cm以下UL（−）未分化型M癌"的淋巴转移率95%置信区间的上限为2.6%，外科切除后5年死亡率超过1%，因此没有积极地将此类病症作为扩大适应证的对象。此后，2009年，Hirasawa[6]等人发表的追加报告中指出：淋巴结转移率为0/310，95%置信区间的上限为0.9%，低于1%，提示理论上扩大适应证是可能的。

另外，根据癌研究会有明医院对58例2cm以下UL（−）未分化型M癌患者进行ESD手术的结果，一次性切除率98%，术前诊断的准确率81%，治愈性切除率79%，术后出血8.6%，术中穿孔3.4%。报道的一次性切除率、术前诊断正确率、治愈切除率都非常高[7]，所以扩大适应证技术上也是可能的。

《胃癌治疗指南（第3版）》中提出的扩大适应证病变

基于上述研究结果，2010年10月修订的《胃癌治疗指南（第3版）》[1]中明确指出，扩大适应证虽然如表3所规定，但是由于现阶段缺乏有关长期预后的证据，所以指南中明确写着现阶段应当作为临床研究进行（表3）。

表3　《胃癌治疗指南》关于内镜切除的扩大适应证

①超过2cm，UL（−）的分化型cT1a
②3cm以下UL（＋）的分化型cT1a
③2cm以下UL（−）的未分化型cT1a
以上3种扩大适应证病变在没有脉管侵犯的情况下，淋巴结转移的危险性非常小，具有扩大适应证的可能性。但是现阶段，由于缺乏有关长期预后的证据，在JCOG0607等研究的结果出来之前，应作为临床研究进行。

[引自胃癌治疗指南（第3版）[1)]]

ESD扩大适应证（分化型）的临床试验

▶ JCOG0607：早期胃癌内镜切除术扩大适应证的Ⅱ期试验[8)]

　　JCOG(日本临床肿瘤组) 消化器癌内科组，将"超过2cm，UL（−）分化型M癌，3cm以下UL(＋)的分化型M癌"作为研究对象，以评价内镜切除对扩大适应证患者的安全性及有效性为目的，进行了多中心前瞻性试验研究（JCOG0607研究负责人：圣玛利亚医科大学临床肿瘤学讲座朴成和，研究事务局：静冈县立静冈癌中心内镜科小野裕之，熏风会佐野医院莲池典明）（表4）。主要研究终点为5年生存率，预计登记入组470例，从2007年6月开始在全部29家医院进行登记入组，2010年登记入组结束。现在追踪随访调查中，期待5年后的随访调查结果。

表4　ESD 扩大适应证标准

	M			
	UL（−）		UL（＋）	
	≤2cm	＞2cm	≤3cm	＞3cm
分化型	绝对适应证	JCOG0607	JCOG0607	外科切除
未分化型	JCOG1009/1010	外科切除	外科切除	外科切除

ESD扩大适应证（未分化型）的临床试验

▶ JCOG1009／1010：未分化型早期胃癌内镜切除术扩大适应证的Ⅱ期试验[9)]

　　在大多数情况下，未分化型癌侧方进展范围的诊断是比较困难的，即使进行放大内镜观察及阴性活检，也存在术前对病变大小评价过小的倾向。同时由于病变进展的不连续性，常存在浸润深度诊断比较困难的病例。所以必须慎重地进行术前诊断，对切除标本进行精细的病理学检查。但是如前所述，根据目前对外科切除病例的预后研究[2cm以下的UL(−)的未分化型M癌]，无论从理论上还是技术上都是可以作为扩大适应证的，因此目前JCOG消化器癌内科组计划进行以扩大适应证为目的的多中心前瞻性试验（JCOG1009/1010研究负责人：静冈县立静冈癌中心内镜科小野裕之，研究事务局：静冈县立静冈癌中心内镜科滝沢耕平，熏风会佐野医院莲池典明）（表4）。该试验将**术前诊断为cM，2cm以下，UL（－）的早期胃癌**，登记入组前内镜下黏膜活检组织学包含未分化型(por，sig)成分的病变作为研究对象，登记入组后，实行ESD手术，将ESD切除标本诊断未分化型为主的患者的5年生存率设定为主要研究终点。预计登记入组276名左右，登记入组时间为4年，追踪随访调查5年，预计50家医院参加试验，计划从2010年末开始登记入组。

今后的课题

《胃癌治疗指南》指出，关于残留复发的病例，如果初次进行EMR/ESD治疗时的病变为适应证内的病变，术后黏膜内癌局部复发的病变可能可以作为扩大适应证。但是由于这类病例数极少，现有的证据非常不充分。另外，对于含有未分化型癌成分的分化型癌的治疗，现有的证据也并不十分充足[10]。今后随着病例的积累，有必要进行进一步的研究探讨。

文　献

1）日本胃癌学会 編：胃癌治療ガイドライン（第3版）．2010，金原出版，東京

2）笹子三津留，木下　平，丸山圭一：早期胃癌の予後．胃と腸　1993；28：139-146

3）Gotoda T, Yanagisawa A, Sasako M, et al：Incidence of lymph node metastasis from early gastric cancer：estimation with a large number of cases at two large centers. Gastric Cancer　2000；3：219-225

4）Gotoda T, Iwasaki M, Kusano C, et al：Endoscopic resection of early gastric cancer treated by guideline and expanded National Cancer Centre criteria. Br J Surg　2010；97：868-871

5）滝沢耕平，下田忠和，中西幸浩，他：早期胃癌に対する内視鏡的切除の適応拡大－未分化型腺癌について．胃と腸　2006；41：9-17

6）Hirasawa T, Gotoda T, Miyata S, et al：Incidence of lymph node metastasis and the feasibility of endoscopic resection for undifferentiated-type early gastric cancer. Gastric Cancer　2009；12：148-152

7）Yamamoto Y, Fujisaki J, Hirasawa T, et al：Therapeutic outcomes of endoscopic submucosal dissection of undifferentiated-type intramucosal gastric cancer without ulceration and preoperatively diagnosed as 20 millimeters or less in diameter. Dig Endosc 2010；22：112-118

8）Kurokawa Y, Hasuike N, Ono H, et al：A phase II trial of endoscopic submucosal dissection for mucosal gastric cancer：Japan Clinical Oncology Group Study JCOG0607. Jpn J Clin Oncol　2009；39：464-466

9）滝沢耕平，小野裕之：内視鏡切除の適応拡大を目指した多施設共同前向き試験．大津　敦 企画：胃癌を診る・治療する．2010，92-101，羊土社，東京

10）滝沢耕平，小野裕之，蓮池典明，他：ESD/EMRからみた未分化型混在早期胃癌の取り扱い－早期胃癌外科切除例からの検討．胃と腸　2007；42：1647-1658

（萩原朋子，滝沢耕平，小野裕之）

2 | 腹腔镜下手术的适应证

要点：

- ESD手术后追加外科手术的大致分为2种：
  ① 诊断为分化型黏膜癌后采用ESD手术，但是术后判断为SM2等ESD适应证外的病例。
  ② 虽为3cm以下的分化型M癌，但是由于有高度的疤痕，也就是ESD困难的病例。
- 对于①的情况，追加腹腔镜下手术即可。对于②的情况，目前为止，也是统一采用腹腔镜下手术。我们主要针对②的情况，以尽量减少操作的侵袭性为目的，开发了CLEAN-NET（combinatination of laparoscopic and endoscopic approach for neoplasia with non-exposure technique)临床应用。
- CLEAN-NET指的是联合经口内镜和腹腔镜采用"胃内腔不向腹腔内开放"的方法对胃进行局部切除（全层），也可同时采用色素标记胃淋巴结和淋巴管，进行淋巴结清扫。
- CLEAN-NET是填补ESD和腹腔镜手术之间的一种新的治疗方法，被期待成为达到胃最低限度切除范围的方法。

早期胃癌术前诊断的现状

　　ESD的出现完全改变了早期胃癌的治疗方式[1]。实际上在我们医院，采用ESD治疗胃癌的病例数已经超过了进行手术的病例数。一般来说，ESD的适应证是M，N0的患者[2]。另外，作为扩大适应证病变[2],[3]，分化型SM1，脉管侵袭（-）的患者也可以考虑作为ESD的适应证。问题在于手术前，能在多大程度上正确判断是否是N0。术前内镜诊断中，NBI放大内镜分类法[4],[5]适用于组织性质的诊断，但却无法诊断其浸润深度。凭肉眼判断的M癌中大约有20%达到SM以上的浸润深度[6]。另外，肉眼判断为M，N0癌的病例中组织学淋巴结转移率，分化型癌为1.7%，未分化型癌为6.2%[3]。

　　采用内镜来正确预测未分化型癌的浸润深度是十分困难的。另外即使能够判断为分化型癌，若是UL(+)，也无法仅从看到的肉眼形态来推测癌的浸润深度。可以这么说，癌浸润深度大多是靠内镜医生的经验来判断的。虽然有人指出超声内镜可能也可以区分癌的浸润和溃疡疤痕，但是实际上这种判断是非常微妙的。另外，采用X线判断UL（＋）癌的浸润深度也经常有困难。CT、超声内镜虽然有时无法看到大的淋巴结，但是可以作为N0术前诊断的依据。《胃癌治疗指南（胃癌手册）》中指出，M,N0虽然是非常适合进行EMR/ESD手术的，但是如果不能准确地诊断为N0，就无法进行淋巴结清扫术。因此如果术前诊断不依靠CT、超声内镜，其诊断能力是有限的。

如上所述，治疗前的诊断并不完全与治疗后的病理学诊断一致。实际上，因手术前的误诊有可能会将适应证外病变也诊断为符合ESD适应证。对于这类病变，必须要采用外科手术进行追加治疗。

ESD术后需要追加外科手术治疗的情况

必须进行外科手术的情况如下：

①ESD手术已完全切除病变，但此后的病理学检查证实为ESD适应证外病变的情况。
②ESD病理标本水平切缘为阳性。
③病变存在高度溃疡，ESD手术不能一次完全切除，或者勉强采用 ESD完成切除，切除后的病理标本由于高度损伤，不适合进行病理检查。
④ESD术中，出现无法控制的大出血及穿孔。

详细解释上述观点，①中包含以下几种情况：ⅰ癌组织浸润深度SM2以上（500μm以上）；ⅱ分化型癌，浸润深度SM1，脉管浸润阳性；ⅲ活检虽为tub2,但是切除标本病理检查为低分化腺癌；ⅳ无溃疡存在、2cm以下的低分化腺癌的黏膜内癌，虽然作为扩大适应证病变进行治疗，但实际上存在深部组织浸润等。

对于以上这些证实为ESD适应证外的病例，我们原则上采用腹腔镜下胃切除手术。根据病灶的部位，采用LADG或者LATG（腹腔镜辅助下幽门侧胃切除术/胃全切除术）。开腹手术只限于残胃癌或者过去进行过结肠切除术等造成高度粘连而难以采用腹腔镜手术的情况。

对于②的情况，原则上可以再次进行ESD术。随着ESD技术的提高，高度瘢痕的病例也可以再次采用ESD手术。但是即使能再次进行ESD手术的病例，对难以确定胃残留病变范围的低异型度癌等情况，也可以采用腹腔镜下胃切除术。

③的情况适合采用"胃全层切除术"（CLEAN-NET），对此本文将另外进行详述。

④基本不会发生。即使发生穿孔，因为胃内是干净的，可以进行内镜下缝合。大多数情况下，可以保守治疗。发生出血的情况，也可以采用内镜止血。目前只发生1例因内镜止血困难，而紧急采用血管造影进行止血的病例。

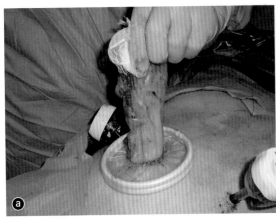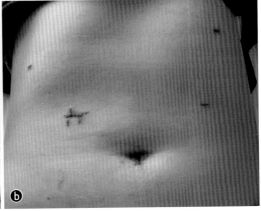

图1

a：用刀将脐纵向切开3cm，12mm刀插入，取标本时，将标本拉出5cm，用S号创面保护器套住取出。

b：全胃切除术的腹部5点切口。采用12mm刀切开3cm切口，取出标本。

我院腹腔镜下胃切除术的现状

我院目前75%的胃癌手术是采用腹腔镜下手术（淋巴结清扫为D1+B以上）。另外，消化道重建原则上全部在体腔内吻合。重建术无论是LADG还是LATG均为Roux-en Y术。取出标本时，在脐部切开皮肤3cm，往上拉出5cm摘除（图1）。这种方法即使是行胃全切除术，由于体表的创面与脐部重合，也不会很显眼（隐性疤痕，invisible scar）。

胃全层切除术（CLEAN-NET）的实际过程

3cm以下伴有溃疡瘢痕的分化型黏膜内癌虽为ESD扩大适应证病变，但是UL-Ⅲ或者UL-Ⅳ等高度溃疡瘢痕的病例无法采用ESD进行切除，或者说即使切除了，病理标本也不适合做病理检查[7]。对于此类病例，可以采用胃全层切除术（CLEAN-NET, combination of laparoscopic and endoscopic approach for neoplasia with non-exposure technique,非开放式腹腔镜-内镜联合切除肿瘤法，图2）[8]。这些手术都是在获得昭和大学横滨市北部医院的伦理委员会批准和患者知情同意后实施的。

Hiki N等报道了联合内镜和腹腔镜对胃肠道间质瘤（gastrointestinal stromal tumor GIST）进行胃全层切除术[9]。Abe N等最早报道了对早期胃癌进行全层切除同时进行淋巴结的清扫[10]。早期胃癌的全层切除至今停滞不前的原因是，全层切除时，胃腔向腹腔内开放，癌细胞非常有可能扩散到腹腔内。关于这点，Abe N的报告也没能完全解决。

本研究中，我们在进行胃全层切除术时，研究不需要开放胃内腔的方法，这在临床实际病例中也非常有用。有报道在腹腔镜下将浆膜侧切开的方法，在摘除胃内SMT时，将浆膜和浆膜下层切开，可在摘除肿瘤核的同时，最大限度地减小胃的变形[11],[12]。我们与上述报告

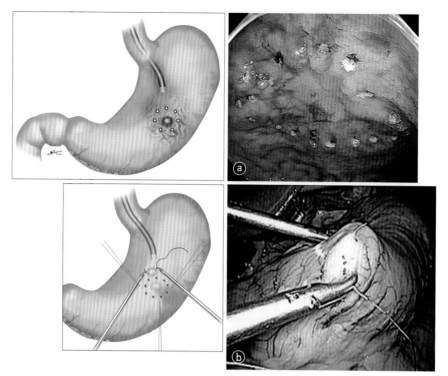

图2

a：在病变周围进行标记。和ESD手术一样，采用色素内镜和NBI放大内镜，在病变周围进行标记。
b：全层缝合，对黏膜和肌层进行固定。为了预防黏膜与肌层之间有缝隙，在腹腔镜下，从浆膜侧开始进行全层缝合4针。此时用带有透明帽的内镜将a中标记的病变外侧缘推挤膨出，以此为目标，在腹腔镜视野下进行全层缝合。通过内镜确认针是否穿过了胃内腔。

的不同之处是：将此法运用到上皮性肿瘤，将切开层次扩大到肌层[8]。

　　通常，高度瘢痕的病变多半位于小弯线上。如果是小弯侧的病变，那么在清扫小弯病变淋巴结时，可以将清扫的淋巴结群作为全层切除标本一起切除掉。相反如果是大弯侧的病变，那么进行大弯淋巴结扫清，将清扫的淋巴结群作为大弯病变一块切除。大弯侧有病变时，可以不进行小弯淋巴结清除。另外，手术中采用靛氰绿（ICG）进行前哨淋巴结导航（sentinel node navigation），一旦发现对侧存在前哨淋巴结，就进行标准的腹腔镜下胃切除术和淋巴结清扫。

● 1. 根据经口内镜决定切除的范围（经口内镜与腹腔镜）

　　经口内镜有放大内镜H260Z和带透明帽的H260两种，还需使用CO_2气体送气装置。与实施ESD的顺序同样，先通过靛胭脂喷洒色素内镜或者通过NBI放大内镜确定病灶的范围。用三角刀的外套管前端（把刀收入套管里的状态）在病变周围进行标记。接着，用装有透明帽的内镜正对着标记的地方，然后用活检钳在胃壁上挑起一个帐篷样的隆起。用腹腔镜检查用的高频电在挑起部分的浆膜面做记号。这个浆膜层的记号是显示病灶在黏膜面的位置。如

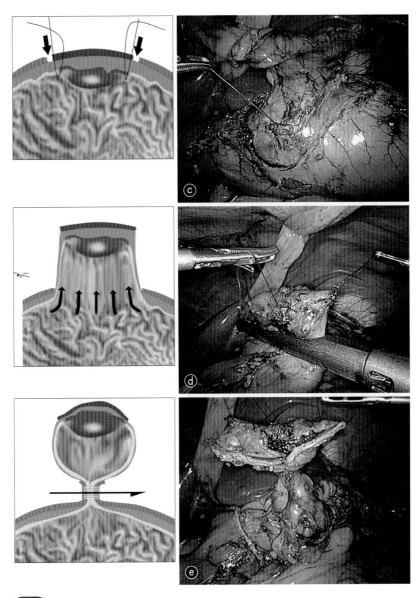

图2

　c：切开浆膜肌层。在腹腔镜观察下，用腹腔镜高频电刀将浆膜肌层切开。这时，如图
　　　b所示，拉起支撑线，在其外侧切开浆膜肌层。很重要的一点是，事先要在胃里插
　　　入内镜使胃膨胀起来，并且在黏膜下层局部注射混有色素的生理盐水。通过这步操
　　　作，带有病变的黏膜连带支撑线将一起作为全层标本被切除，支撑线外侧的黏膜
　　　作为外侧边缘也将被切除。因切开浆膜层而露出的黏膜作为"清洁网"（CLEAN-
　　　NET）可以防止胃内容物的流出。

　d：不露出胃内腔而进行胃全层切除。需要使用腹腔镜用直型吻合器进行全层切除，这
　　　样胃内腔不暴露出来，黏膜的侧缘也可以一起被切除掉。使用直型吻合器进行切除
　　　时，要先把胃内空气吸掉，这样操作起来更容易。

　e：全层标本。全层标本按照"饺子"的形状进行切除，可以不让胃里东西流到腹腔
　　　内。在进行癌的治疗时，考虑到这点很有必要。

果判断黏膜面与浆膜肌层固定不好，必要时可在浆膜面记号的外侧全层缝4针进行固定缝合（stay suture）。这时需要确认从浆膜层穿入的针头是否在胃腔中黏膜记号的外侧。这4针可以预防黏膜面与浆膜面剥离开，起到固定缝合的作用。

● 2. 经口内镜下黏膜下层局部注射（ICG加生理盐水）

与ESD操作时相同，从经口内镜插入局部注射针，在病灶部位正下方的黏膜下层注入混有ICG的生理盐水。通过局部注射，黏膜下层膨胀的同时，也被染成了绿色。这种ICG色素法也被用于前哨淋巴结导航手术。

● 3. 腹腔镜下切除病变所属淋巴结（前哨淋巴结导航手术）

病灶在小弯线上的话，不切除小网膜就不能到达病灶的肌层表面。因此如果是小弯病变，要进行小弯侧的淋巴结清扫，可以将这些和全层切除标本一起进行整体切除。若是前壁或后壁病变的话，如上述内容所示的那样，通过局部注入的ICG，参照前哨淋巴结导航手术进行淋巴结清扫。

● 4. 腹腔镜下从浆膜面进行浆膜肌层切开

在腹腔镜观察下使用刮刀型的电刀进行浆膜和肌层的切开手术。这时，黏膜下层被从胃内腔侧局部注入的ICG染成了绿色，所以以绿色为指示来进行操作，注意不要损伤黏膜（如图3a）。

● 5. 腹腔镜下使用自动缝合器进行标本切除

浆膜肌层切开后牵拉全层标本，病灶周围正常部分的黏膜被向上拉起1cm左右（图3b）。在这种状态下，用自动缝合器沿着胃部剩余的浆膜肌层边缘进行全层切除（图3c）。如果黏膜黏在自动缝合器上的话，要追加手工缝合浆膜肌层，变为2层缝合。切除标本像饺子一样，在黏膜面被封闭的状态下被切除掉（图3d）。切缘距离黏膜面病灶边缘1cm以上，以确保病灶被完全切除。

全层切除手术迄今为止共实施了18例，在一例危险度较高的病例中发生了双重吻合（double stapling）导致的瘘，但外科很好地进行了修复。迄今没有出现癌复发的情况，短期来看取得了良好的疗效，但今后需要进行长期的随访观察。

结语

　　1）我们论述了ESD时代对早期胃癌的治疗战略。
　　2）CLEAN-NET是填补ESD与腹腔镜手术之间的一种新的治疗方法，是达到胃最低限度切除范围的一种方法。

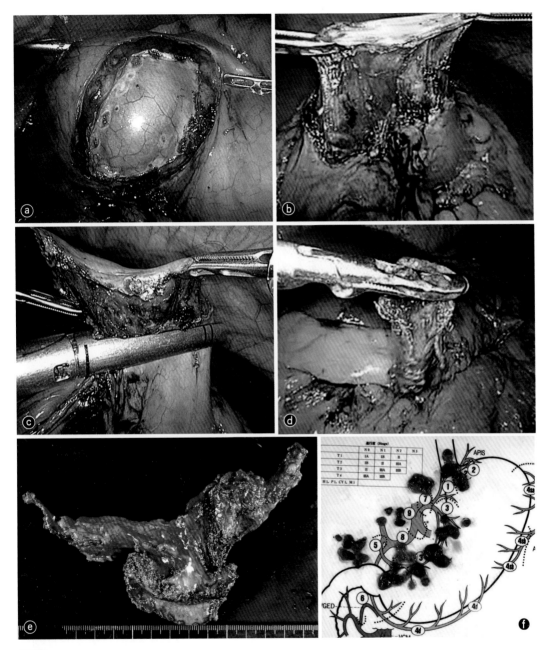

图 3

a：浆膜肌层环周切开的情况。可见黏膜下层露出的部分被ICG色素染成了绿色。

b：拉起全层标本部分，边缘黏膜被全层标本向上拉起1～2cm。

c：沿着剩余的胃部浆膜肌层边缘，在腹腔镜下用直型吻合器进行缝合关闭，这样可以防止胃内部东西流到腹腔内（非开放性技术，non-exposure technique）。

d：切除标本如饺子状，把胃里的东西封闭在闭合的空间里，早期胃癌不会暴露在腹腔内。

e：全层标本可以和区域淋巴结淋巴池（lymphatic basin）一起被切除。

f：e中切除掉的小弯线上淋巴结的图像。No.1,3,7,5被彻底地切除掉了。

3）将来，随着前哨淋巴结导航手术的发展，期待CLEAN-NET可以作为适用于分化型SM癌治疗的一种术式。

文　献

1）小野裕之，後藤田卓志，近藤　仁，他：IT ナイフを用いた EMR―適応拡大の工夫．消化器内視鏡　1999；11：675-678

2）Gotoda T, Yanagisawa A, Sasako M, et al：Incidence of lymph node metastasis from early gastric cancer：estimation with a large number of cases at two large centers. Gastric Cancer　2000；3：219-225

3）日本胃癌学会 編：胃癌治療ガイドライン，医師用 2004 年 4 月改訂（第 2 版）．2004，金原出版，東京

4）貝瀬　満，仲吉　隆，田尻久雄，他：粘膜微小血管に基づいた早期胃癌の内視鏡診断．消化器内視鏡　2005；17：2101-2107

5）井上晴洋，児玉健太，南ひとみ，他：ESD 時代に必要な胃癌の拡大内視鏡診断―"腺管構造"と"血管パターン"から視た"クリスタルバイオレット NBI（CV-NBI）拡大内視鏡分類"．日本臨牀　2008；66：1023-1027

6）Seo Y, Shimoyama S, Kitayama J, et al：Lymph node metastasis and preoperative diagnosis of depth of invasion in early gastric cancer. Gastric Cancer　2001；4：34-38

7）蓮池典明，小野裕之，乾　哲也，他：瘢痕症例への対処法．消化器内視鏡　2006；18：203-207

8）井上晴洋，南ひとみ，小形典之，他：腹腔鏡手術の適応基準―EMR/ESD か腹腔鏡下手術か？　その間を埋める新しい治療法の提案．消化器内視鏡　2009；21：749-754

9）Hiki N, Yamamoto Y, Fukunaga T, et al：Laparoscopic and endoscopic cooperative surgery for gastrointestinal stromal tumor dissection. Surg Endosc　2008；22：1729-1735

10）Abe N, Mori T, Takeuchi H, et al：Successful treatment of early gastric cancer by laparoscopy-assisted endoscopic full-thickness resection with lymphadenectomy. Gastrointest Endosc　2008；68：1220-1224

11）大澤直文，白石憲男，宮原正樹，他：腹腔鏡下に局所切除しえた食道胃接合部近傍の胃平滑筋腫の 1 例．日臨外医会誌　1997；58：1236-1239

12）白石憲男，衛藤　剛，白水章夫，他：胃粘膜下腫瘍に対する腹腔鏡下胃局所切除術．外科治療　2006；94：211-214

（井上晴洋，小鷹紀子，工藤進英）